ELISABETH LANGE

GENUSS-FASTEN

*Natürlich schlank mit
individuellen Fasten-Intervallen*

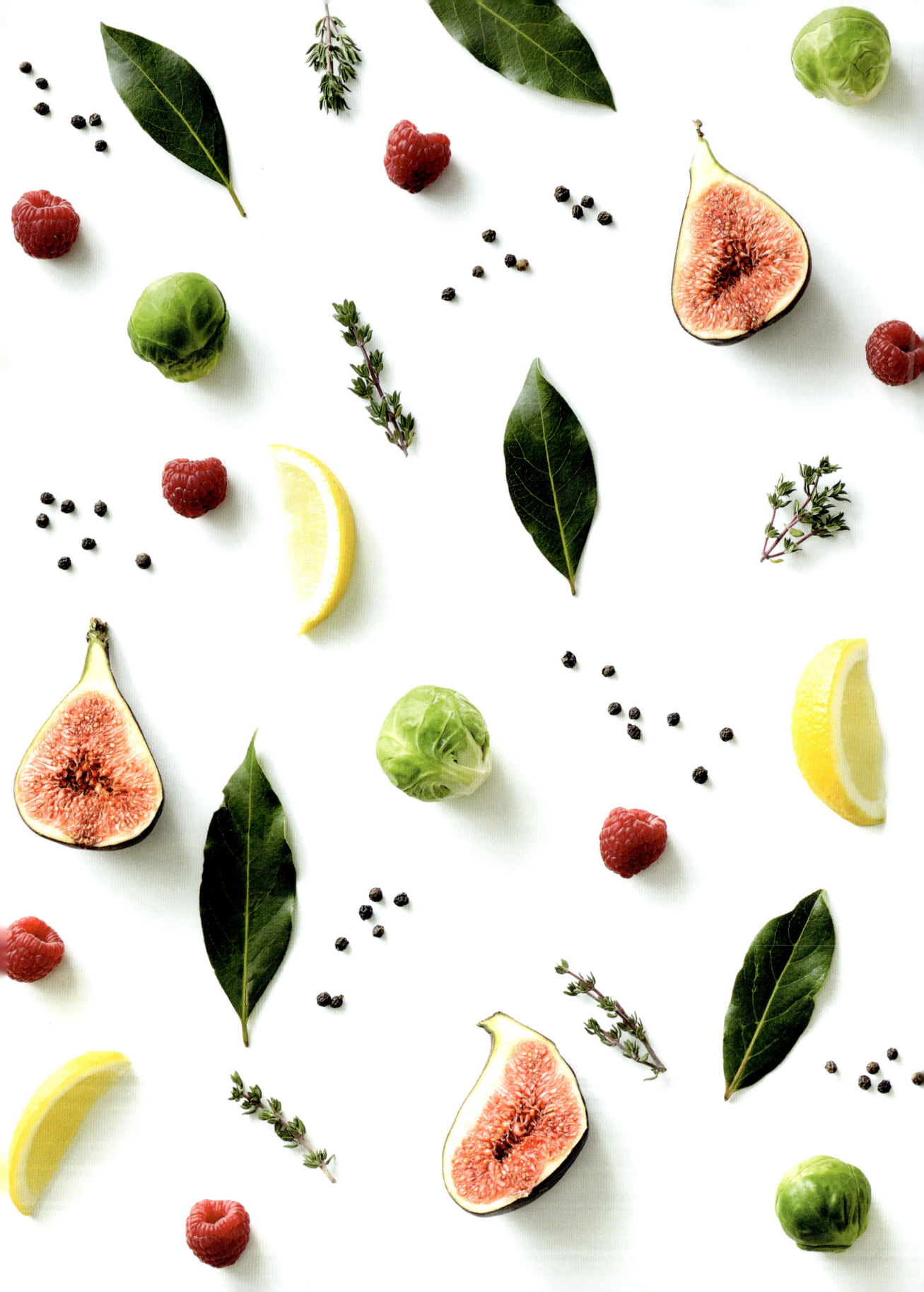

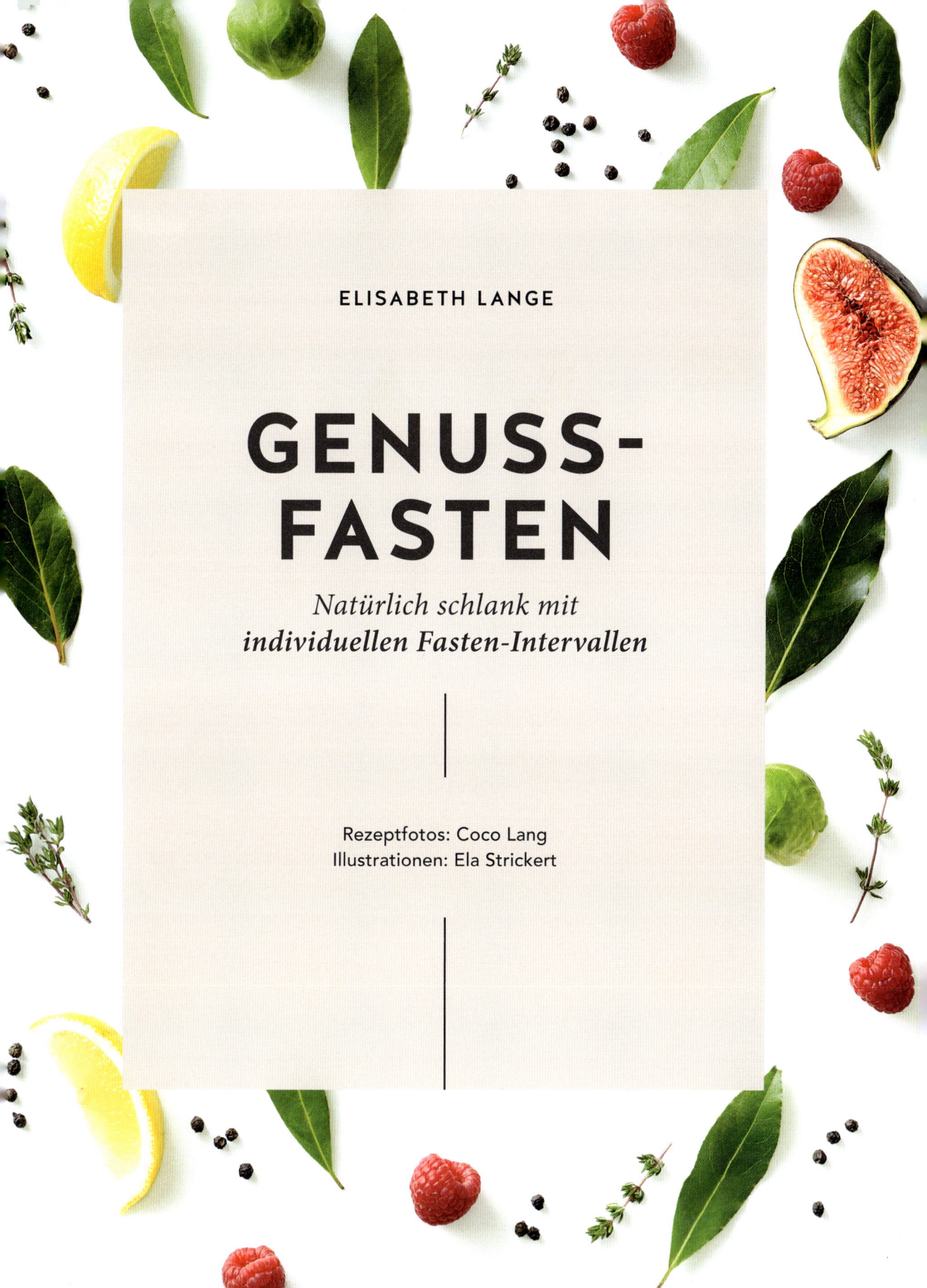

ELISABETH LANGE

GENUSS-FASTEN

Natürlich schlank mit individuellen Fasten-Intervallen

Rezeptfotos: Coco Lang
Illustrationen: Ela Strickert

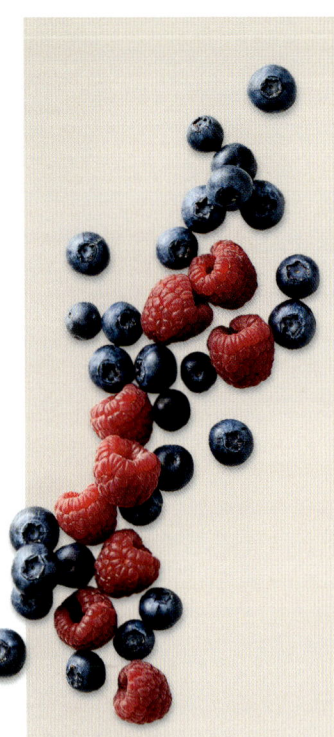

KOCHEN, SCHMECKEN
und genießen

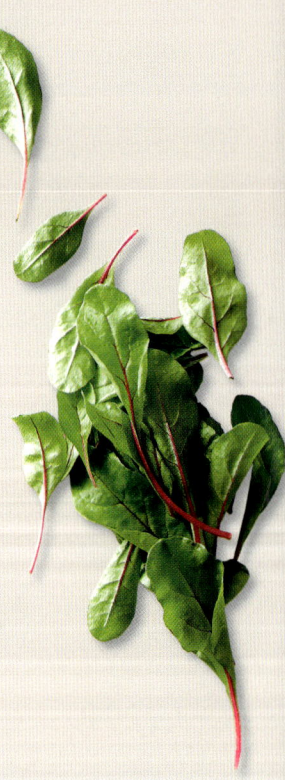

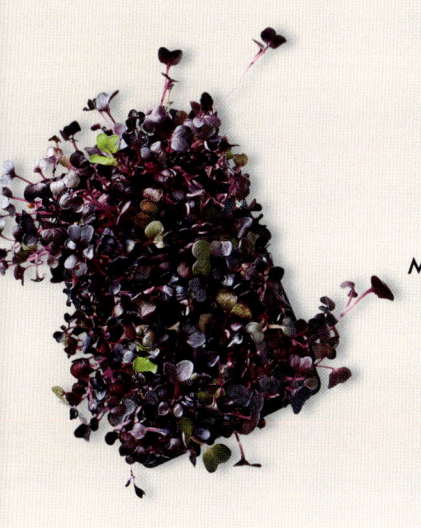

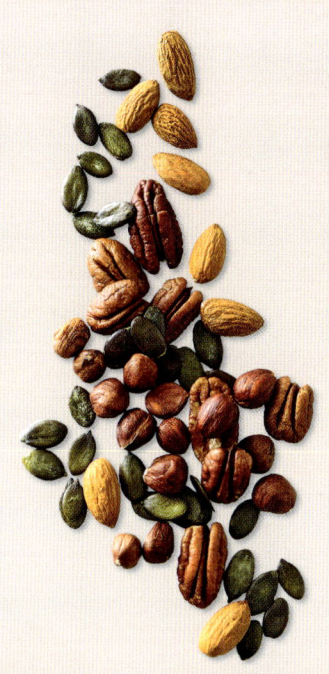

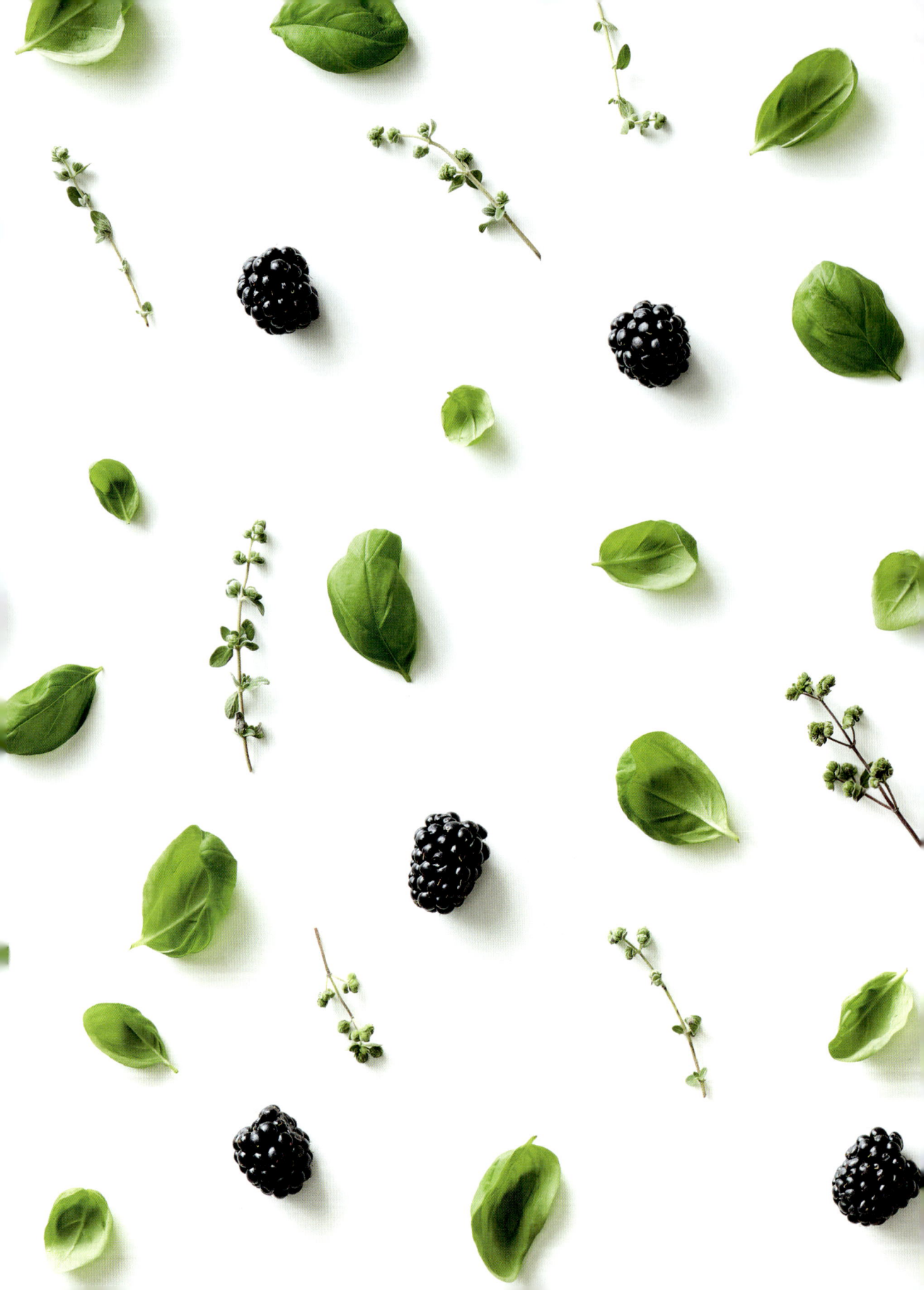

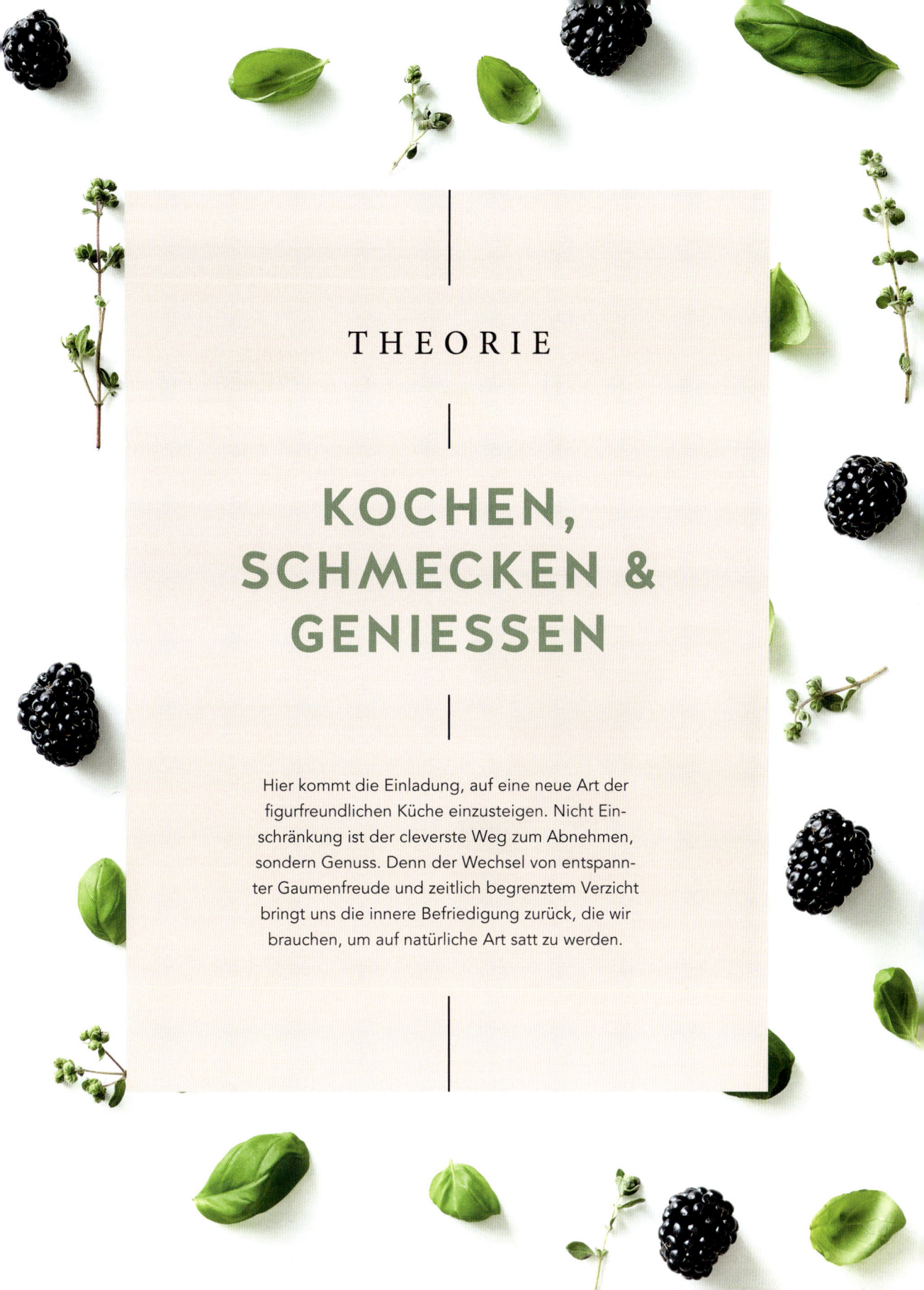

THEORIE

KOCHEN, SCHMECKEN & GENIESSEN

Hier kommt die Einladung, auf eine neue Art der figurfreundlichen Küche einzusteigen. Nicht Einschränkung ist der cleverste Weg zum Abnehmen, sondern Genuss. Denn der Wechsel von entspannter Gaumenfreude und zeitlich begrenztem Verzicht bringt uns die innere Befriedigung zurück, die wir brauchen, um auf natürliche Art satt zu werden.

ZWISCHEN LUST UND FRUST
Das Ende der Entbehrungen

Jahrelang war der Rat der Experten eindeutig: Wer abnehmen will, muss weniger essen und sich mehr bewegen. Es hat nicht geklappt? Selbst schuld, mangelnde Disziplin und so. Oder vielleicht doch nicht?

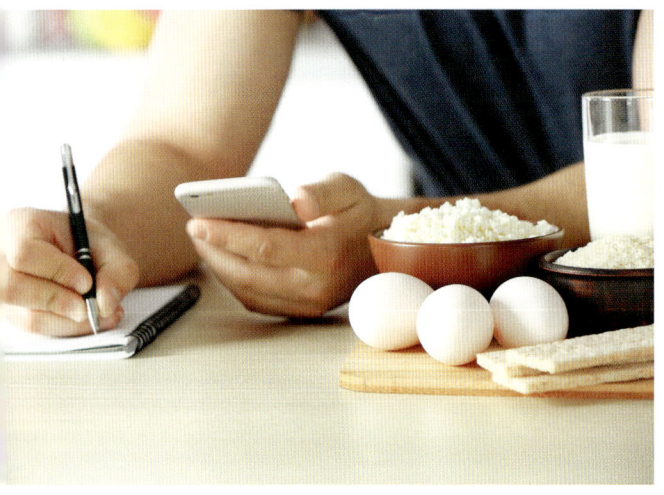

Raus aus der Zwickmühle strenger Vorschriften! Wir brauchen Muße, um zu merken, wann wir satt sind.

Ratsuchende, die mit ihren Polstern unglücklich sind und unbedingt abnehmen wollen, bekommen oft strenge Richtlinien mit auf den Weg. Beratungsprofis empfehlen eine Ernährungsumstellung, kalorienarme Lebensmittel, kleine Portionen und

Obst als Zwischenmahlzeit. Wer seine Rundungen loswerden will, sagen sie, soll peinlich genau aufschreiben, was er wann und warum isst.

Viele Betroffene haben sich einem solchen Diktat brav untergeordnet. Beim Einkaufen gilt ihr Scanner-Blick vor allem der Kalorienzahl auf der Verpackung. Sie wollen jederzeit bewusst steuern, wie viel Energie sie konsumieren. Manche hoffen, sie könnten den Abnahmeerfolg berechnen wie eine mathematische Gleichung. Aber warum runden sich unsere Bäuche weiterhin, obwohl wir uns so anstrengen und alles richtig machen wollen?

UNBERECHENBARE EINHEIT

Da sind zum Beispiel die Kalorien. Der Begriff ist uns so vertraut, dass wir über seine Bedeutung nicht groß grübeln. Erdacht hat ihn der Ingenieur Hugo Junkers, als er mit Ausgang des 19. Jahrhunderts ein Messgerät zum Patent anmeldete, das er »Kalorimeter« nannte. Mit diesem Gerät wollte er keineswegs Diätmaßnahmen kontrollieren, sondern den Heizwert von Brenngasen ermitteln. Darin liegt auch heute noch das Problem dieser Maßeinheit: Die Kalorie ist eine physikalische Größe. Dem Verdauungsprozess und den Verbrennungsvorgängen innerhalb unserer Zellen entspricht sie nur entfernt. Denn die Messfühler (Rezeptoren), die in der Schleimhaut von Magen und Darm den Nährstoffgehalt unserer Mahlzeiten einschätzen, rechnen nicht in Kalorien. Auch unser Gehirn managt unser Körpergewicht nicht einfach über den rechnerischen Energiebedarf, es regelt den Verbrauch über eigene Mini-Kraftwerke (Mitochondrien) im Inneren unserer Zellen. Dazu kommt ein stetiger Abgleich mit den Anforderungen der Umwelt. All diese Vorgänge werden durch eine Fülle von Botenstoffen gesteuert, die Tag und Nacht durch das »Internet« des Körpers flitzen. Klar, dass die Bilanz bei jedem Menschen komplett anders aussieht.

FREVEL AUF DEM TELLER

So streng wir auch versuchen, uns zu kontrollieren, irgendwann geraten wir in einen inneren Zwiespalt. Auf der einen Seite wollen wir unser Essen ausgiebig genießen, auf der anderen Seite die dabei aufgenommene Kalorienmenge klein halten. Wir pendeln zwischen lustvollem Appetit und unserem schlechten Gewissen. Eine üppige Mahlzeit gerät zum Inbegriff der Sünde. Also verkneifen wir uns den Genuss: nie mehr Schokoriegel, nie mehr Bratwurst, nie mehr Pommes mit Mayo. Sobald alle Lieblinge von unserem Speiseplan verschwunden sind, stecken wir unvermutet in einer Falle fest. Dann langweilt sich der Gaumen – Fachleute nennen das »spezifisch sensorische Sättigung« – und sucht nach neuen Leckerbissen. Das geschieht, obwohl in der erlaubten Diätkost die Kalorienzahl ausreichend war und genug auf dem Teller lag. Doch unsere Sinneszellen wollen gleichfalls beschäftigt sein, vor allem jene, die auf neue Geschmacksnuancen reagieren. Sie lassen sich öde Mahlzeiten nicht endlos gefallen. Schon

nach wenigen Tagen baut sich im Großhirn ein Gegner der Entbehrungen auf. Irgendwann setzt er sein Recht auf Genuss und Wohlbefinden mit grimmiger Entschlossenheit und Heißhungerattacken gegen unseren braven Willen durch. Je strikter die kaloriensparenden Regeln, desto mehr leidet die innere biologische Steuerung.

Hat die bewusste Kontrolle beim Essen wieder mal versagt, zweifeln wir an unserer Kompetenz und Willenskraft: »Mit mehr Disziplin hätte ich das sicher geschafft!« Doch fühlen wir uns völlig zu Unrecht als Versager. Es ist der eigene Körper, der mit biologischen Tricks die Voraussetzungen für den Rückfall schafft. Trotzdem: Es besteht kein Grund zum Verzweifeln! Im Gegenteil: Wenn wir uns mit den Spielregeln unserer inneren Natur versöhnen, öffnet sich ein erfreulich angenehmer Weg, wie wir überschüssige Pfunde endgültig loswerden können!

IMMER AUF DIÄT, DAS IST FOLTER!

Viele Ermunterungen zu einer kaloriensparenden Lebensführung klingen zunächst gut nachvollziehbar und simpel, doch sie geraten schnell zur Strapaze, wenn man versucht, sie im Alltag mit Beruf und Familie zu vereinbaren. Es ist kein Zufall, dass die strengsten Ratschläge zur Vertreibung überflüssiger Rundungen von Leuten stammen, die selbst nie versucht haben, sie langfristig umzusetzen. »Essen Sie kalorienbewusst und ausgewogen«, hört man oft. Hakt man nach, wissen die Ratgebenden selbst nicht so richtig, was sie im Einzelfall damit meinen. Ständiger Verzicht und Verbote führen jedenfalls zu Frust und lassen sich nicht dauerhaft aufrechterhalten.

MACH MAL PAUSE BEIM ESSEN
Der einfache Weg zum Genussfasten

Was ist zu tun? Täglich zu bestimmten Stunden allen Kalorien aus dem Weg gehen und in dieser Zeit nur trinken. Ansonsten kann man essen wie gewohnt. Diese Idee ist ebenso schlicht wie bahnbrechend.

Komm bloß pünktlich zum Essen, hieß es früher. Ja, Mama, ich weiß: Frühstück um acht, Mittagessen um eins und Abendessen um sieben Uhr. So war der Lebensstil anno dazumal. Den können wir doch ad acta legen, oder? Lieber nicht! In unserer Welt schneller Veränderungen suchen zahlreiche Menschen wieder nach Struktur und Geborgenheit. Begriffe wie Ordnung, Sicherheit und Pünktlichkeit, im vergangenen Jahrhundert die Lachnummern der 68er-Bewegung, sind längst wieder salonfähig. Zumal Forscher erkannt haben, dass unser Leben durch ein Regelsystem innerer Uhren bestimmt wird. Wir können uns noch so sehr als allzeit bereite digitale Nomaden fühlen, unser Körper tickt doch unerbittlich im Rhythmus von Tag und Nacht. Dämmerung und Sonnenaufgang steuern die Arbeit der Organe, winzige Zeitmesser im Zellinneren bestimmen über Wohlbefinden und Körpergewicht. Wenn wir dauerhaft gegen diese Regelmechanismen verstoßen, bekommt uns das nur schlecht. Tierversuche und Studien am Menschen zeigen, dass der Zeitpunkt und die Häufigkeit der Mahlzeiten gewaltigen Einfluss auf unser Körpergewicht nehmen. Wie kann das sein? Für die Antwort haben drei US-Forscher im Jahr 2017 den Nobelpreis für Medizin bekommen. Es handelt sich also nicht um selbst ernannte Diät-Gurus, sondern um solide Grundlagenforscher aus den besten Forschungseinrichtungen der Welt. Dringlich warnen sie vor dem Allzeit-Snacken und mahnen einen regelmäßigen Lebensstil an, der die inneren Uhren berücksichtigt.

DAS RICHTIGE TIMING

Die aktuelle Forschung macht immer deutlicher, dass uns eine gleichmäßige Dauerberieselung mit Kalorien schadet, weil der Körper Pausen braucht, um sich zu regenerieren. An den steten Wechsel von Hunger und Sättigung sind wir Menschen schließlich seit vielen Tausend Jahren gewöhnt.

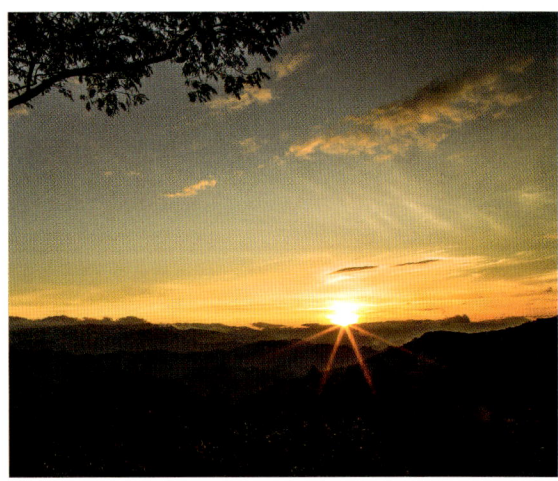

In jeder Zelle, in Fettpolstern ebenso wie in Muskeln, sitzen nanokleine Uhren. Sie steuern unser ganzes Leben.

TO GO MACHT DICK

Wenn unterwegs der Hunger kommt, greifen wir gerne zu To-go-Produkten. Experten glauben, dass ein Grund für die Gewichtszunahme ganzer Nationen im Verlust der bürgerlichen Regeln für kultiviertes Essen liegt. Früher war es verpönt, in der Öffentlichkeit aus der Hand zu essen. Naschen zwischen den Mahlzeiten wurde von den Eltern und Großeltern verboten, wohlerzogene Leute aßen nur am gedeckten Tisch. Die Werbebotschaft »To go«, also »zum Mitnehmen«, signalisiert: Heute sollen wir überall und immer essen. Aber genau dieses Essen ohne feste Mahlzeiten, vollzieht sich so unterschwellig, dass Betroffene kaum etwas davon mitkriegen. Oft sagen sie voller Überzeugung: Ich esse doch gar nicht viel. Und das stimmt sogar: Wir können kauen, schlucken und verdauen, ohne uns aktiv darum zu kümmern. Doch ohne die Aufmerksamkeit der grauen Zellen bleibt der Genuss auf der Strecke und wir wissen nicht, wie viel wir tatsächlich gegessen haben.

Zeiten ohne Kalorienzufuhr sorgen dafür, dass wir unsere Trägheit abschütteln und Fettdepots auflösen. Triebfeder ist ein Schalter in unseren Zellen, den Forscher FOXA2 nennen. Er springt nur an, wenn gerade nichts zu essen da ist und sich das Verdauungssystem ausruht. Gegenspieler ist das Hormon Insulin. Es gelangt nach jeder Mahlzeit ins Blut und schaltet den nützlichen Prozess wieder ab.

IMMER IM RHYTHMUS

»Nicht alles, was zählt, kann gezählt werden. Und nicht alles, was gezählt werden kann, zählt.« Dieser kluge Satz von Albert Einstein gilt auch für Kalorien. Denn selbst wenn die tägliche Kalorienzahl rechnerisch stimmt, bringt man die inneren Rhythmen des Körpers aus dem Takt, wenn man dauernd kleine Portionen isst. Dann wächst der Bauch selbst dann zu stattlicher Größe, auch wenn wir nur selten beim Essen über die Kalorienstränge schlagen. Unsere inneren Organe brauchen regelmäßige und lange Null-Kalorien-Zeiten, um sich vom Input der Mahlzeiten und der damit verbundenen Verdauungsarbeit zu erholen und gesund zu bleiben. Aktuellen Forschungsergebnissen zufolge

wird deshalb davon abgeraten, zahlreiche kleine Mahlzeiten über den Tag verteilt einzunehmen. Heute gilt: Lieber selten essen, dann aber ausgiebig. Und dazwischen dem Hunger Raum lassen.

GENÜGEND TRINKEN

Im Durchschnitt benötigen gesunde Menschen täglich 1,5–2 l Flüssigkeit. Da in Esspausen die Feuchtigkeit aus Nahrungsmitteln wie Suppen, Gemüse und Früchten entfällt, liegt der Flüssigkeitsbedarf dann etwas höher. Zudem füllt Trinken den Magen, bringt Ballaststoffe zum Quellen und dämpft deshalb Hunger und Appetit. Wer genügend Wasser trinkt, kann also die Kalorienmenge auf natürliche Weise begrenzen, weil er sich angenehm »voll« fühlt. Vergessliche stellen sich die nötige Menge in Sichtweite bereit und wählen kalorienfreie Getränke aus, die ihnen wirklich schmecken! Auf Vorrat trinken, muss aber nicht sein. Ein, zwei große Gläser Wasser zusätzlich reichen meist schon. Nur wenn man körperlich aktiv ist und viel schwitzt, steigt der Bedarf kräftig. Den regelt der natürliche Durst, man stillt ihn am besten mit frischem Leitungswasser oder mit genussvollen Getränken (> ab S. 58).

Untrügliches Zeichen dafür, ob man genügend trinkt, liefert der Urin. Normalerweise schwankt dessen Farbe zwischen hellgelb und bernsteinfarben. Sieht er eher dunkel aus, hat der Körper wenig Flüssigkeit auszuscheiden, weil man zu knapp getrunken hat. Auch morgens nach einer langen nächtlichen Esspause nimmt der Urin oft einen etwas dunkleren Farbton an. Dann einfach ein Glas Wasser trinken. Der Harn wird umso heller, je mehr Wasser der Körper über die Nieren abgibt. Wer auf der sicheren Seite sein möchte, kalkuliert seine Trinkmenge nach der Expertenempfehlung und wählt als Berechnungsgrundlage etwa 30–40 ml Flüssigkeit pro kg Körpergewicht pro Tag. Doch wer misst das schon ab? Gesunde trinken, wenn sie durstig sind. Kein anderes Bedürfnis ist so unwiderstehlich, nicht einmal Hunger. Deutlich mehr zu trinken, als der Körper verlangt, hat indes keinen Vorteil, sagen amerikanische Forscher.

ESSEN NACH DER UHR

Es kommt also weniger als früher gedacht darauf an, was man isst, sondern vor allem auf den Zeitpunkt und den Rhythmus der Mahlzeiten. Klare Pausen zwischen den Essenszeiten sind entscheidend. Time restricted eating, zeitlich begrenztes Essen, nennen dass die Grundlagenforscher. Sie raten, über Nacht mindestens 12 Stunden lang Kekstüten, Kolaflaschen und Kühlschrank verschlossen zu halten und mit wenigen Mahlzeiten täglich auszukommen. Esspausen einzuhalten bedeutet, sich folgenden Herausforderungen zu stellen:

- **Nachts nichts essen:** Die Lichtmenge, die in unser Auge fällt, und das Timing der Mahlzeiten ordnen die Uhren in unserem Stoffwechsel. Während wir schlafen, regulieren diese unsere Fettspeicher, den Zuckerstoffwechsel und die Arbeit des Hormons Insulin. Aktiv werden sie vor allem in den Stunden kurz vor dem Aufwachen. Dann bereiten sie die Muskeln und die inneren Organe auf den kommenden Tag vor. Tagaktive Wesen wie wir haben es also gar nicht nötig, nachts zu essen. Füllen wir den Magen zu Zeiten, zu denen unsere Verdauungsorgane schlafen, gerät der Energiestoffwechsel durcheinander. Dann wachsen die Rundungen und die Taille schwindet.
- **Zwischen den Mahlzeiten kalorienfrei bleiben:** Strikte Esspausen bieten nicht nur die einfachste und kostengünstigste Art abzunehmen, sondern auch die gesündeste und genussreichste. Sie regulieren den Energiestoffwechsel und steigern

MEHR DRAUSSEN SEIN

Wir machen die Nacht zum Tag. Jeder vierte Arbeitnehmer arbeitet nachts, am Wochenende oder abends. In den letzten Jahren ist die Zahl kontinuierlich gestiegen. Studien zeigen, dass Menschen, die im Schichtdienst oder zu wechselnden Zeiten arbeiten, besonders anfällig für Übergewicht sind. Denn die inneren Uhren des Körpers geraten bei solcher Lebensweise leicht aus dem Takt – mit schweren Folgen für den Stoffwechsel. So ist beispielsweise bekannt, dass Menschen, die im Schichtdienst arbeiten, besonders anfällig für Diabetes sind. Sind die inneren Uhren verstellt, ist der Melatoninspiegel auch tagsüber hoch. Die Folge: Müdigkeit, schlechte Laune und mehr Hunger. Dagegen helfen pünktliche Mahlzeiten, Sonne und helles Tageslicht. Gerade Schichtarbeiter mit Nachtdienst sollten in der Mittagszeit hinausgehen, um sich wieder einzutakten. Dabei möglichst keine Sonnenbrille tragen, damit die Augen den Lichtreiz ans Gehirn weiterleiten können.

den Genuss an der nächsten Mahlzeit enorm. Nie schmeckt ein Essen besser als nach einer kalorienfreien Periode, nie befriedigt es mehr. Genießer tun also gut daran, Esspausen einzulegen.

- **Mit Hungergefühlen auf neue Art klarkommen:** Wir müssen nicht unbedingt sofort essen, wenn wir hungrig sind. Sobald wir das erkannt haben, verwandelt sich der Hunger vom Feind zum appetitanregenden Freund (> s. S. 22).
- **Leckere Gerichte pünktlich auftischen:** Wer Esspausen strikt einhält, kann die nächste Mahlzeit entspannt genießen, bis sich ein angenehmes Sättigungsgefühl einstellt. Die Mahlzeit sollte dann aber auch wirklich alle Sinne befriedigen!
- **Alkohol und Süßigkeiten meiden:** Es geht nicht darum, beiden Genussmitteln komplett zu entsagen. Nur extreme Kalorienorgien sind nicht drin.
- **Zwei Wochen geduldig bleiben:** Esspausen sind leichter zu überstehen, als man denkt. Das Gehirn lernt schnell und stellt sich mit jeder Woche besser darauf ein. Ab der zweiten Woche steigt der Level der Botenstoffe, die den Hunger ausbremsen und den Energieverbrauch erhöhen. Lästige Heißhungeranfälle verschwinden mit der Zeit, echter Hunger zeigt sich wieder zu festen Zeiten.

VORTEILE VON ESSPAUSEN

Kalorienfreie Zeiten bieten viele Vorteile:

- **Schöner & fitter:** Perioden ohne Nahrung galten schon immer als heilsam. Entschlackung oder Detox sind viel gebrauchte Stichworte für dieses uralte Fastenphänomen. Doch der biologische Hintergrund war umstritten: Viele Mediziner meinten, Schlacken oder genauer gesagt zellulären Müll gebe es im Körper gar nicht. Doch die Naturheilkundler behielten recht. Weltweit zeigt die Forschung, dass regelmäßige Esspausen Körper und Geist verjüngen. Der Grund liegt in der sogenannten Autophagie (wörtlich: sich selbst essen). Das Prinzip ist simpel: Bleibt der Teller leer, geht der Körper an die Reserven und räumt dabei im Inneren der Zellen auf. Dabei macht der Stoffwechsel seinen Job besser als jeder Recyclinghof: Was nicht gebraucht wird, zerlegt er. Reste alter Proteine, defekte Bestandteile der Zellen, alles Unnötige und Beschädigte geht in den Schredder, die nützlichen Teile dienen als Baumaterial für neue Zellen. Esspausen beflügeln diese Vorgänge und wirken wie eine kostenfreie Verjüngungskur.
- **Mehr Daseinsfreude:** Viele erleben beim Fasten eine deutliche Stimmungsverbesserung. Sie fühlen sich leichter, fröhlicher und besser drauf. Sogar ausgemachte Frustesser berichten, dass sie mit den regelmäßigen klaren Esspausen ihre Stimmungsschwankungen in den Griff bekommen. Vor allem wer als Folge der dunklen Jahreszeit unter schlechter Laune leidet, kann profitieren.
- **Stabilisierung des Zuckerstoffwechsels:** Regelmäßige Esspausen verbessern die Empfindlichkeit gegenüber Insulin und trainieren den Körper, wieder schneller zwischen Fett- und Zuckerstoffwechsel hin- und herzuwechseln. Er greift dann leichter auf seine Fettreserven zurück. Damit kann ein beginnender Typ-2-Diabetes verhindert oder hinausgezögert werden. Und selbst wenn bereits eine Zuckererkrankung diagnostiziert wurde, bringen

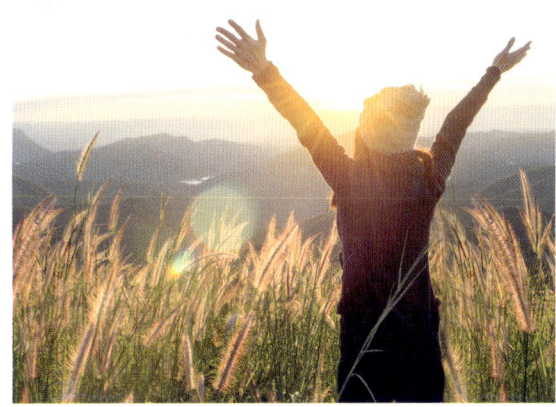

Esspausen beflügeln! Unser Gehirn profitiert von kalorienfreien Zeiten und produziert Gute-Laune-Botenstoffe.

Esspausen Vorteile. Sie kurbeln die Fettverbrennung in Leber und Muskulatur an. Auch und gerade wenn man schon mit Medikamenten wie etwa Metformin behandelt wird, kann man abnehmen, sich aktiver fühlen und dann möglicherweise die Medikamente reduzieren. Vor dem Start sollte man jedoch unbedingt mit dem behandelnden Arzt darüber reden.

- **Steigerung der Leistungsfähigkeit des Gehirns:** Bisher schien das Nachlassen unserer Geisteskräfte im Alter als unvermeidlich. Doch nach neuen Erkenntnissen kann der Verschleiß um Jahrzehnte aufgeschoben werden, wenn man unnötige Kalorien weglässt und regelmäßige Esspausen einlegt. Kurze Hungerphasen machen also nicht schwach, sondern bringen einen körperlich und geistig erst richtig in Schwung. Hinter diesem erfreulichen Phänomen steckt ein Wachstumsfaktor namens BDNF (Brain-derived neurotrophic factor). Sein Spiegel im Gehirn steigt an, wenn wir fasten. Der nützliche Stoff bewahrt unsere Nervenzellen vor Zerfall und unterstützt ihre Anpassungsfähigkeit. Auf diesem Weg vertieft BDNF den Schlaf, hebt die Stimmung, stärkt das Gedächtnis und wirkt schmerzstillend – jedenfalls im Tierversuch. Dass es uns Menschen auch nicht anders ergeht, berichten viele Anhänger von zeitlich beschränktem Essen, die stunden- oder tageweise fasten.
- **Regulation des Blutdrucks:** Überflüssige Pfunde machen den Adern übermäßig Druck. Schrumpft der Bauch und andere Fettreserven durch konsequente Kalorienpausen, werden Medikamente gegen erhöhten Blutdruck oft genug überflüssig.
- **Aktive Reparatursysteme:** In kalorienfreien Phasen, vor allem in den langen nächtlichen Esspausen, löst der Körper zellulären Schrott auf und nutzt das Material zur Erneuerung der Zellen.
- **Positive Effekte:** Esspausen wirken sich günstig bei chronisch-entzündlichen Erkrankungen wie Rheuma aus, ebenso bei chronischen Schmerzen (Gelenkverschleiß) und vielleicht sogar bei Krebs.

LANG IST SCHWER, KURZ IST GUT

Langzeitfasten und Dauerdiäten wirken auf den Körper so bedrohlich wie eine Hungersnot. In solchen Zeiten drückt er zur Vorsicht die Energiespartaste, denn es könnte ja sein, dass er in Zukunft mit seinen Vorräten lange auskommen muss. Ist außerdem zu wenig Eiweiß auf dem Teller, bedient der Körper sich aus Vorräten in den Zellen. Dann schrumpfen die Muskeln und der Energieverbrauch sinkt weiter. Bei kurzen Hungerphasen und genügend Eiweiß auf den Teller setzen diese Notmechanismen gar nicht erst ein. Im Gegenteil: Der Körper schaltet bei Esspausen auf Aktivität. Und Bewegung verbessert die Empfindlichkeit des Körpers für das Hormon Insulin, das die Aufnahme von Zucker in die Zellen und so die Energieversorgung steuert. Strikt eingehalten, stoppen kalorienfreie Phasen damit die oft quälende übermäßige Esslust.

GENUSS OHNE REUE

Man könnte denken, dass sich Menschen hierzulande vor einem leeren Magen fürchten wie vor einer Krankheit. Vielleicht sind bequeme Kalorien deshalb allgegenwärtig, griffbereit im Auto und am

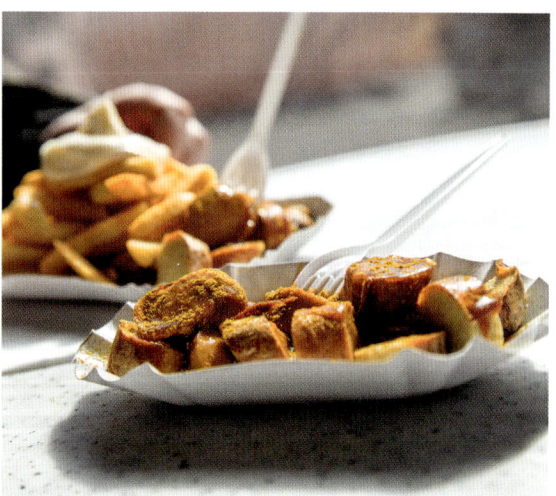

Beim Genussfasten reduziert sich die Lust auf fette Snacks und süße Sachen von selbst auf ein normales Maß.

Kalorienpausen haben viele Namen. Intervallfasten, intermittierendes Fasten, Kurzzeitfasten oder zeitlich beschränktes Essen, das alles sind Bezeichnungen für dieselbe angenehm flexible Methode, die gerade unter Laien und Fachleuten Furore macht. Früher verstanden wir unter dem allgemeinen Begriff Fasten den Verzicht auf feste Nahrung für längere Zeit. Noch heute werden dafür die Begriffe »Fastenkur« und »Heilfasten« verwendet. Beim aktuellen Genussfasten geht es jedoch nicht um den tage- oder wochenlangen Verzicht auf jeglichen Leckerbissen, sondern um stundenweise Enthaltsamkeit, um den Abschied von Zwischenmahlzeiten und Snacks.

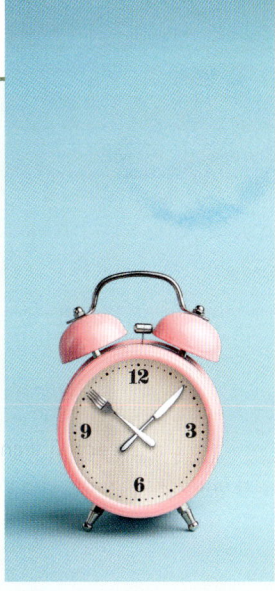

Schreibtisch, als Proviant im Kinderwagen, zum Mitnehmen an jeder Straßenecke, lockend auf allen Werbeflächen. Iss was, heißt es allüberall und wir tun es oft genug. Doch als Daueresser verpassen wir die schönste Chance auf den großen Genuss. Denn: Glück ist eine Überwindungsprämie!

GENUSSVOLLE ZUFRIEDENHEIT

Prinzipiell fühlen wir uns immer dann besonders glücklich, wenn wir ein Hindernis überwunden haben. Das gilt auch beim Essen! Sind wir ein paar Stunden ganz ohne Kalorien ausgekommen und haben uns erst zum vorab festgelegten Zeitpunkt wieder an den Tisch gesetzt und an guten Dingen satt gegessen, lehnen wir uns selig zurück. Diese Freude stärkt die Willenskraft. Und die braucht man immer nur für ein paar Stunden. Den Rest der Zeit lebt man ohne Kalorienzählen und Vorschriften. Wer sich auf Esspausen einlässt, kann sich im Gegenzug beim Kochen richtig ausleben. Er wird nicht genötigt, Diätprodukte auf den Tisch zu bringen, die er sonst nie angerührt hätte. Er braucht keine Kurse und keine Wundermittel, Superfoods

sind überflüssig. Kein Verzicht auf Lieblingsgerichte, keine verbotenen Lebensmittel und kein erhobener Zeigefinger! Das Ende des schlechten Gewissens.

GENUSS UND KLARE KANTE

Bezahlt wird der Freiraum, sich den Teller bei den Mahlzeiten nach Gusto zu füllen, mit der Disziplin kalorienfreier Stunden. Beim Genussfasten können sich Diätgeschädigte wieder auf lang entbehrte Spezialitäten freuen und zu selbst gewählten Zeiten entspannt davon essen. Wer seit Längerem mit seiner Figur hadert, hat oft vergessen, wie schön es ist, sich mit Vorfreude an den Tisch zu setzen und jeden Bissen ohne schlechtes Gewissen zu verzehren! Was für ein Vergnügen, sich eine ganz persönliche Speisekarte auszudenken, in der die eigenen Lieblingsgerichte wieder ihren Platz finden. Mindestens ebenso viel Spaß macht es, neue Gerichte oder Zutaten ausprobieren. Das füllt die persönliche Bibliothek der Düfte und Geschmacksnoten mit Neuigkeiten und kitzelt die Belohnungssysteme im Gehirn. Fazit: Genussfasten verschafft uns wieder eine glückliche Beziehung zum Essen.

LOHN DER LANGEN PAUSEN

Mehr Energie, straffe Figur

Kopf und Muskeln funktionieren ohne Zwischensnacks viel besser. Kein Wunder, dass Genussfasten gute Laune macht. Vor allem, wenn regelmäßig Selbstgekochtes auf den Tisch kommt und großartig schmeckt.

BAUCH WEG

Wo einst Taille war, wächst jetzt ein Polster? Höchste Zeit, dass der Körper wieder trainiert, anstelle von Zucker Körperfett zu verbrennen. Er lernt es am schnellsten, wenn der Magen über Nacht viele Stunden leer bleibt. Und plötzlich passt der alte Gürtel doch.

LABORWERTE

Wir erwarten gute Nachrichten: Der Blutzucker bleibt im grünen Bereich, die Entzündungsmarker gehen runter und die Blutfette werden besser. So mancher Arzt ist überrascht, wenn kritische Werte nach ein paar Wochen Genussfasten in den Normalbereich rutschen.

KOSTET NIX

Teure Diätberatung oder kostspielige Produkte? Nicht nötig! Den Risikocheck übernimmt der Hausarzt. Und statt in Snacks, Imbiss- oder Knabberprodukte investiert man beim Kochen lieber in gute Zutaten. So kann man richtig genießen und Geld sparen.

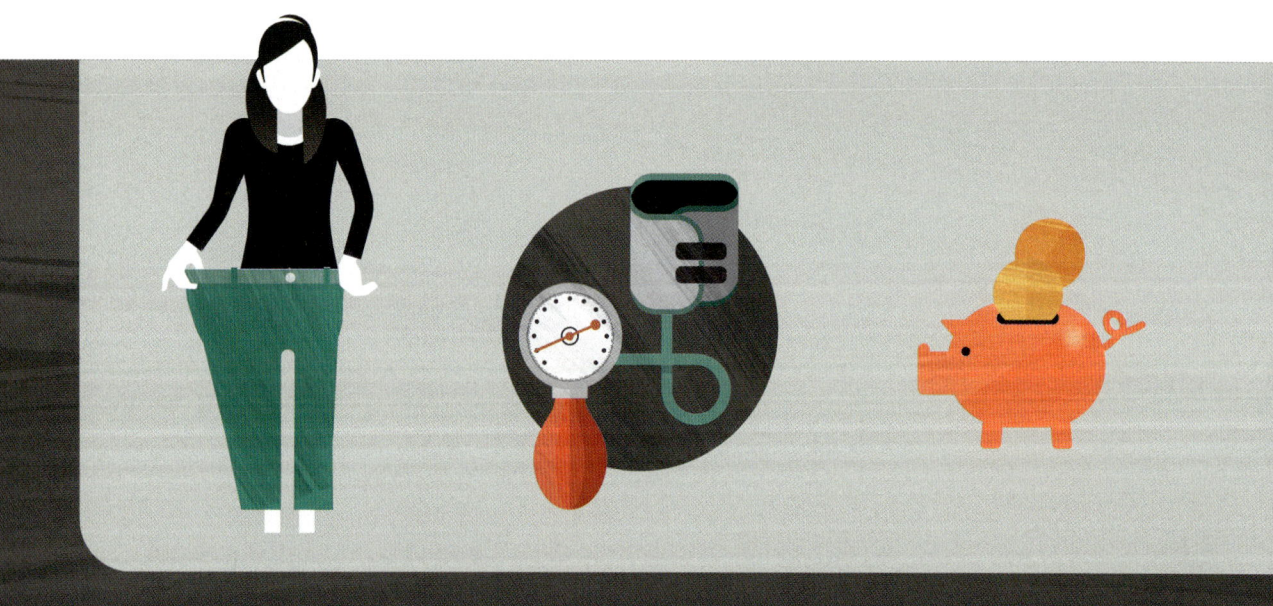

GUTES LEBEN

Regeln, Vorschriften und Begrenzungen gibt es in unserem Alltag überall und reichlich. Doch das Genussfasten schenkt uns Freiräume. Hier kommt keine streng kalkulierte Diät zum Tragen, sondern eine flexible, genussorientierte Strategie, die beim nachhaltigen Abnehmen hilft.

STRAFFE FORMEN

Genussfasten und dabei Muskeln bilden, das geht! Denn in kalorienfreien Zeiten steigt der Pegel der Botenstoffe, die das Wachstum fördern. Doch jeder Bissen zwischendurch bremst sie aus. Darum die Esspausen strikt einhalten, Sport machen und sich über den eigenen fitten Körper freuen.

PRIMA AUSSICHTEN

Klar kann man die Kalorien einfach grundsätzlich runterfahren! Aber wie kommt man mit dürren Rationen auf Dauer zurecht? Beim Genussfasten ist die nächste ausgiebige Mahlzeit immer in Sicht. Deshalb gerät man auch nicht in die Frustfalle. Und hat am Ende den weitaus größeren Erfolg.

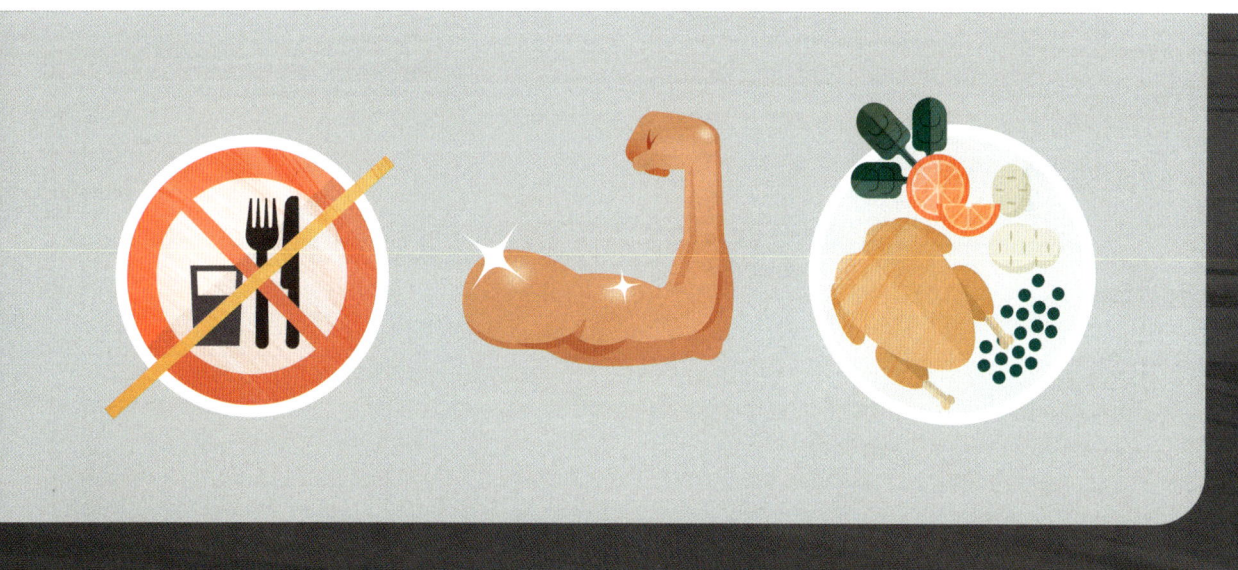

TYPGERECHT FASTEN
Viel Spielraum für Genießer

Menschen ticken sehr unterschiedlich, es ist also eine Frage der Persönlichkeit und des individuellen Lebensstils, welche Form des Genussfastens man wählt. Schon kurze kalorienfreie Zeiten wirken heilsam.

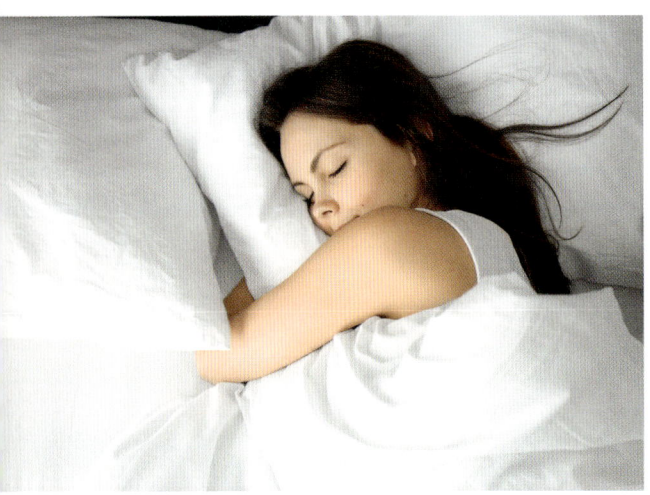

Genussfasten 12 zu 12: Über Nacht 12 Stunden auf Kalorien zu verzichten fällt leicht, denn die meiste Zeit verschläft man.

Wahrscheinlich bestimmt die natürliche Veranlagung, wie wir auf verschiedene Formen des Kurzzeitfastens reagieren. Der eine wacht schon mit knurrendem Magen auf und geht gleich an den Kühlschrank, der andere kriegt vor 11 Uhr keinen Bissen herunter. Auch in puncto Essgewohnheiten gibt es Eulen und Lerchen. Zum Glück können wir einen Fastenmodus mit Essenszeiten auswählen, der auf Dauer zu uns passt. Der eine kommt gut mit kurzen, der andere mit längeren Esspausen zurecht.

JE NACH NATURELL

Es gibt zwei Möglichkeiten, sich an einen neuen Lebensstil anzupassen: eine heißt »Anpirschen«, die andere »Reinspringen«. Nicht jeder traut sich große Neuerungen auf Anhieb zu. Wer noch nie einen ganzen Tag lang auf Essen verzichtet hat, fängt vielleicht lieber vorsichtig an. Also nicht gleich 20 Stunden am Stück fasten, sondern erst mal über Nacht 12 Stunden ohne Essen auskommen. Vielen gelingt es problemlos, etwa die Zeit von 8 Uhr abends bis 8 Uhr morgens ohne Kalorienaufnahme zu verbringen. Obwohl man den größten Teil der Fastenzeit verschläft und am Morgen vielleicht ohnehin nicht sehr hungrig ist, bringt diese kleine Veränderung oft schon entscheidende Erfolge, sowohl in puncto Gewichtsabnahme als auch bei der Verbesserung medizinischer Laborwerte. Andere gehen Veränderungen lieber direkt an und entscheiden sich von jetzt auf gleich für einen neuen Lebensstil. »Ab morgen esse ich nur noch zwischen 18 und 22 Uhr«, beschließen sie vielleicht, richten ihren Terminkalender danach aus und halten sich daran, bis sie ihre Ziele erreicht haben. Keine schlechte Entscheidung, denn Genussfasten bietet die Möglichkeit, im Restaurant zu essen und Gäste zu bewirten, ohne erkennen zu geben, dass der Betreffende gerade im Fastenmodus ist.

FASTENTYP 12 ZU 12

12 Stunden essen, 12 Stunden fasten – von dieser Fastenform profitieren vor allem Normalgewichtige oder leicht übergewichtige Feinschmecker und Genießer, die schlanke Arme und Beine haben, sich aber über ihren runden Bauch ärgern. 12 zu 12 ist ideal für alle, die nicht abnehmen, aber Laborwerte in den grünen Bereich bringen und das lästige Bauchfett abschmelzen möchten. Auch für sportlich Aktive mit hohem Kalorienverbrauch reicht diese

milde Fastenform. Sie bietet tagsüber ein großes Zeitfenster für Frühstück, Mittag- und Abendessen, kann aber trotzdem den Stoffwechsel verbessern. Wichtig: Zwischen den Mahlzeiten Esspausen von mindestens vier Stunden einhalten. Also höchstens dreimal täglich die Teller füllen und absolut null Kalorien zwischendurch futtern. Das Wichtigste: Niemals nachts essen. Nach einer US-Studie berichten 9 Prozent der Frauen und 7 Prozent der Männer, dass sie während der Nacht aufstehen, um sich zu stärken. Ähnliche Zahlen dürften auch auf uns zutreffen. Typische Spätabend- und Nachtesser profitieren am meisten vom Stoffwechseltraining der langen nächtlichen Esspause. Wer zum Bildschirm-Snacken oder gar zu nächtlichen Überfällen auf den Kühlschrank neigt, kann diese nervigen Verhaltensweisen endgültig loswerden – vorausgesetzt, er hält die 12-stündige Esspause ein paar Wochen eisern ein. Denn macht man von zum Beispiel 20 Uhr abends bis 8 Uhr morgens oder von 23 Uhr bis 11 Uhr vormittags um Kalorien einen großen Bogen, kann man innerhalb von wenigen Wochen wieder mit einer eleganten Taille punkten.

FASTENTYP 16 ZU 8

16 Stunden fasten, 8 Stunden essen – Dieser Fastenrhythmus ist ideal für Menschen, die gern abnehmen, aber trotzdem gut und reichlich essen möchten. Im Gegenzug zu diesen Freiräumen müssen sie bereit sein, über Nacht 16 Stunden ohne Kalorienzufuhr auszukommen. In dem Zeitfenster von 8 Stunden kann man zwei ausgiebige Mahlzeiten genießen. Für die lange nächtliche Fastenpause das Frühstück am besten Richtung Mittag verlegen und früh zu Abend essen. Die Alternative: Nur bis zum Nachmittag essen und für die Karenzzeit aufs Abendessen verzichten.
16 zu 8 ist ein figurfreundlicher Lebensstil, der auf Dauer gut einzuhalten ist. Der einfache Rhythmus garantiert langsames, aber nachhaltiges Abnehmen und einen genussbetonten Lebensstil im Alltag.

UNGETRÜBTE TAFELFREUDEN

Bei jeder Form des Genussfastens entsteht mit der Zeit ein neuer Lebensstil, weil sich der Stoffwechsel verändert und die Sättigung von innen heraus immer besser wird. Glücklicherweise reduziert sich dabei auch die Lust auf fette Snacks und süße Sachen ganz von selbst auf ein normales Maß. Und wenn eine gesunde Kilozahl erreicht ist, steigen Genießer vielleicht vom strengen 20 zu 4 oder 16 zu 8 Modus auf das milde 12 zu 12 Genussfasten um.

FASTENTYP 20:4

20 Stunden fasten, 4 Stunden essen – täglich vier Stunden »La Dolce Vita« mit allem, was einem schmeckt, den Rest des Tags wird lediglich kalorienfrei getrunken. Das kurze Zeitfenster von nur vier Stunden ist etwas für Hardliner mit der Gewohnheit, konsequent zu handeln, und dem Wunsch, nachhaltig abzunehmen. Hochaktive Zeitgenossen, die ständig etwas um die Ohren haben und weder Zeit für viele Mahlzeiten noch Lust auf Magerküche haben, steigen hier gern ein. Voraussetzung: Derjenige toleriert die lange Null-Kalorien-Phase und das Magenknurren in der Anfangszeit.

20 zu 4 ist perfekt für alle, die das Essen vergessen, weil sie so in ihrer Arbeit aufgehen. Als Genießer belohnen sie sich am Abend mit einem opulenten mehrgängigen Menü. Nicht ganz zufällig haben sich etliche Forscher für diese Fastenmethode entschieden. Durch die wenigen Mahlzeiten spart man eine Menge Zeit und die lange Esspause ermöglicht zügiges Abnehmen. Von einigen Experten hört man, dass sie das strenge Regime am Wochenende lockern, um öfter mit ihrer Familie essen zu können.

BESSER NICHT

Genussfasten ist generell nichts für Zeitgenossen, die ohnehin ausgesprochen schlank sind. Und für Menschen mit Essstörungen sind selbst kurze Fastenzeiten riskant. Auch Schwangere und Stillende sollten nicht versuchen abzunehmen. Wer erst kürzlich operiert wurde, eine schwere Erkrankung oder Verletzung auskuriert, verschiebt das Genussfasten ebenfalls besser auf einen späteren Zeitpunkt, wenn der Heilungsprozess abgeschlossen ist.

SELBSTBESTIMMT UND FLEXIBEL

Doch was tun an Festtagen, auf Reisen, bei beruflichen Terminen oder Wochenendaktivitäten, die sich mit dem Fastenmodus nicht vertragen? Esspausen kann man verkürzen oder ausfallen lassen – und gleich danach wieder in den alten Rhythmus einsteigen. Man muss sich dabei nirgendwo entschuldigen, sondern kann ganz normal am täglichen Leben teilnehmen. Wie weit man diese Schummelei treibt, bleibt natürlich eine persönliche Frage. Ideal ist es, zu Beginn eher weniger Ausnahmen zu machen. Hat sich der Körper nach zwei, drei Wochen an den Rhythmus der Esspausen gewöhnt, machen Sonderfälle nicht mehr so viel aus.

NUR KEIN FRUST

Doch selbst bei aller Konsequenz will sich der erhoffte Erfolg zuweilen nicht auf Anhieb einstellen. Dann gilt: Nur nicht entmutigen lassen. Der Stillstand kann viele Gründe haben. So zum Beispiel ein Medikament oder eine Erkrankung, die den Stoffwechsel verändern und die Pfunde halten. Dann hilft der Weg zum Arzt. Weitaus häufiger zeigt die Waage keine Fortschritte, obwohl die Fettpolster im Inneren des Körpers schon deutlich geschrumpft sind. Vor allem sportlich Aktive sind in solchen Fällen schwer enttäuscht. Doch der Stillstand kann durchaus ein positives Zeichen sein: Heranwachsende Muskeln wiegen nämlich mehr als verlorenes Fett. So bleibt das Gewicht zunächst gleich, um schließlich deutlich runterzugehen. Dabei wird das Abnehmen täglich leichter, weil der Verbrauch an Kalorien mit der Muskelmasse ansteigt.

Wer sich den Frust auf der Waage ersparen möchte, kauft sich ein Maßband und notiert sich die Messergebnisse einmal pro Woche. Für den Hüftumfang die stärkste Stelle im Bereich des Pos messen, den Umfang des Oberschenkels direkt unter der Po-Falte prüfen. Für den Taillenumfang das Band an der schmalsten Stelle rund um die Körpermitte anlegen.

TYPGERECHT FASTEN

Fastenmodus und Essenszeiten einfach selbst festlegen. Der eine kommt besser mit kurzen, ein anderer mit längeren Esspausen zurecht.

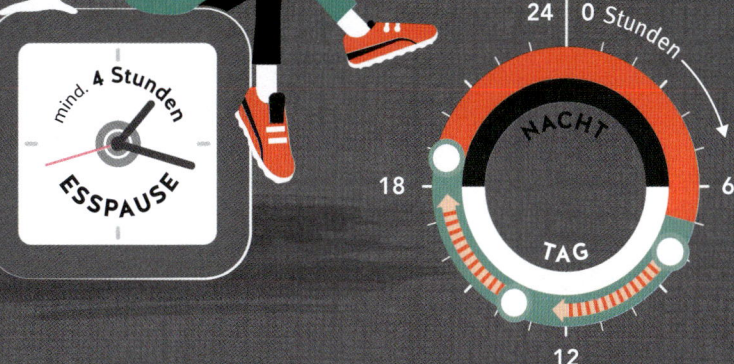

mind. **4 Stunden** ESSPAUSE

FASTENTYP **12** ZU **12**

Für Fastende, die vor allem Bauchfett loswerden möchten.

24 | 0 Stunden

18

NACHT

6

TAG

12

■ Fastenzeit   ● Mahlzeiten ||| Esspausen

FASTENTYP **16** ZU **8**

Zum Abnehmen ohne Jo-Jo-Effekt: 2 Mahlzeiten richtig genießen.

24 | 0 Stunden

18

NACHT

6

TAG

12

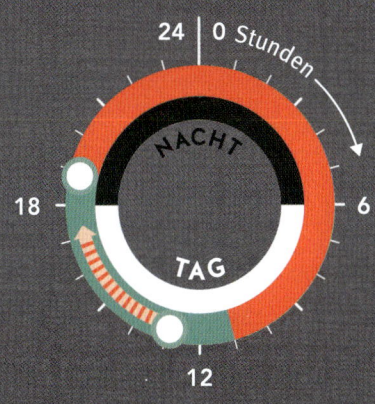

FASTENTYP **20** ZU **4**

Zügig abnehmen: Vielbeschäftigte nutzen nur ein kurzes Zeitfenster zum Essen.

24 | 0 Stunden

18

NACHT

6

TAG

12

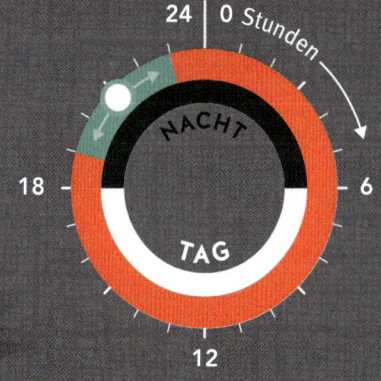

HUNGER
Mein Freund und Appetitanreger

An Hunger, Appetit und der Lust zu essen trägt nicht nur der leere Magen Schuld, sondern auch der Kopf. Es ist Einstellungssache, wie wir Hunger empfinden. Zum Glück kommt er und geht wieder.

Den meisten Menschen fällt es gar nicht so leicht zu beschreiben, wie es sich anfühlt, hungrig zu sein. Denn das Gefühl ist irgendwie unbestimmt, aber drängend, für eine Weile im Vordergrund der Gedanken. Sind wir abgelenkt, geht es wieder. Nehmen wir das Hungersignal ohne Abwehr ganz entspannt wahr, wird uns klar: Wir müssen nicht sofort essen, wenn wir hungrig sind. Vor allem, weil der Hunger meist nur zu den gewohnten Zeiten anklopft und, wenn er nicht erhört wird, erst einmal wieder in den Hintergrund tritt. Man braucht also immer nur für kurze Zeit mit der Sehnsucht nach Essen klarkommen.

Viele haben diese Phasen sogar schätzen gelernt, weil sie sich dann besonders aktiv fühlen, klar im Kopf, konzentriert und wohlgelaunt. Nach einer Studie an der Uni Göttingen steigt während längerer Esspausen das entspannende Hormon Serotonin an, während das Stresshormon Cortisol absinkt. Dennoch traut sich mancher nicht zu, die Esspausen konsequent einzuhalten – und ist dann überrascht, wie leicht es ihm fällt umzuschalten. Schon ab der zweiten Woche stellen sich Kopf und Körper auf die längeren Pausen und den selbst gewählten Zeitpunkt der Mahlzeiten ein. Trotzdem fragen sich viele: Wenn ich auf jeden noch so kleinen Snack verzichte und nur eine oder zwei Mahlzeiten am Tag esse, komme ich dann nicht vor Hunger um?

EINE FRAGE DER EINSTELLUNG

Wir stellen uns besser schon mal darauf ein: An den ersten Tagen des Genussfastens macht sich der leere Magen zu den Zeiten bemerkbar, zu denen wir sonst immer gegessen haben. Wer früher häufig gesnackt hat, wird ein eigentümliches Verlangen spüren, immer mal wieder etwas in den Mund zu stecken – ohne wirklich hungrig zu sein. Typisch ist auch, dass man sich etwas zappelig fühlt und mehr Bewegungsdrang spürt als sonst. Gelegentlich heißt es, auch Kopfweh wäre ein Zeichen für Hunger. Wissenschaftler bezweifeln das jedoch, sie

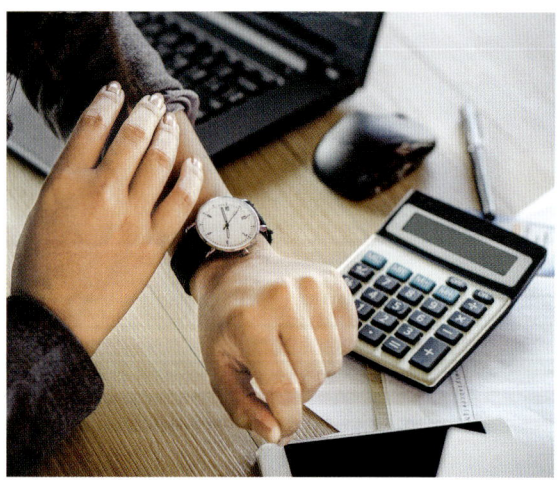

Nach ein paar Wochen Genussfasten erscheint der echte Hunger so pünktlich, dass man die Uhr danach stellen kann.

Eine Weile ganz ohne Mahlzeiten auszukommen, das ist anfangs nicht immer ganz einfach. Oft merkt man gar nicht rechtzeitig, dass man gerade etwas in den Mund steckt, obwohl die Zeit für die nächste Mahlzeit noch nicht da ist. Wer mit dem Genussfasten für lange Zeit Freundschaft schließen möchte, ist besser nicht zu streng mit sich und verzichtet auf Selbstvorwürfe. Lieber Milde walten lassen. Denn hier geht es nicht um Schuld oder Versagen. Vieles von dem, was wir für einen Mangel an Disziplin halten, ist in Wirklichkeit reine Biologie. Wir glauben selbst zu entscheiden, wann wir essen, aber eigentlich springen unsere Organe an und initiieren, was wir tun. Wir sind gesteuert von Botenstoffen und inneren Uhren. Sie alle müssen erst umgestimmt werden, Veränderungen im Lebensstil brauchen ihre Zeit. Man sagt sich also bei Flops am besten: »Na gut, ich habe in meiner Kalorienpause etwas gegessen. Ist halt passiert. Aber ab morgen bin ich wieder im Plan.«

gehen davon aus, dass viele von uns echten Hunger kaum noch kennen, weil wir oft vorbeugend essen und den Magen mit stetigen kleinen Portionen halb gefüllt halten. Studien zeigen auch, dass leicht verdauliche Kohlenhydrate wie die aus Keksen, Chips und Süßigkeiten den Hunger anstacheln. Sind keine vorhanden, schaltet der Stoffwechsel um und holt sich seine Energie aus den Fettreserven. Dabei produziert er seine eigenen hochwirksamen Appetithemmer, die sogenannten Ketone.

Dem Hunger kann man sich hingeben, daran leiden, sich innerlich zusammenziehen, die Freude verlieren. Doch wer den inneren Umgang mit diesem natürlichen Gefühl bewusst verändert, kann sich von Missempfindungen befreien und die Zeit bis zur nächsten Mahlzeit ruhig abwarten. Ein leerer Magen ist kein Drama, sondern ein vorübergehender Zustand. Wer sich darüber im Klaren ist, sagt beim nächsten Hungersignal zu sich selbst: »Ja, ich bin hungrig. Aber das macht nichts. Es wäre zwar schön, wenn ich jetzt etwas essen könnte, doch ich kann warten.« Reden Sie ruhig laut mit Ihrem Hunger. Ihr Gehirn gehorcht Ihnen vor allem am Anfang besser, wenn es Ihre Stimme hören kann. Noch intensiver: Gewöhnen Sie sich eine Geste an, die

Sie immer dann ausführen, wenn Sie den Hunger zur Kenntnis nehmen, ihn aber in die Warteschleife schicken. Sie können z. B. ein-, zweimal leicht über den Magen streichen oder über den geschlossenen Mund. Es kommt nicht auf die Art der Geste an, sondern darauf, dass man sie immer wieder ausführt und dabei in Gedanken oder laut so etwas sagt wie: »Lieber Hunger, komm später wieder!«

POSITIV DENKEN

Alle, die sich ein Herz gefasst und ihre ersten längeren Esspausen hinter sich gebracht haben, berichten, wie happy und selbstbewusst sie sich nachher gefühlt haben. Erstaunt stellten die meisten fest, dass sie weder beißende Gier noch Schwächeanfälle geplagt haben. Der Hunger kam zwar, aber nach kurzer Zeit verschwand er auch wieder. Es geht also nur darum, einen kurzen Augenblick des Verlangens zu überstehen. Hat man diesen Impuls erst im Griff, verwandelt sich der Hunger vom Feind zum appetitanregenden Freund. Historiker verwundern diese positiven Erfahrungen beim Fasten nicht. Hungerperioden waren im Lauf der menschlichen Geschichte Alltag, üppige

Mahlzeiten dagegen nicht. Der Überfluss, der uns hierzulande umgibt, ist entwicklungsgeschichtlich so neu, dass unser Körper mit kalorienfreien Zeiten viel besser umgehen kann als mit stetigem Essen.

HUNGER HÄLT GESUND

Manchen plagt jedoch die Sorge, dass längere Esspausen seine Abwehrkräfte schwächen könnten. Doch die ist unbegründet. In vorübergehenden Hungersituationen schüttet der Körper nämlich vorsichtshalber vermehrt Abwehrstoffe aus. Bonner Forscher haben diesen Mechanismus entdeckt und konnten zeigen, wie diese Substanzen mögliche Krankmacher zerstören: Sie lösen deren Zellwände auf. Faszinierend ist dabei, dass diese Funktion des Immunsystems direkt davon abhängt, wie viel und was wir essen. Hungrige Immunwächter sind demnach aufmerksamer als übermäßig satte.

SCHWINDLIG VOR HUNGER?

Esspausen haben aber auch noch viele andere gute Seiten: Der leere Magen macht uns geistig fitter und körperlich aktiver. Diese Vorzüge beruhen auf uralter Biologie, die uns die Natur mit auf den Weg gegeben hat, um unser Überleben zu schützen. Schließlich konnten unsere Ahnen nicht entmutigt aufgeben, wenn nichts zu essen da war, sie mussten unverzüglich losgehen und etwas Genießbares mühsam erjagen oder sammeln.

Was tun, wenn man sich während der Esspause durch körperliche Anstrengung schlapp und zittrig fühlt? Ist das am Ende schlimm? Nein, es ist nur ein Zeichen dafür, dass der Körper an Energievorräte heranmuss, die nicht in Sekunden zur Verfügung stehen. Darum einfach hinsetzen oder hinlegen und ein paar Minuten Ruhe halten. So geht der Energieengpass bald vorüber. Das Wichtigste dabei: Sofort etwas trinken! Ist der Flüssigkeitsbedarf gedeckt, kommt der Kreislauf wieder in Schwung. Außerdem braucht die Leber zusätzliche Flüssigkeit, wenn sie ihre Energiereserve, das Glykogen, anzapft. Also bei Schwächephasen deutlich mehr trinken als sonst. Wer ausreichend trinkt (> S. 56), kann getrost viele Stunden lang das Essen weglassen. Meistens reichen ein, zwei Gläser Wasser, die Menge ist individuell. Die Flüssigkeit stabilisiert den Kreislauf, beruhigt den Magen und dämpft ganz nebenbei auch den Hunger. Zeigt sich dieser wieder mal sehr energisch, kann es helfen, daran zu denken, dass jetzt gerade ein paar Fettzellen dahinschmelzen ...

VON GENUSS UND SÄTTIGUNG

Forscher wissen schon lange, dass die Messfühler des Verdauungstrakts ermüden, wenn wir, wie heute oft üblich, häufig knuspern, knabbern, kauen und schlucken. Durch die Dauerberieselung mit Nahrung kommen im Gehirn immer weniger Sättigungssignale an. Dann verlangt der Körper für das Gefühl, satt zu werden, immer stärkere Reize. Schließlich vernimmt er die Signale nur noch, wenn sie mit der Lautstärke einer Bigband im Gehirn ankommen. Zudem wird bei jeder Mahlzeit Insulin ausgeschüttet. Dadurch verliert der Körper zusehends die Motivation, aktiv zu sein, um körpereigene Reserven zu mobilisieren und selbsttätig Zucker und Fett zu verbrennen.

Aber das ist glücklicherweise keine Einbahnstraße. Legen wir bewusst regelmäßige Pausen von der Kalorienflut ein, können sich die Messfühler erholen. Dann reagieren sie wieder empfindlicher, sodass auch normal portionierte Mahlzeiten satt und zufrieden machen.

FIT FÜR DEN BERUFSALLTAG

Oftmals kommt aber auch die Frage auf, ob man beim Genussfasten dem gewohnten Berufsalltag nachgehen kann. Immerhin wird in Anleitungen zum naturheilkundlichen Fasten häufig darauf hingewiesen, dass man dabei möglichst nicht arbeiten, sondern Ruhe halten und zur Unterstützung des Stoffwechsels einen Leberwickel machen soll. Doch Genussfasten wirkt anders als traditionelle Fastenmethoden. Menschen, die täglich für kurze Zeit fasten, klagen sehr selten über eine verringerte Leistungskraft oder Konzentrationsfähigkeit. Im Gegenteil: Die meisten sagen, sie würden in Esspausen viel produktiver arbeiten als sonst. Erwartet man jedoch, dass einem flau werden könnte, erlebt man solche Gefühle viel eher, als wenn man auf die eigene Leistungsfähigkeit vertraut. US-amerikanische Studien konnten jedenfalls keinen Abfall der geistigen Leistungsfähigkeit feststellen. Ohnehin ist Arbeit eine wunderbare Ablenkung, wenn der Magen zu den üblichen Zeiten doch einmal knurrt. Die Voraussetzung für eine gute Kondition ist natürlich auch hier eine ausreichende Versorgung mit Flüssigkeit. Also, selbst wenn es im Job mal hektisch wird, das Trinken nicht vergessen. Eine Tasse Brühe (> S. 58–59) beispielsweise füllt den Magen und versorgt den Körper nahezu kalorienfrei mit dem beim Fasten notwendigen Kochsalz. Die Prise Salz ist wichtig, weil sonst der Blutdruck bei langen Esspausen (20 zu 4) zu sehr absinken könnte.

WAS MACHT SATT?

Wie hungrig wir uns fühlen, das hängt von vielen Bedingungen ab. Zahlreiche zum Teil noch unbekannte Botenstoffe wirken darauf ein. Schaltstelle dieser komplexen Regelkreise ist das Gehirn.

- **Hunger macht satt:** Wirklich! Nur wenn der Magen ein paar Stunden völlig leer war, kann der Körper beim Essen echte Sättigung empfinden. Deshalb Esspausen und Mahlzeiten klar trennen.

- **Pünktlichkeit macht satt:** Unsere inneren Uhren stellen die Verdauungssäfte pünktlich für die nächste Mahlzeit bereit, vorausgesetzt, wir haben uns daran gewöhnt, regelmäßig zur selben Zeit zu essen. Ein Genussfastender weiß deshalb schon nach wenigen Wochen, wie viel Uhr es gerade ist. Wenn der Magen leise zu knurren beginnt, dann wird es langsam Zeit zum Essen.

- **Selbst kochen macht satt:** Beim Kochen zusehen auch. Geräusche, Optik und Düfte triggern unsere Vorfreude aufs Essen. Damit startet bereits der Sättigungsprozess. Lieferdienste für Fastfood können da nicht mithalten.

- **Sinnlichkeit macht satt:** Knackig, knusprig oder cremig? Wir genießen die Beschaffenheit der Speisen, wenn wir sie beim Kauen bewusst über die Zunge rollen lassen. So nehmen wir die einzelnen Zutaten in ihrer Beschaffenheit wahr. Dabei entstehen Sättigungssignale, die an das Gehirn weitergeleitet werden.

- **Schönheit macht satt:** Selbst kulinarische Banausen freuen sich, wenn auf dem Teller alles appetitlich angerichtet ist. Ein bisschen Grünzeug hier, ein paar bunte Beeren dort – die Deko macht schon viel aus. Dann nur noch den Tisch decken, die Schönheit bewundern und mit Genuss essen.

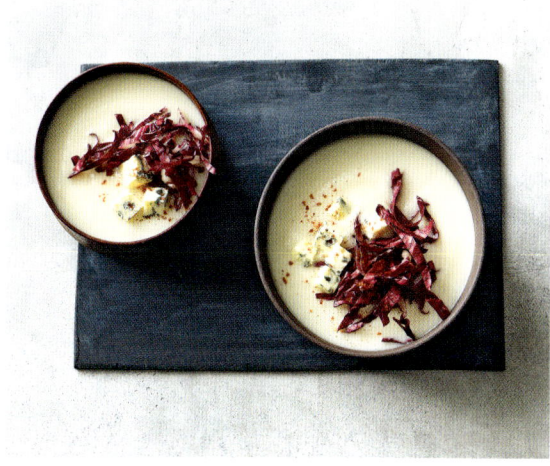

Optisch eine Augenweide, kulinarisch eine Wonne: Auch Deko hilft beim Sattwerden, weil es die Achtsamkeit stärkt.

FUTTER FÜR DIE KLEINEN FREUNDE

Ballast macht schlank und froh

Es sind vor allem Ballaststoffe, die für einen angenehm gefüllten Magen sorgen und Esspausen entspannt machen. Trotzdem nehmen viele von uns nicht genug dieser nützlichen Pflanzenfasern zu sich.

Wer beim Kochen und Backen häufiger zu Zutaten greift, die weniger industriell aufbereitet und daher reich an ursprünglichen und unverdaulichen Nahrungsbestandteilen sind, kommt mit längeren Esspausen besser zurecht als andere. Lecker zubereitet, füllt der sogenannte Ballast in vielen Varianten den Teller, wir werden leichter satt und unsere Abwehrkräfte gedeihen. Es kommt allerdings nicht so sehr auf die absolute Menge an, sondern vor allem auf die Vielfalt.

BAKTERIEN STOPPEN HUNGER

Nützliche Bakterien im Darm ernähren sich von Ballaststoffen und produzieren im Gegenzug kurzkettige Fettsäuren, die den Blutzuckeranstieg dämpfen und den Hunger stoppen, indem sie das appetitanregende Hormon Ghrelin ausbremsen. Vollkorn, Hülsenfrüchte und andere Grobkost füllen also nicht einfach nur den Magen, sondern halten zudem die Darmbakterien bei Laune, durch die sie zu wirksamen Appetithemmern abgebaut werden.

DAS MIKROBIOM

Gelangen unterschiedlichste Ballaststoffe in den Dickdarm, so wachsen dort auch viele verschiedene Bewohner heran. Je vielfältiger die Darmflora, desto stärker die Immunantwort, so die aktuelle Forschung. Und je mehr Mikrobentypen uns als sogenannte Mikrobiota oder Darmflora besiedeln, desto besser für uns. Sind nur wenige Arten vorhanden, geraten nicht allein die Verdauungsprozesse, sondern sogar die Botenstoffe unserer Nerven aus dem Gleichgewicht. Wie Studien zeigen, kommunizieren Darm und Hirn über Abbauprodukte der Bakterien miteinander. Das beeinflusst Psyche und Gehirn. Der Darm ist somit eine wichtige Quelle des körperlichen und seelischen Wohlbefindens.

LANGSAM STEIGERN

Ballaststoffreiche Zutaten übernehmen aber auch noch weitere wichtige Funktionen, denn sie

- sättigen ausgiebig;
- halten den Energielevel über lange Zeit stabil;
- machen Gerichte kalorienärmer;
- helfen, stressfrei schlank zu werden/zu bleiben;
- stärken das Immunsystem;
- regulieren den Zuckerstoffwechsel und beeinflussen den Cholesterinspiegel positiv;
- verhindern Verstopfung und beleben den Darm.

MAHLZEITEN GANZ NEBENHER MIT BALLASTSTOFFEN ERGÄNZEN

	Menge	Ballast-stoffe/g	kcal
ZUM MÜSLI			
1 EL Leinsamen	10 g	2,3	49
1 EL Mohn	10 g	2,0	53
1 EL Kleieflocken	5 g	2,3	13
1 EL Chiasamen	10 g	3,1	44
2 getrocknete Aprikosen	16 g	2,8	44
2 getrocknete Pflaumen	20 g	3,5	50
ZUM FRÜHSTÜCKS- ODER ABENDBROT			
1 kleine Paprikaschote	125 g	4,5	54
2 Tomaten	160 g	2,0	30
2 Stangen Staudensellerie	150 g	2,4	21
2 schlanke Möhren	100 g	2,4	32
1 Portion Mixed Pickles (Glas)	100 g	1,3	39
1 Portion Krautsalat, abgetropft (Glas)	100 g	2,3	70
IN SALATEN ODER ROHKOST			
1 kleine gehobelte Topinamburknolle	40 g	4,8	22
2 EL Kichererbsen (Dose)	40 g	1,8	53
2 EL TK-Erbsen	40 g	2,2	38
2 EL dicke Bohnen (Glas)	40 g	4,8	49
IN EINTOPF ODER SUPPE			
2 EL Kidney-Bohnen (Dose)	40 g	3,7	50
2 gewürfelte Artischockenherzen oder –böden (Dose)	70 g	6,0	22
3 EL gegartes Getreide (z. B. Weizenkörner)	50 g	2,4	59
ZUM NACHTISCH			
1 kleines Schälchen Himbeeren	100 g	4,7	43
1 kleines Schälchen Heidelbeeren	100 g	4,9	46
1 Kiwi	100 g	3,4	54
1 Handvoll Studentenfutter	25 g	1,8	115

Alles klar, wir sollten also mehr Ballaststoffreiches essen. Aber Vorsicht: Nicht gleich übertreiben und große Mengen auf einmal konsumieren. An ungewohnt ballaststoffreiche Gerichte muss sich der Körper erst gewöhnen. Einsteiger mischen Vollkorn und Hülsenfrüchte zunächst in kleinen, dann in steigenden Mengen mit den gewohnten Speisen. So bekommen die Verdauungssäfte eine Chance, sich peu à peu an die neue Zusammensetzung der Mahlzeiten anzupassen. Dann heißt es ausreichend trinken, damit die Ballaststoffe quellen und den Darm durch den Druckreiz beweglich halten.

TREND ZUR NATÜRLICHKEIT

Ballaststoffreich sind vor allem Vollkornprodukte. In vielen Ländern liegt »whole grain« neuerdings im Trend, denn angesehene Forschungsinstitute haben

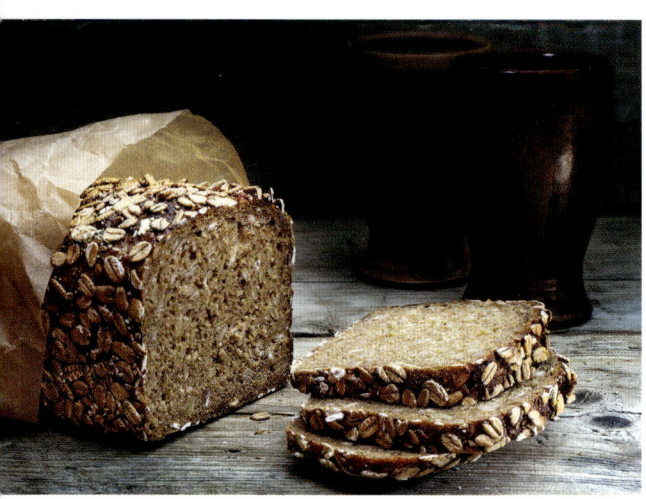

Gutes Vollkornbrot ist hellbraun. Eine tiefdunkle Farbe entsteht nur durch Färbemittel wie Sirup oder Malz.

bewiesen: Je höher der Konsum an naturbelassenen Getreideprodukten, desto weniger Übergewicht tragen die Menschen mit sich herum. Vollkornfans sind schlanker als Weißbrotesser, vor allem um die Taille herum, sie lagern weniger Bauchfett

ein. Der Nachteil der Weißmehlprodukte: Ohne die Randschichten des Korns geraten Brot und Brötchen zum Lieferanten schneller Kohlenhydrate. Sie treiben den Blutzuckerspiegel rasant in die Höhe. Backwaren aus weißem Mehl machen eben nur für kurze Zeit satt und schnell wieder hungrig.

BESTE BROTE FÜR DEN GENUSS

Brot gehört zu den wichtigsten Ballaststoffquellen der Deutschen, weit vor Obst und Gemüse. Und gutes Brot ist wirklich ein Genuss. Zu empfehlen sind alle Brotsorten, die mit natürlichem Sauerteig gelockert werden und zu mindestens einem Teil aus Vollkornmehl oder -schrot bestehen. Dabei spielt es keine Rolle, ob es sich um Roggen-, Dinkel- oder Weizenbrote handelt, ob der Teig fein oder grob ist und ob Körner darin zu sehen sind oder nicht. Auch die Farbe des Brotes sagt nichts über die Genussqualität oder den Gehalt an sättigenden Ballaststoffen aus. In den meisten Fällen weiß auch das Verkaufspersonal nicht viel darüber. Auf dringende Nachfragen finden sich aber fast immer genaue Nährwertangaben und eine Zutatenliste, in der der Vollkornanteil ausgewiesen wird, entweder irgendwo im Laden oder auf der Website der Bäckerei.

- Weißbrot, Toastbrot oder Schrippen enthalten pro 100 g etwa 3 g Ballaststoffe.
- Ein Vollkornbrot bringt es mit einem Gehalt von ungefähr 7–8 g auf mehr als das Doppelte.
- Als ballaststoffhaltig ausgewiesenes Vollkornknäckebrot kommt schließlich auf bis zu 29 g Ballaststoffe pro 100 g. Es ist also gut, solche Knäckebrote im Vorrat zu haben, für den Fall, dass gutes Brot gerade nicht im Haus ist.

Die Qual der Wahl

Manchmal hat man den Eindruck, dass durchaus eine Absicht dahintersteckt, wenn die Bäcker uns mit Fantasienamen bezirzen und die Entscheidung schwer machen. Aus Vollkornmehl und -schrot gute, lockere Brote zu backen ist nämlich gar nicht einfach. Es erfordert Zeit und solide handwerkliche Kenntnisse. Vor allem für die zeitraubende Verwendung von Sauerteig nehmen sich Bäcker heute nicht mehr gern die Zeit. Sie behelfen sich deshalb mit Teigsäuerungsmitteln, nehmen lieber mehr feine Mehle und reduzieren den Vollkornanteil. Dafür kommen dann Flocken, Leinsamen und Sesamkörner auf die Kruste – fertig ist das deftig aussehende Brot. Weil solchen Broten die Teigruhe, also die Zeit fehlt, in der Hefen und Sauerteigbakterien feine Fermentationsaromen entwickeln, schmecken sie oft fade, sind krümelig und schnell altbacken. Ohne das volle Korn mangelt es ihnen auch an Ballaststoffen. Und wir werden nach einer solchen Mahlzeit viel schneller hungrig als nach einem durchgegorenen Vollkornbrot. Fast immer ein guter Tipp: Beim Biobäcker einkaufen. Weil er auf Zusatzstoffe und chemische Tricks verzichtet, sich dafür aber viel mehr Zeit zum Backen nimmt, schmecken seine Brote besser, sind aber auch teurer. Ansonsten hilft nur Selberbacken (> S. 74).

Fettes Brot

Groß in Mode sind helle Brote, die mit einem Gemisch aus Sonnenblumenkernen, Sesamsaat, Mohn und Leinsamen gebacken sind und häufig als »Körnerbrote« verkauft werden. Zur Abwechslung bereichern sie unsere Brotauswahl sicher, doch wird ein Brot durch fetthaltige Samen erheblich kalorienreicher. Das gilt übrigens auch für Toastbrot, das einen Fettanteil von vier Prozent enthalten kann.

WAS AUF DER PACKUNG STEHT

Zwar ist die Werbewelt immer für Übertreibungen zu haben, doch in puncto Lebensmittel ist der Gesetzgeber streng. Hersteller dürfen nur mit Aussagen für ihre Produkte werben, die wissenschaftlich belegt sind. Die europäische Health-Claims-Verordnung regelt, welche Voraussetzungen erfüllt sein müssen. Es lohnt also, beim Kauf das Etikett genauer unter die Lupe zu nehmen. Steht auf der Packung, das gewählte Lebensmittel sei eine »Ballaststoffquelle« oder eine andere Aussage, die für Verbraucher dieselbe Bedeutung hat, muss das Produkt mindestens 3 g Ballaststoffe pro 100 g oder mindestens 1,5 g Ballaststoffe pro 100 kcal enthalten. Ist gar die Rede von einem »hohen Ballaststoffgehalt« oder werden ähnliche Werbeversprechen gemacht, muss das Produkt mindestens 6 g Ballaststoffe pro 100 g oder mindestens 3 g Ballaststoffe pro 100 kcal enthalten.

HÜLSENFRÜCHTE FÜR DIE TAILLE

Weder Erbsen noch Bohnen, Linsen oder Kichererbsen gehören zu den ultraschicken Modezutaten gefeierter Starköche. Trotzdem haben sich die preiswerten Samenkerne – ganz ohne ausgebuffte Marketingkampagnen, sondern allein durch ihre vielseitige Verwendbarkeit – immer mehr Platz in den Regalen unserer Geschäfte erobert. Vor allem in Asiamärkten ist die große Auswahl an Hülsenfrüchten aller Farben verlockend. Wer gern und gut kocht, verliebt sich sofort in diese Vielfalt. Sie bietet zahlreiche Möglichkeiten. Püriert sind Bohnen und Kichererbsen z. B. ideal als Basis für Dips und Dressings. Selbst Teige für Rührkuchen und Muffins kann man mit gekochten und pürierten Bohnen oder Kichererbsen strecken. Doch was tun gegen die blähende Wirkung der Multitalente? Empfindliche Genießer gießen das Kochwasser oder die Dosenflüssigkeit der Hülsenfrüchte weg und vermeiden damit riskante Bestandteile wie etwa das Kohlenhydrat Stachyose.

GEGEN DIE SÜSSE GIER

Beim Zucker anschleichen und rausschleichen

Zucker liefert einen Energieschub, der ein paar Minuten lang richtig gute Laune macht. Doch sobald das Insulin den Überschuss an Zucker aus dem Blut abschöpft, fühlen sich viele schlechter drauf als vorher.

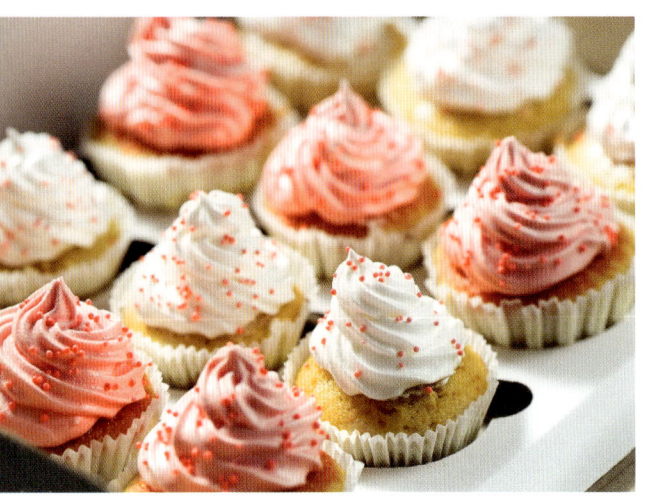

Zuckrige Snacks zwischendurch machen hungrig. Daher beim Genussfasten Süßes nur im Rahmen einer Mahlzeit genießen.

Was soll man nur tun gegen die lästige Lust auf Süßigkeiten? Der Trick ist die Mäßigung! Doch was tun, wenn mich trotz bester Vorsätze bohrender Süßhunger überfällt und ich in jeder Ecke des Vorratsschranks nach Schokoriegeln suche?

SÜSSHUNGER

Das drängende innere Bedürfnis, das wir Süßhunger nennen, ist selten ein Zeichen für ein Psychoproblem. Es beruht auf einem echten körperlichen Mangel an Zucker. Und der entsteht – auch wenn das erst einmal widersinnig klingt – durch zu viel Zucker. Wer sich angewöhnt hat, beim ersten Anzeichen von Esslust ein paar Hundert süße Kalorien zu naschen, die blitzschnell ins Blut gehen, begibt sich in die Insulinschaukel. Die funktioniert, vereinfacht gesagt, so: Nach einer dicken Portion Zucker steigt der Blutzuckerspiegel rasant an, also zu schnell zu hoch. Um dem bedrohlichen Überschuss entgegenzuwirken, schüttet die Bauchspeicheldrüse sofort das Hormon Insulin aus. Es schöpft den Zucker im Blut bis auf ein normales Maß ab und schaufelt den Kraftstoff in die Zellen. Jetzt steht diese Energie bereit für körperliche Action. Gebrauchen wir unsere Muskeln jedoch nur selten und langen zwischen den Mahlzeiten immer wieder bei Süßigkeiten zu, verschleißt die innere Steuerung. Der Zuckerstoffwechsel läuft aus dem Ruder. Fachleute nennen es

Insulinresistenz, wenn das subtile System ausleiert und der Körper immer häufiger zwischen zu hohem und zu niedrigem Blutzucker hin- und herschaukelt.

WENIGER ZUCKER, MEHR GENUSS

Gäbe es für Zucker einen Pass, müssten die süßen Kristalle viele Pseudonyme in ihren Ausweis eintragen lassen (> Info). Fabriken stellen das süße Streugut aus Zuckerrohr oder Zuckerrüben her, deshalb unterscheidet mancher auch Rohrzucker von Rübenzucker. Auch Agaven- oder Ahornsirup, Honig oder Kokosblütenzucker bieten keinen Ausweg aus der Zuckerklemme. Es geht immer um denselben süßen Stoff, der aus je einem Molekül Fruktose und einem Molekül Glukose besteht und auf dessen massenhaften Konsum wir von Natur aus sehr schlecht vorbereitet sind.

Generell gilt beim Genussfasten: Zuckrige Leckereien nur innerhalb einer Mahlzeit essen, also etwa als Dessert. Denn zwischendurch ist das Naschen tabu, süßes Naschen sowieso! Wer sein Hauptgericht ausgiebig genießen konnte, wird beim Nachtisch ohnehin kaum über die Stränge schlagen. Außerdem entschleunigen die gesunden Bestandteile der Mahlzeit (Gemüse, Vollkorn, Fisch, Fleisch oder Soja und Fett) den Zucker, sie sorgen dafür, dass er langsamer als sonst ins Blut gelangt. Die sogenannte Insulinschaukel, also der heftige Wechsel von zu viel und zu wenig Blutzucker, kommt erst gar nicht in Gang, weil der süße Nährstoff aus einer gemischten Mahlzeit – wie von der Natur vorgesehen – gemächlich ins Blut sickert und den Hunger über einen längeren Zeitraum vertreibt.

ZUCKERMENGE ANPASSEN

In vielen Produkten, vor allem in Getränken und in fertigem Gebäck, liegen die Zuckermengen bei deutlich über 100 g pro Liter oder pro Kilogramm. Damit sind diese Produkte sehr bis extrem süß. Klar, warum Hersteller große Zuckermengen lieben:

weil Zucker billig ist und weil wir alle von Natur aus auf Süßes fliegen. Kein Wunder, dass die Produzenten trotz viel Kritik die Zuckerkonzentration in Fertiglebensmitteln nur sehr zaghaft senken.

Wer es ernst meint mit dem Abnehmen, kann jedoch ohne großen Verlust an Genuss und Freiheit die Mengen in Eigenregie deutlich reduzieren. Durch langsame Anpassung an weniger Zucker lassen sich die Schwellenwerte für die Wahrnehmung der Süße senken. So erzielt man mit weniger Zucker die scheinbar selbe Intensität der Süße. Das Schlüsselwort dabei heißt Geduld! Denn das An- und Ausschleichen von Zucker braucht etwas Zeit ...

Anschleichen

Wer gewohnt ist, sehr viel Zucker zu essen, kann selbst starke Süße kaum noch wahrnehmen. Das innere Stoppsignal, das uns sagt: »Halt, jetzt reicht es mit dem süßen Geschmack!«, kommt dann einfach zu spät oder gar nicht mehr. Doch unser wunderbarer Körper kann umlernen und seinen Sinn für Süße wieder schärfen. Das geht so: Beim Kochen den Zucker nicht auf einmal zufügen, sondern erst nach und nach. Und zwischendurch immer wieder probieren, ob nicht vielleicht schon eine viel

---

DEM ZUCKER AUF DER SPUR

Wer beim Einkauf die Zutatenliste studiert, findet oft Bezeichnungen, die auf »...ose« enden, z. B. Glukose, Saccharose, Fruktose, Maltose oder Laktose. Lebensmittelchemiker erkennen an dieser Endung den Zucker. Wie viel davon enthalten ist, erfährt man an anderer Stelle des Etiketts, in der Nährwerttabelle. Dort werden alle Zuckerstoffe zusammengefasst berechnet und in Gramm pro 100 g ausgewiesen.

---

kleinere als die gewohnte Menge reicht. Aus diesem Grund haben wir bei unseren Rezepten selten eine feste Zuckermenge angegeben, sondern empfehlen: mit Zucker abschmecken. Das hat zwei Vorteile: Zum einen spart man Zuckerkalorien und zum anderen trainiert man die Geschmacksknospen auf mehr Genuss durch ein feineres Süßempfinden.

Ausschleichen

Zucker kann man sich abgewöhnen. Nicht von jetzt auf gleich, sondern in kleinen Schritten. Mediziner nennen solch einen langsamen Rückzug bei Medikamenten »ausschleichen«. Wie macht man das beim Zucker? Indem man das Gehirn und die Geschmacksknospen ganz langsam an kleinere Mengen gewöhnt. Fachleute nennen das: die Schwelle herabsetzen. Schmeckt mein Joghurt auch mit zwei gestrichenen statt gehäuften Teelöffeln Zucker? Kann ich anstelle von Marmeladebroten etwas anderes zum Frühstück essen? Wer jeden Löffel Zucker auf die Goldwaage legt, wird bald bemerken, dass die Mengen erheblich schrumpfen, ohne dass der Genuss leidet. Im Gegenteil: Weil wir bewusster genießen und besser hinschmecken, macht uns schon zarte Süße glücklich.

ZUCKERFREI IST EINERLEI

Auf Bezeichnungen wie »ohne Zuckerzusatz« stößt man beim Einkaufen häufig. Wer dann mit null Prozent rechnet, wird oft enttäuscht. So kann in Obstprodukten von Natur aus reichlich Zucker enthalten sein. Und der muss nicht deklariert werden.
Ob Süßigkeiten ohne den üblichen Haushaltszucker weniger Einfluss auf Fettpolster haben als andere, ist umstritten. Der Grund: Zuckeraustauschstoffe wie Isomalt, Maltodextrin, Sorbit und Xylit sind zwar fachlich betrachtet keine Zucker, wirken jedoch in mancher Hinsicht wie der gewohnte weiße Stoff. Auch bei Süßstoffen gehen die Meinungen weit auseinander. Sind sie schlimmere Dickmacher als Zucker oder helfen sie beim Abnehmen? Bislang gibt es jedenfalls keinen Beleg dafür, dass kleine Mengen Süßstoff schaden. Weder das Bundesinstitut für Risikobewertung (BfR) noch die Deutsche Gesellschaft für Ernährung (DGE) sehen daher einen Grund, vor Süßstoffen zu warnen. Doch stillt kalorienfreie Süße die Lust auf Zucker kaum. Wie wäre es deshalb mit einem Kompromiss? Für säurereiche Früchte und Süßspeisen ruhig etwas Süßstoff für die Grundsüße nehmen und dann mit Zucker abrunden.

AKUTHILFE BEI SÜSSHUNGER

Wer einen empfindlichen Zuckerstoffwechsel geerbt oder durch einen allzu süßen bequemen Lebensstil erworben hat, wird von Süßigkeiten erst richtig hungrig und greift dann – wie fremdgesteuert – immer wieder zu. Manchem hilft deshalb nur der komplette Ausstieg aus der süßen Droge. Wenn die Lust auf Süßes gerade wieder mal akut plagt, hilft ein bisschen Bewegung! Unterbrechen wir also den gewohnten Sitzmarathon. Schnell mal aufstehen, ein bisschen recken, strecken und hin und her laufen! Wenn es geht, auch in schnellen Schritten um den Block gehen oder die Treppen nutzen, um die Kollegen drei Stockwerke höher zu besuchen. Warum Bewegung gegen brennenden Süßhunger hilft? Weil aktive Muskeln den Kopf ablenken und den Blutzucker regulieren. Noch besser ist es natürlich, regelmäßig Sport zu treiben. Trainierte Muskeln sorgen für einen besseren Zuckerstoffwechsel und eine effektivere Fettverbrennung. Auch klar: Beim Schwimmen kann man keine Schokolade essen und beim Klettern keine Kekse.

DAS SÜSSE GEHEIMNIS KLUGER GENIESSER

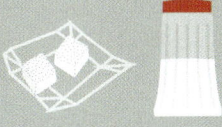
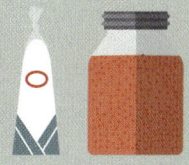

Zucker macht dick und hungrig. Also möglichst wenig davon essen. Aber wie bekomme ich das süße Begehren in den Griff? Einfach die Mengen in Minischritten kürzen. Selbst ausgemachte Fans erzielen auf diese Weise mit weniger Zucker mehr Empfinden für Süße. Wer sich traut, hat schon bald Erfolg

ANSCHLEICHEN

AUSSCHLEICHEN

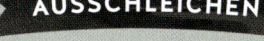

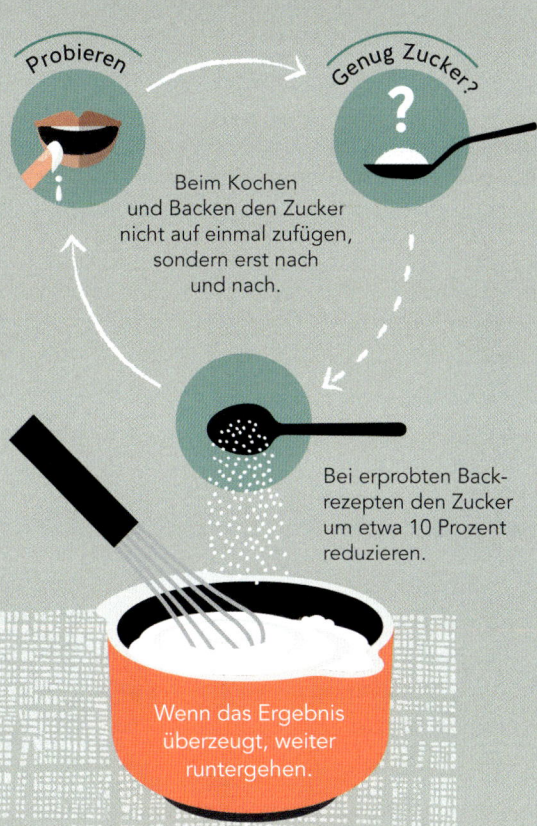

Probieren

Genug Zucker?

Beim Kochen und Backen den Zucker nicht auf einmal zufügen, sondern erst nach und nach.

Bei erprobten Backrezepten den Zucker um etwa 10 Prozent reduzieren.

Wenn das Ergebnis überzeugt, weiter runtergehen.

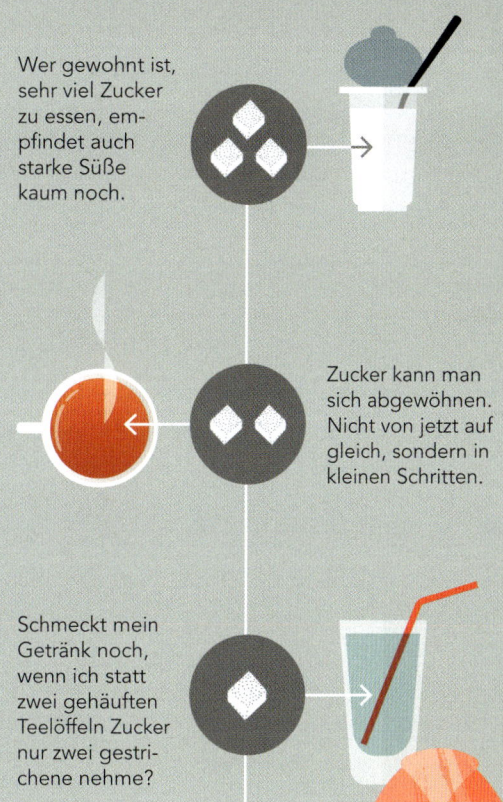

Wer gewohnt ist, sehr viel Zucker zu essen, empfindet auch starke Süße kaum noch.

Zucker kann man sich abgewöhnen. Nicht von jetzt auf gleich, sondern in kleinen Schritten.

Schmeckt mein Getränk noch, wenn ich statt zwei gehäuften Teelöffeln Zucker nur zwei gestrichene nehme?

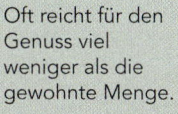

zuckerarm!

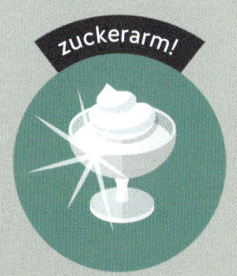

Oft reicht für den Genuss viel weniger als die gewohnte Menge.

Zuckersparen trainiert die Geschmacksknospen. Sie empfinden Süße dann viel stärker.

ISS MEHR BUNTES
Ein halber Teller Gemüse

Früchte und Gemüse gelten als echte Heilsbringer, wenn es um figur-freundliches Kochen geht. Klar, sie bringen Farbe auf den Teller und sind kalorienarm. Aber muss man deshalb jede Menge davon essen?

Was ist so nützlich am Grünzeug? Warum soll man ihm so viel Platz in einer Mahlzeit einräumen? Natürlich sind die enthaltenen Mineralstoffe und Vitamine wichtig. Für das Wohl des Körpers spielen aber – das zeigt die Forschung immer deutlicher – biologische Pflanzenstoffe eine größere Rolle. Diese nützlichen Substanzen zeigen sich in intensiv getönten Gemüsen wie Möhren, Tomaten und Paprikaschoten deutlich als Farbstoff, doch verstecken sie sich auch in Blattgemüsen, weißen Zwiebeln, Fenchel und vielen anderen Sorten.

VITALSTOFFE

Nach allem, was man heute weiß, arbeitet eine kaum erforschte Fülle spannender Biostoffe zu unseren Gunsten. Experten schätzen die Menge in der Natur auf etwa 100 000 dieser sogenannten sekundären Pflanzenstoffe. In unserer Nahrung kommen davon wahrscheinlich 5000 bis 10 000 vor. Das zeigt schon, dass einzelne Superfoods überhaupt nichts bringen. Unser Körper braucht Vielfalt,

nicht ohne Grund hat er die Aufnahme einzelner Stoffe, also die sogenannte Bioverfügbarkeit, deutlich begrenzt. Denn die Dosis entscheidet darüber, ob ein Stoff heilt oder schadet. Die Ergebnisse immer neuer Studien zeigen, dass es vor allem ein vielfältiges Angebot pflanzlicher Lebensmittel ist, das die Zellen fit hält und beim Abnehmen hilft. Denn je mehr verschiedene Gemüse, Früchte, Gewürze und Kräuter auf den Tisch kommen, desto mehr wertvolle Pflanzenstoffe nehmen wir zu uns.

VOLUMETRICS

Die meisten Gemüsesorten bestehen zu über 90 Prozent aus Wasser. Ihre Energiedichte ist umso niedriger, je höher der Wassergehalt ist. Bei nur wenig Kalorien füllt das üppige Volumen den Magen – daher die populäre Bezeichnung »Volumetrics« – und befriedigt damit einen Teil unserer Sättigungssensoren. Die bunten Lebensmittel fördern aber auch deshalb die Gewichtsabnahme, weil sie die Mahlzeit optisch üppiger erscheinen lassen und das Auge erfreuen. Den verbleibenden Platz auf dem Teller teilen sich Proteinlieferanten wie Fleisch, Eier, Tofu oder Fisch mit den sogenannten Sättigungsbeilagen, die oft genug aus schnell wirksamen Kohlenhydraten bestehen.

Der Gemüsetrick klappt sogar unterwegs im Restaurant: Es lohnt sich, dort um eine größere Gemüsebeilage zu bitten oder einen Salat extra zu bestellen. Der Kellner kann dafür eine kleinere Menge Fleisch, Sauce und Beilagen wie etwa Reis, Pommes frites oder Pasta servieren. Gut funktioniert der Kniff auch beim Frühstück: Hier gibt es zum belegten Brot ein paar frische Salatblätter, Sprossen, Tomaten oder klein geschnittenes Gemüse und Obst zum Knabbern. Das sättigt!

Gemüse und Obst schon zum Frühstück? Müslifans lieben Beeren, Melonenstücke, Birnen, Äpfel und andere Früchte der Saison in der Schale. Aber Gemüse? Das mag manchem doch sehr ungewohnt erscheinen. Wer sich jedoch einmal daran gewöhnt hat, zum Butterbrot Gurkenscheiben oder Radieschen oder gar Tomaten-, Möhren- oder Kohlrabistücke zu essen, der kann bald gar nicht mehr ohne die knackig frische Beilage auskommen.

JE BUNTER, DESTO GESUNDER

In allen Gemüsearten stecken von Natur aus Duft- und Aromastoffe, die unseren Appetit anregen und das Essen zum Genuss machen. Die leckersten Früchte, die ausgereiftesten Kräuter und herzhaftesten Gemüsesorten kitzeln nicht nur den Gaumen des Genießers deutlich mehr als früh geerntete, notreife Allerweltssorten, sie sind tatsächlich auch gesünder! Darum lohnt es sich, auf dem Biohof, beim Gemüsebauern auf dem Markt oder im Fachgeschäft nach besonders wohlschmeckenden und aromatischen Sorten zu fragen und dafür auch etwas mehr Geld auszugeben. Wer seiner Figur einen Gefallen tun möchte und Abwechslung auf den Tisch bringt, kann Tausende verschiedener Wirkstoffe für sein Wohlbefinden nutzen.

- **Sulfide** beleben die Geschmacksnerven. Die schwefelhaltigen Pflanzenstoffe schmecken nicht nur gut, sie wirken auch entzündungshemmend, regulieren den Fettstoffwechsel und den Blutdruck. Ihre zwiebelig-scharfen Noten geben Zwiebeln, Knoblauch, Porree, Schalotten und Schnittlauch den typischen Charakter.
- **Senföle** riechen und schmecken scharf-aromatisch. Sie wirken antidiabetisch und aktivieren die Zellen. Den schneidigen Geschmack kennen Genießer von Meerrettich, Wasabi, Rucola, Kresse, Radieschen, Rettich und Senf.
- **Terpene** verlocken mit ihrem Bukett. Sie sind es, die den meisten Gewürzen, Kräutern und essbaren Blüten das besondere Aroma verleihen. Zum Glück verbergen sie sich in vielen Gemüse- und Obstsorten, ganz besonders in Zitrusfrüchten, Möhren, Auberginen, Brokkoli, Gurken, Aprikosen, Himbeeren und Heidelbeeren.
- **Polyphenole** schmecken würzig herb bis höllisch scharf. Diese faszinierende Gruppe von Pflanzenstoffen steckt unter anderem in so verschiedenen Lebensmitteln wie Chili- und Paprikaschoten, Vollkorngetreide, Kurkuma, Rosmarin, Salbei, Bohnen, Endivien, Erbsen, Grün- und Weißkohl.

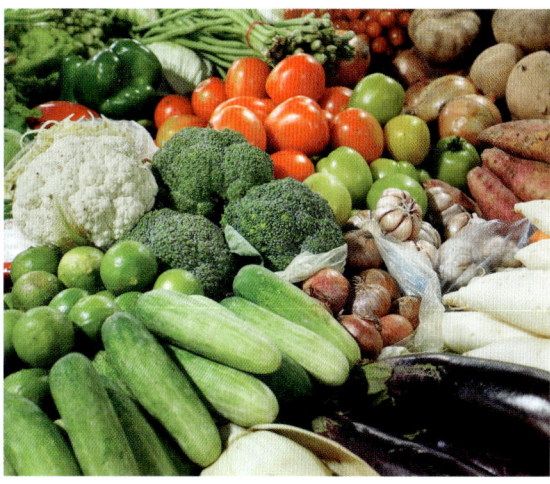

Gesunde Vielfalt und Abwechslung: Wer frische Naturfarben liebt, kann sich beim Gemüsekauf richtig ausleben.

GEMÜSE
inkognito

Mit cremig-würzigen Saucen und Suppen fällt es nicht schwer, das Plus an Gemüse allen schmackhaft zu machen.

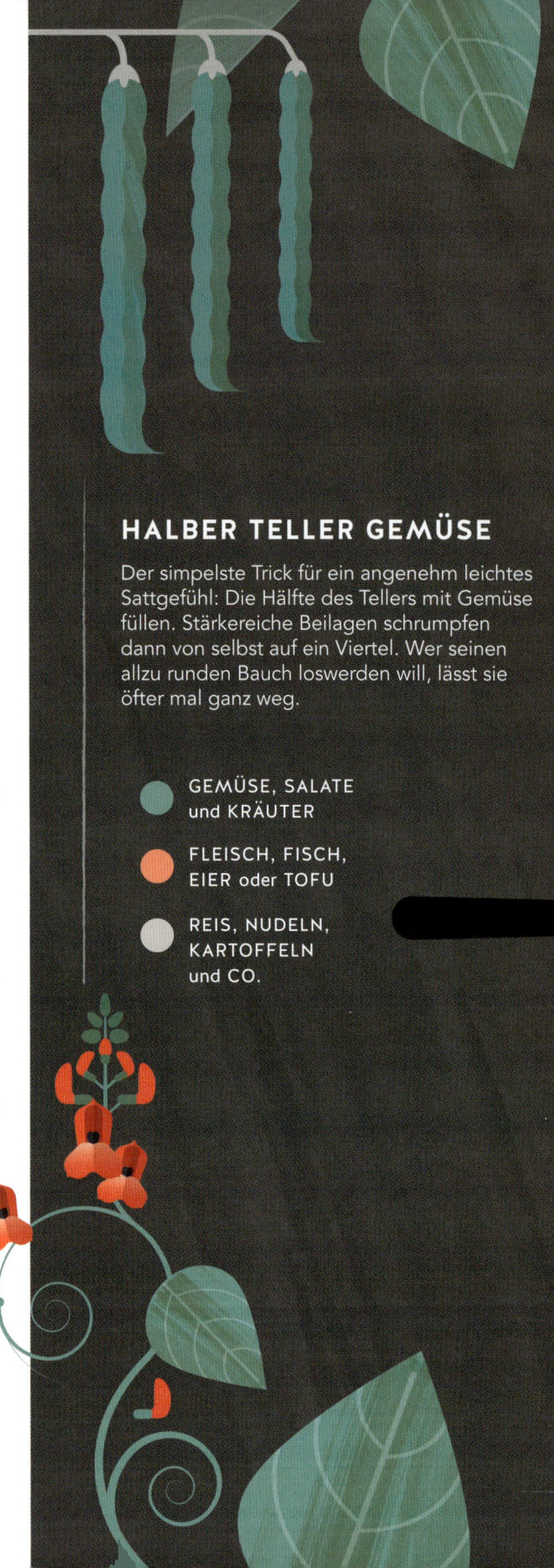

Bekommen Saucen ihre Bindung von fein püriertem Gemüse, schmecken sie so rund, intensiv und fein, dass weder Grünzeugvermeider noch Klassikfans die ungewohnt gesunde Basis bemerken. Gemüse als Saucenbinder? Das klingt ungewohnt, ist aber unkompliziert! So bekommen kräftige Bratensaucen Aroma und Substanz, wenn man beim Fleisch reichlich Suppengrün mit schmort und dieses später mit dem Bratenfond aufmixt. Eine leckere Sauce zu gebratenem Fisch entsteht, wenn man in die ausgetretene Garflüssigkeit oder etwas Brühe ein Püree aus gekochtem Fenchel oder Sellerie einrührt. Überzeugendes Beispiel ist die wandelbare helle Sauce (> S. 150). Doch damit sind die Möglichkeiten noch nicht erschöpft. Die milde Süße von gekochten Möhren, Süßkartoffeln und Kürbis verleiht Salatdressings und Dips Farbe und Bindung. Als Allzweck-Saucenbinder ist Zucchinipüree ideal, denn es besitzt kaum Eigengeschmack. Grund genug, im Sommer, wenn üppige Zucchiniernten das Gemüse billig machen, einen größeren Vorrat anzulegen. Gut geeignet sind vor allem die großen, ausgewachsenen Früchte. Einfach schälen, würfeln und im geschlossenen Topf gar dünsten. Je weniger Wasser man dabei verwendet, desto besser. Dann nur noch pürieren und einfrieren. Als Faustregel gilt: 1EL Gemüsepüree reicht zum Binden von etwa 3 El Kochflüssigkeit oder Bratenfond.

HALBER TELLER GEMÜSE

Der simpelste Trick für ein angenehm leichtes Sattgefühl: Die Hälfte des Tellers mit Gemüse füllen. Stärkereiche Beilagen schrumpfen dann von selbst auf ein Viertel. Wer seinen allzu runden Bauch loswerden will, lässt sie öfter mal ganz weg.

- GEMÜSE, SALATE und KRÄUTER
- FLEISCH, FISCH, EIER oder TOFU
- REIS, NUDELN, KARTOFFELN und CO.

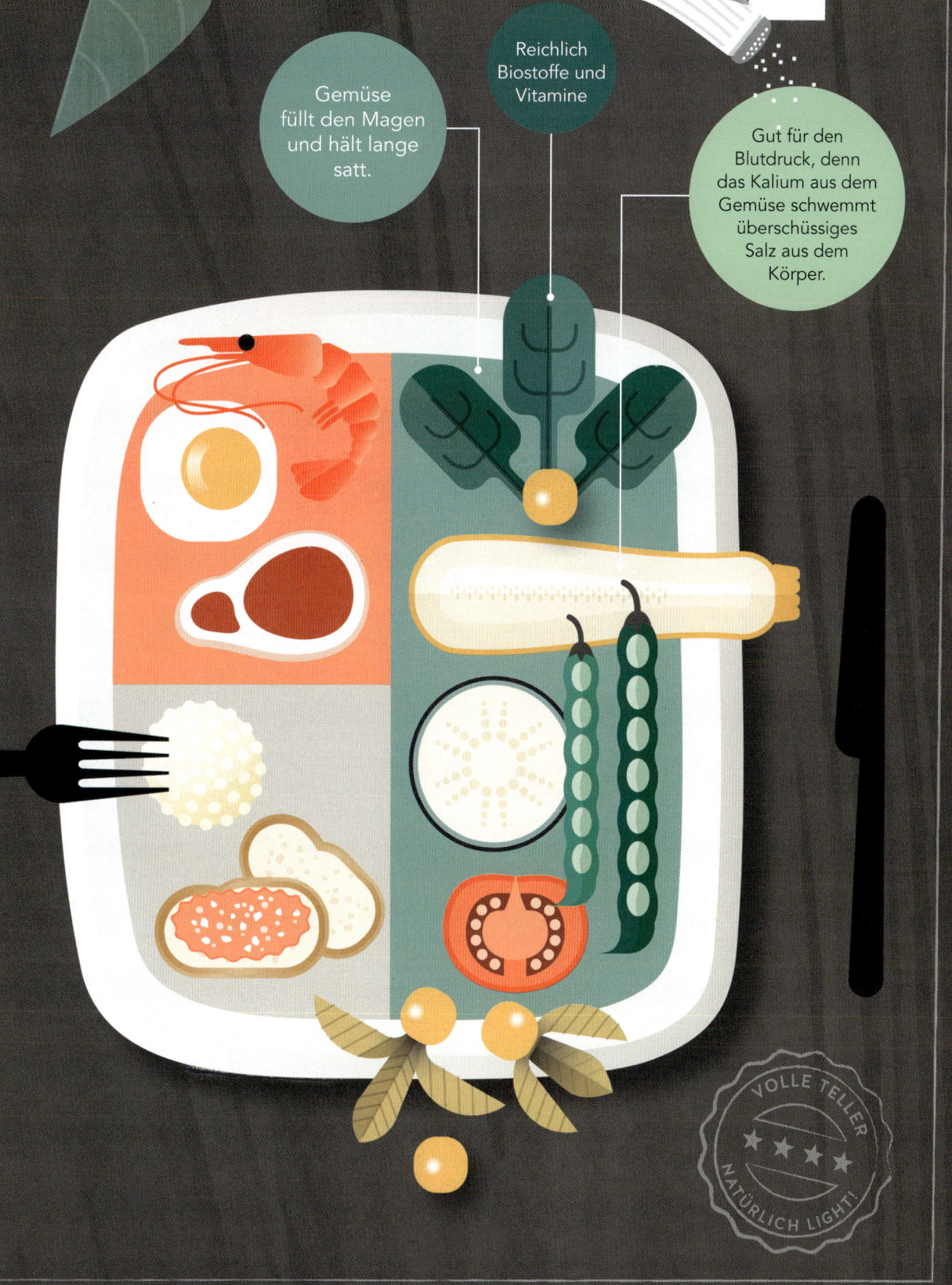

NaCl

Reichlich
Biostoffe und
Vitamine

Gemüse
füllt den Magen
und hält lange
satt.

Gut für den
Blutdruck, denn
das Kalium aus dem
Gemüse schwemmt
überschüssiges
Salz aus dem
Körper.

VOLLE TELLER
★ ★ ★ ★
NATÜRLICH LIGHT!

HANDMADE COOKING

Wo gekocht wird, da wohnt das Glück

Küchen sind – klarer Fall – zum Kochen da. Aber sie sind auch Orte tiefer Gefühle. Deshalb hängen wir so gern dort ab und sind gespannt, was entsteht, wenn es am Herd blubbert, zischt, knistert oder schabt.

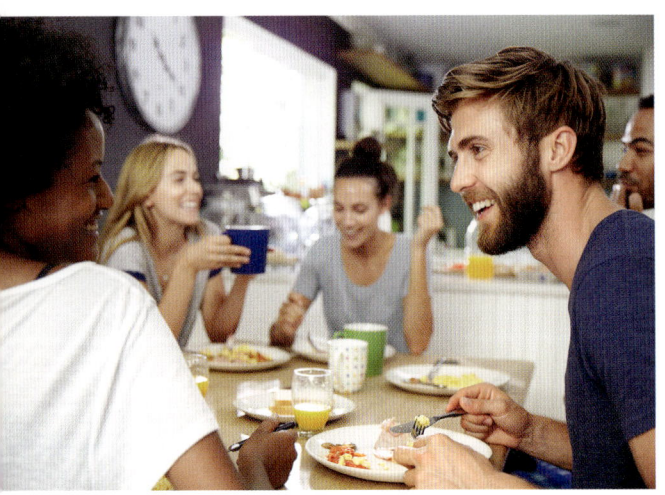

Genussfasten heißt auch, mit Freunden und Familie um einen Tisch herumsitzen und sich Zeit nehmen.

Schöne Küchen sind zwar auch Statussymbole, vor allem aber bilden sie das gefühlte Zentrum der Familie, sind Anziehungspunkte für Freunde und Verwandte. Am Tisch redet es sich am besten, jede Genießermahlzeit beginnt und endet in der Küche. Kochen, dieses Wort steht im alltäglichen Sprachgebrauch für fast jede Tätigkeit in der Küche und jegliche Art der Zubereitung. Am Herd werden Lieblingsgerichte zelebriert, kulinarische Traditionen begründet und fortgeführt. Zum Glück wächst bei vielen wieder die Leidenschaft für hausgemach-

tes Essen und mit ihr die Liebe zum saisonalen Kochen. Frisch geerntet sind die Aromen schließlich am subtilsten und die Zutaten am knackigsten. Also macht es Sinn, wieder mal auf den Wochenmarkt zu gehen und sich am Angebot regionaler Produkte zu erfreuen. Denn dort haben oft Bauern aus der Nähe ihre Stände und vermarkten ihre frische Ernte.

HERRLICHE HAUSMANNSKOST

Natürlich ist in der Werbung alles perfekt und frisch. Aber wann sind Lebensmittel tatsächlich taufrisch? Selbst Experten sind sich da nicht so sicher, sie sagen: Es kommt darauf an. Worauf? Auf den Handelsbrauch! Mit anderen Worten auf die Gewohnheiten, die Produzenten und Händler sich gemeinsam zugelegt und an die wir Verbraucher uns gewöhnt haben. Schon aus organisatorischen Gründen müssen Produzenten bei der Herstellung von Fertigprodukten oft genug auf konservierte, getrocknete, vorgekochte oder tiefgekühlte Zutaten zurückgreifen. Konsumenten nehmen das aufgedruckte Datum verpackter Lebensmittel als Maß. Für sie ist ein Lebensmittel besonders frisch, wenn das Mindesthaltbarkeitsdatum noch eine lange Restlaufzeit hat. Und so bleiben Pakete mit kürzerer Laufzeit in den Regalen liegen und werden am Ende weggeworfen. Lebensmittel sind zwar noch lange nicht ungenießbar, nur weil das aufgedruckte Datum abgelaufen ist. Aber sie sind im ursprünglichen Sinn nicht mehr frisch, nur frisch gehalten.

In der Gastronomie ist wirklich frisch Gekochtes inzwischen die Ausnahme. Um Personal zu sparen, bedienen sich Kantinen und Restaurants fast überall an vorgefertigten Zutaten. Und selbst angesehene Restaurants servieren Gerichte, die vakuumverpackt geliefert und vom Koch nur noch aufgewärmt werden. »Regenerieren« heißt das dann im beschönigenden Jargon der Gastronomie.

Wo sind heute die Reservate echter Frische? In der eigenen Küche! Nur hier haben wir wirklich Einfluss auf die Qualität und auf individuellen Geschmack. Und wir sparen ganz nebenher auch noch eine Menge Geld. Vor allem, wenn wir das Obst und Gemüse in der Erntesaison kaufen und heimische Ware zu einem günstigen Preis bekommen. Es ist nicht nur genussreicher, sondern auch erheblich billiger, mit frischen Zutaten selbst zu kochen.

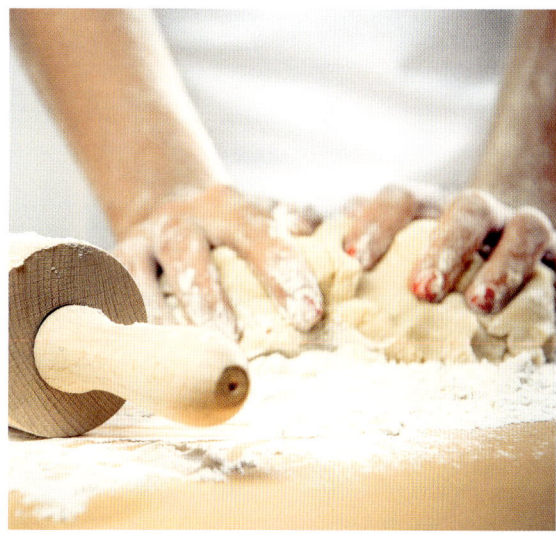

Sinnliches Vergnügen: Wer selbst Hand anlegt, profitiert. Denn auch unser Tastsinn stärkt Vorfreude und Essgenuss.

ENTSPANNTE MAHLZEITEN ...

... sind vom Aussterben bedroht. Fühlt sich der Magen nur ein bisschen leer an, hasten wir oft genug in den nächsten Backshop oder in ein nahe gelegenes Schnellrestaurant. Anstelle einer ausgiebigen Mahlzeit langen viele von uns zu, wenn im Terminplan zufällig eine zeitliche Lücke bleibt und gerade etwas Essbares in Sicht kommt. Wir tun es, obwohl uns die Vernunft etwas anderes rät, und das, weil die Eigenarten unseres Steinzeitgehirns uns immer wieder in die Snack-Falle locken. Wir essen, was wir sehen. Wer sich keine Zeit nimmt, sich rechtzeitig um eine leckere Mahlzeit zu kümmern, isst dann, wenn der Hunger ihn bedrängt, natürlich alles, was sich gerade anbietet. Es heißt also tapfer sein. Dazu gehört, entsprechend vorzusorgen: den Terminkalender anders einteilen, ein paar Tage vorher überlegen, was man essen will, die Einkäufe dafür organisieren und vielleicht auch rechtzeitig eine Lunchbox vorbereiten.

EINEN GANG MEHR EINLEGEN

Nach einer langen Esspause ist es dann weder die Riesenpizza noch der Maxiburger vom Lieferdienst, die – zügig verputzt – den größten Genuss schenken. Oft gerät der Magen dann zwar übervoll, aber der Kopf bleibt unbefriedigt. Kopf und Körper brauchen ihre Zeit zum sinnlichen Wahrnehmen, erst durch Pausen wird ein Essen befriedigend. Genussmenschen lieben es, zu kochen und den ganzen Abend mit Familie oder Freunden beim Essen zu sitzen und zu plaudern. Nicht ganz zufällig besteht eine ausgiebige klassische Mahlzeit deshalb aus mehreren Gerichten, zumindest aus Vorspeise, Hauptgericht und Dessert. Zu Beginn eine leichte, aber magenfüllende Suppe oder ein Salat, die den ersten Hunger stoppen. Danach eine dezente Portion von der abwechslungsreichen Hauptspeise und später zum Verwöhnen ein klitzekleines Dessert oder ein Stück Obst – auch das ist Genussfasten! Drei solche Gänge sind ideal, wenn man satt werden und trotzdem abnehmen will. Denn so getaktet schaltet der Kopf auch bei normalem Kalorienbudget auf vollen Genuss.

MEHR RIECHEN UND SCHMECKEN
Der Weg zu mehr Sinnesfreuden

Um abzunehmen, hieß es früher, müsste man insgesamt weniger essen und das wenige auf fünf Mahlzeiten verteilen. Wie gut, dass kluge Wissenschaftler inzwischen zu neuen Erkenntnissen gekommen sind.

Essen vermittelt eine der grundlegendsten menschlichen Freuden. Wenn eine Diät uns quält und nur über Rechenkunststücke einzuhalten ist, werden wir sie nicht durchhalten. Unser Verhältnis zum Essen ist schließlich nicht rein platonisch, sondern überaus sinnlich! Fast 10 000 Geschmacksknospen besitzen wir, in jeder einzelnen wirken rund 100 Sinneszellen, die auf Anregung warten.

EMPFINDUNG UND AUFTRAG

Doch warum haben wir überhaupt einen so ausgeprägten Sinn für guten Geschmack? Ganz klar, weil nicht nur unsere Lust am Genießen davon abhängt, sondern auch unser Leben. Denn seit Anbeginn der Menschheit kam es darauf an, mit Zunge und Gaumen gut verträgliches, nahrhaftes Essen von schädlicher Kost zu unterscheiden. Wir schmecken, was wir brauchen:

- **Proteine:** Umami, der Geschmack der Reichhaltigkeit, weist uns auf den Eiweißgehalt von Fleisch, Pflanzen und nahrhafter Fermentation hin.

- **Energie:** Die Süße des Zuckers und cremige Konsistenz des Fettes erzählen von Kraft und Kalorien.
- **Mineralstoffe:** Wir beziehen sie aus Lebensmitteln, die salzig oder alkalisch schmecken.
- **Wasser:** Wir fühlen die Flüssigkeit und schmecken die Mineralien, vielleicht auch etwas wie Reinheit.

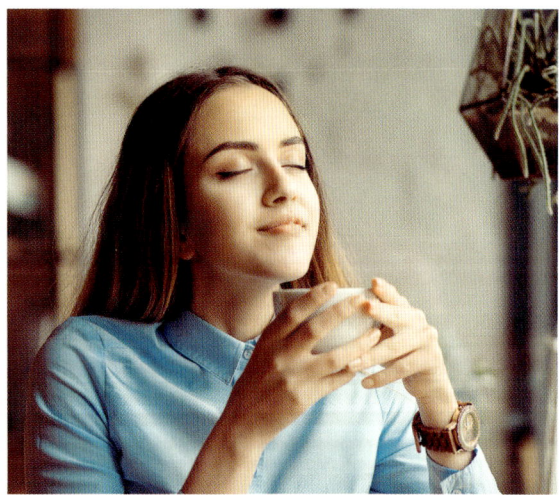

Immer bei der Sache! Multitasking ist beim Genussfasten unerwünscht! Sonst entgehen uns die schönsten Gaumenfreuden.

GENUSS UND WOHLBEFINDEN

Wie bekomme ich mehr Geschmack an mein Essen? Diese Frage beschäftigt jeden, der gern gut kocht. Die Antwort steckt im Gewürzregal. Gewürze und Kräuter bieten den Geschmacksknospen ein Festival der Sinne. Aus Sicht indischer Heiler sind es vor allem intensive Sorten wie Chili, Pfeffer, Kurkuma und Muskat, die in kräftiger Dosierung den Körper aus seiner Lethargie reißen. Moderne westliche Forscher erheben dagegen kaum Einwände. Denn Biostoffe aus Kräutern und Gewürzen regen den Stoffwechsel an. Gerade die Substanzen, die für scharfe oder bittere Noten verantwortlich sind (Flavonoide, Saponine), lassen das Blut leichter fließen und machen die Haut rosig.

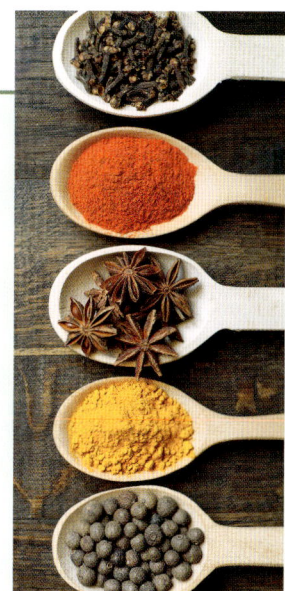

Wir schmecken die Warnungen:
- **Bitter:** Wer hat nicht schon einmal etwas ausgespuckt, das ihm viel zu bitter war? Dieser Reflex schützt uns vor Vergiftungen. Denn sehr bittere Pflanzen sind oftmals auch giftig.
- **Säure:** Saure Früchte enthalten wenig Zucker, also auch wenig Kalorien. Unsere Vorfahren lernten, saures Obst lieber am Baum oder Strauch hängen zu lassen, bis es reif, süß und nahrhaft ist.
- **Off-flavours:** Unangenehme Gerüche und Geschmacksnoten raten zur Vorsicht, weil Lebensmittel dann durch Schimmel, Schädlinge oder Fäulnis verdorben sein könnten.
- **Nervenreize:** Heiß, kalt, adstringierend, scharf oder prickelnd? Solche Wahrnehmungen überträgt der Trigeminus, ein dreigeteilter Nerv, der dem Gehirn erzählt, was Augen, Nase, Kiefer und Kaumuskeln gerade erleben.

ABNEHMEN UND GENIESSEN

Echter Genuss lebt von köstlichen kleinen Unterschieden, die es zu entdecken gilt. Das liegt vor allem an der Vielfalt der ätherischen, also leicht flüchtigen Öle, die das Aroma vieler Gewürze und Kräuter bestimmen. Sie können aus Hunderten von Einzelsubstanzen bestehen, erst ihr Zusammenspiel betört unsere Sinne. Das Beste daran: Riechen und Schmecken, und diese Fähigkeiten lassen sich ähnlich einem Muskel trainieren.

RIECHEN IST GESCHMACKSSACHE

Nicht nur Zunge und Gaumen entscheiden darüber, ob etwas gut schmeckt oder nicht. Großen Einfluss hat auch der Geruchssinn. Der Mensch ist stärker von seiner Nase gesteuert, als viele glauben. Und erst durch die Kombination von Geschmack und Duft erkennen wir komplexe Aromen. In der Küche verströmt jede Zutat und jede Zubereitungsart ihren eigenen Geruch. Dabei finden flüchtige Moleküle den Weg in unsere Nase. Gerüche sind überaus starke Trigger, die frühere genussvolle Momente aufblitzen lassen. Darum beim Kochen und Essen immer mal wieder genauer hinschnuppern, um die besten Genussmomente auszukosten. Denn Feinheiten wie etwa den blumig-würzigen Duft frisch gehackter Kräuter nehmen wir über die Nase wahr.

ALLES ZARTBITTER

Früher besaßen Wurzelgemüse wie etwa Möhren, Pastinaken und Petersilienwurzeln mehr Bitterstoffe als heute, das gilt auch für Rosenkohl, Chicorée, Radicchio und Spinat. Leider haben Gemüsezüchter viele Sorten abgemildert und Bitternoten ausgesondert. Ganz im Gegensatz zu uns schätzen asiatische Köchinnen und Köche jedoch Speisen mit bitterer Note. Die gelten als erfrischend, anregend, wärmend und aktivierend für die Geschmacksnerven. Wohldosiert, wie sie etwa in Löwenzahn, Rucola, Brokkoli, Hopfen, Salbei, Rosmarin und Thymian, in Artischocken, Radicchio-, Chicorée- oder Endiviensalat enthalten sind, wirken solche Bitterstoffe hauptsächlich über die Geschmacksknospen der Zunge. »Was bitter im Mund, ist innerlich gesund«, meint auch der Volksmund, und der Mediziner bestätigt, dass Bitterstoffe die Verdauungssäfte schneller und reichlicher fließen lassen. Sie stimulieren den Speichelfluss, die Produktion von Magensaft, regen die Darmbewegung an und erleichtern damit die Verdauung. Zusätzlich regt Bitteres Bauchspeicheldrüse und Leber an, die Nahrung besser aufzuspalten. Dann werden mehr Fette verbrannt als eingelagert. Blutfett- und Blutzuckerwerte sinken. Tatsächlich vermag Nahrung mit Bitterstoffen die Gewichtszunahme und die Einlagerung von Bauchfett zu begrenzen. Denn Bitterstoffe bremsen den Appetit. Menschen, denen die Fähigkeit fehlt, bestimmte bittere Substanzen wahrzunehmen, sind deshalb häufiger als andere übergewichtig. Es lohnt sich also, auf den kleinen bitteren Kick im Essen zu achten. Insbesondere der Heißhunger auf Süßes lässt sich damit drosseln. Wer's nicht glaubt, kauft sich eine Tafel dunkle Schokolade mit 85 Prozent Kakaoanteil. Die liefert neben dezenter Süße und warmem Kakaoaroma einen eindeutigen Bittergeschmack. Beim nächsten Anfall von Süßhunger einfach ein, zwei kleine Stückchen auf der Zunge zergehen lassen. Verblüffend spurlos verschwindet die süße Gier.

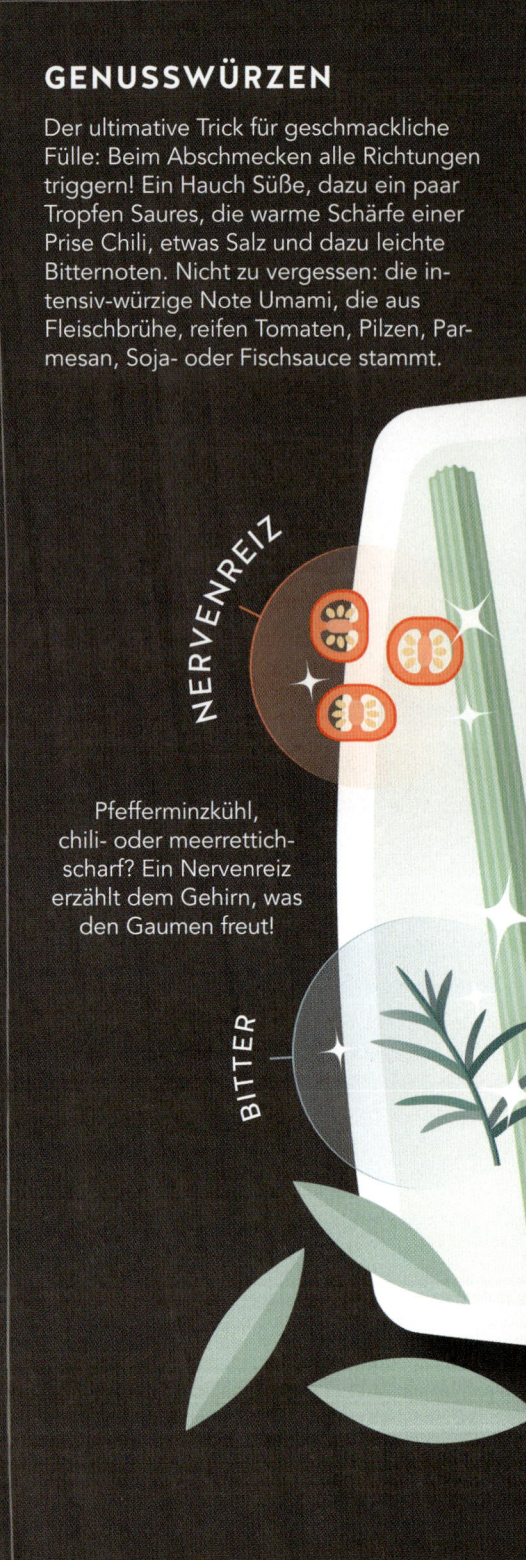

GENUSSWÜRZEN

Der ultimative Trick für geschmackliche Fülle: Beim Abschmecken alle Richtungen triggern! Ein Hauch Süße, dazu ein paar Tropfen Saures, die warme Schärfe einer Prise Chili, etwas Salz und dazu leichte Bitternoten. Nicht zu vergessen: die intensiv-würzige Note Umami, die aus Fleischbrühe, reifen Tomaten, Pilzen, Parmesan, Soja- oder Fischsauce stammt.

NERVENREIZ

Pfefferminzkühl, chili- oder meerrettichscharf? Ein Nervenreiz erzählt dem Gehirn, was den Gaumen freut!

BITTER

„Schmeckt super!",
sagen alle – auch wenn sie
nicht wissen, woran es
eigentlich liegt.

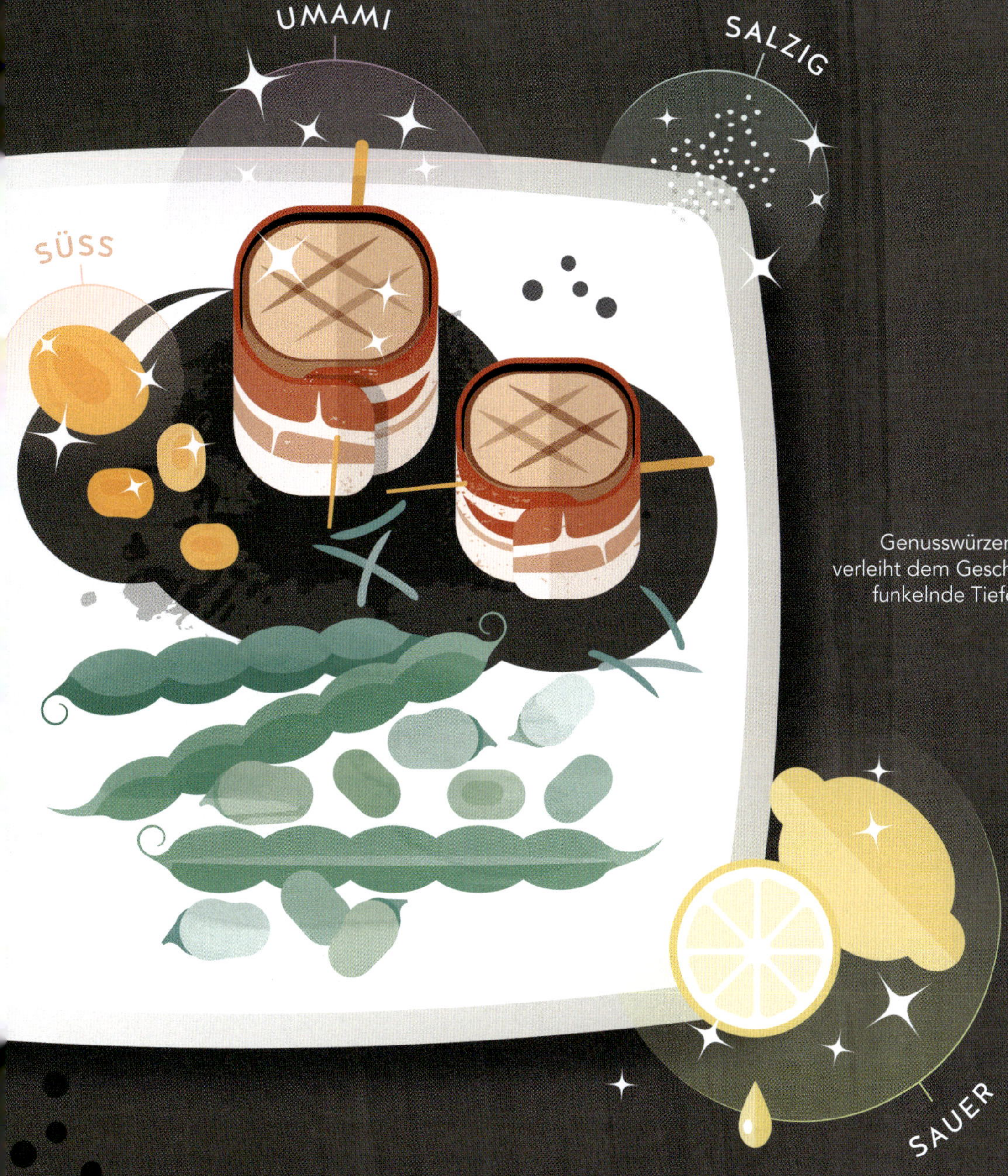

UMAMI

SALZIG

SÜSS

Genusswürzen
verleiht dem Geschmack
funkelnde Tiefe!

SAUER

EINFALLSREICH ABSCHMECKEN
Natürliche Kräuter und Gewürze

Eine Prise hier, ein Löffel da – und schon verströmen einfache Gerichte nie gekannte Düfte und Genussqualitäten. Gewürze zaubern ohne großen Aufwand, sozusagen mit links, eine neue kulinarische Vielfalt.

Genießer kaufen am liebsten unverfälschte, hochwertige Einzelgewürze. Die folgenden Top-Ten eröffnen den Weg zum mutigen Würzen.

ZEHN WICHTIGE GEWÜRZE

Ohne diese Gewürze kommt keine gute Küche aus!

Pfeffer

Steckbrief: Die Familie der Pfeffergewächse bereichert fast jedes herzhafte Gericht! Das viel geliebte Gewürz liefert nicht nur Schärfe, sondern intensiviert auch den natürlichen Geschmack anderer Zutaten. Kein Wunder, dass gepfefferte Speisen im Trend liegen. Schwarze, weiße, grüne und selten auch rote Körner stammen alle von derselben Pflanze, dem Pfefferstrauch (*Piper nigrum*), der Unterschied liegt im Reifegrad. Tellycherry-Pfeffer ist sozusagen die Spätlese. Kampot-, Sarawak-, Muntok-, Penja-Pfeffer sind ebenfalls Mitglieder der Familie Piper nigrum, sie tragen lediglich ihre Herkunftsbezeichnung im Namen. Zur entfernteren Familie gehören: Langer Pfeffer (*Piper longum*), Voatsiperifery-Pfeffer (*Piper borbonense*) und Kubebenpfeffer (*Piper cubeba*).

Um die Verwirrung komplett zu machen, gibt es darüber hinaus noch Gewürze, die sich zwar Pfeffer nennen, aber anderen Pflanzenarten angehören.

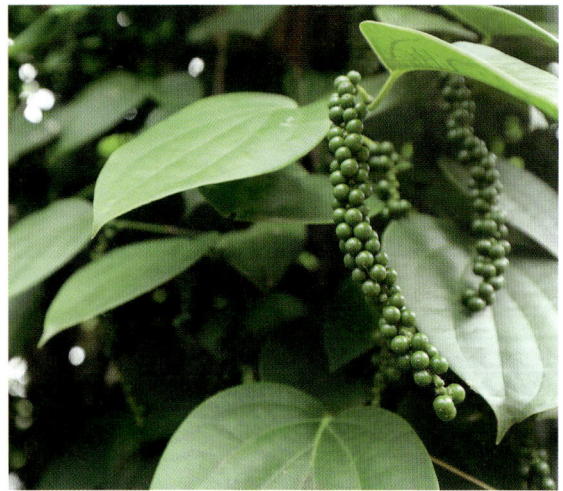

Wo der Pfeffer wächst? Früher kam er aus Indien, heute gedeiht er überall in Asien, sogar in Afrika und Südamerika.

Perfektes Würzen lernt man nur durch Erfahrung. So bekommen sämtliche Gerichte mit der Zeit eine ganz besondere Note. Feste Regeln gibt es nicht, Probieren macht aber großen Spaß.

- Einsteiger beginnen besser mit wenigen Gewürzen und kleinen Mengen. Also abschmecken, nachwürzen und wieder probieren. So entsteht langsam ein Gefühl für die ideale Menge.
- Gewürze erst kurz vor der Verwendung mahlen, reiben oder im Mörser zerstoßen. Das öffnet die Zellen, setzt die ätherischen Öle frei und das Aroma kann sich im richtigen Moment entfalten.
- Wacholder-, Pfeffer- und Pimentkörner, Nelken und Lorbeerblätter brauchen lange, um ihren Geschmack voll zu entwickeln und gehören von Anfang an in den Topf. Die meisten anderen Gewürze besitzen leicht flüchtige Aromen, die durch langes Kochen verloren gehen. Vor allem gemahlene oder fein zerkleinerte Gewürze erst kurz vor Ende des Kochvorgangs zugeben.
- Nicht alles lässt sich gut abschmecken. Hackfleisch, verschlagenes Ei, Pfannkuchen- oder Reibekuchenteig erst einmal sparsam würzen und dann eine kleine Menge kurz in der Pfanne oder in der Mikrowelle garen. Dann probieren und, wenn nötig, nachwürzen.
- Körner wie etwa Fenchel, Senfsaat, Bockshornklee oder Kreuzkümmel entfalten ihr Aroma besonders gut, wenn sie unter stetigem Rühren 1–2 Min. bei mittlerer Temperatur in einer Pfanne angeröstet werden. Die Zeit vom ersten Aufsteigen aromatischer Düfte bis zum Verbrennen der Körner ist oft sehr kurz. Einsteiger lassen die Pfanne deshalb besser nicht zu heiß werden.

Dazu gehört der rosa Pfeffer. Er wird heute meist als Rosa Pfefferbeeren verkauft und stammt von einem Strauch aus der Familie der Sumachgewächse. Das Myrtengewächs Piment hieß früher oft Nelkenpfeffer. Wer mit Szechuan- oder Anispfeffer würzt, verwendet die Früchte eines Rautengewächses, wohingegen die der afrikanischen Ingwerpflanze zuweilen unter der Bezeichnung Guineapfeffer (Paradieskörner) im Regal stehen.

Praxistipp: Fein gemahlenen Pfeffer zum Abschmecken der Gerichte verwenden, grob gemahlenen aus der Mühle am Tisch anbieten.

Chili

Steckbrief: Er befeuert alle Gerichte mit seiner Schärfe und lässt sich durch kein anderes Gewürz ersetzen. In fein abgestimmter Dosierung machen frische und getrocknete Schoten, Chiliflocken oder feine Pulver die Zunge keineswegs taub, sondern sogar besonders feinfühlig. Chili (> S. 50) harmoniert perfekt mit Paprika, Vanille, Pfeffer und Minze.

Praxistipp: Bei getrocknetem Chili und Chiliflocken sollte man daran denken, dass die Schärfe zunimmt, wenn das Gericht eine Weile steht.

Ingwer

Steckbrief: Seine fruchtige Schärfe gibt Suppen, Eintöpfen und Currys, Honigkuchen und Chutney den besonderen Charakter. Fein gehackte Wurzeln frischen fruchtige Desserts und Saucen auf. Er passt zu Gewürznelken, Kardamom, Kurkuma, Kreuzkümmel, Zimt, Koriandergrün und Zitrusschalen. Sauerkraut und Rotkohl profitieren von seiner Würze.

Praxistipp: Wer nur den Geschmack, aber keine Ingwerstückchen im Essen haben möchte, presst gehackten Ingwer in einer Knoblauchpresse aus.

Zitrusschalen

Steckbrief: Frisch abgeriebene Schalen von Bio-Zitronen, -Limetten und -Orangen passen in süße und in herzhafte Gerichte. Sie harmonieren perfekt mit allen frischen einheimischen Kräutern, ergänzen Chili, Knoblauch, Kreuzkümmel, Muskat und Senf. Ein Stück Zitronenschale, am Ende für einige Minuten in den Topf gegeben, verleiht Fleisch-, Gemüse- und Geflügelbrühen würzige Frische.

Praxistipp: Wer frischen Zitrusduft liebt, kauft sich am besten einen Zestenreißer. So nennen Profis die kleinen, messerähnlichen Küchenwerkzeuge, die mit einer Reihe scharfkantiger Löcher feine Streifen von unbehandelten Zitrusfrüchten abhobeln.

Vanille

Steckbrief: Das tropische Orchideengewächs verzaubert mit seinem weichen Aroma fast jede Süßspeise. Doch inzwischen entdecken wir den warmen Tropenton auch für Herzhaftes, vor allem für chili-scharfe Schmorgerichte, für herzhaften Kohl, den Kochsud von Muscheln und Garnelen sowie für Fischsuppen und -filet. Vanilleschoten entwickeln ihr perfektes Bukett gern zusammen mit Nelken, Ingwer, Zitrusschalen, Kakao und Kardamom.

Praxistipp: Ausgekratzte Vanilleschoten nicht wegwerfen. Die Schoten trocknen und mit wenig Zucker und einer Prise Salz vermischt im Blitzhacker zu superintensivem Vanillepulver verarbeiten.

Gewürzpaprika

Steckbrief: Paprika ist ein Löffelgewürz, es soll also großzügig verwendet werden. Erst dann entwickelt es seine Qualitäten. Die milde Sorte Edelsüß würzt und bindet jedes Gulasch und gibt Bratensaucen neben feinem Geschmack auch eine schöne Farbe. Schärfere Sorten wie Rosenpaprika würzen z. B. die spanische Chorizo-Wurst. Geräuchertes Paprikapulver verleiht den Speisen neben dem fruchtigen Aroma eine rustikale Rauchnote. Alle Sorten verbinden sich wunderbar mit den Aromen von Ingwer, Kreuzkümmel, Knoblauch und Koriander.

Praxistipp: Eine Prise des Pulvers dekoriert helle Cremesuppen, Quark- und Frischkäse-Dips. Dafür eine kleine Menge Butter oder Öl leicht erhitzen, etwas Paprikapulver einrühren und den schönen roten Mix über die Speisen träufeln.

Lorbeerblätter

Steckbrief: Sie verfeinern Schmorgerichte, Tomatensaucen und -suppen, Wild- und Fischmarinaden. Frisch schmecken die Blätter leicht harzig mit verlockender Bitternote. Getrocknete Blätter enthalten weniger Bitterstoffe, sind runder im Geschmack. Lorbeerblätter harmonieren perfekt mit Zitrusschalen, Gewürznelken, Zimt, Salbei, Senf und Thymian.

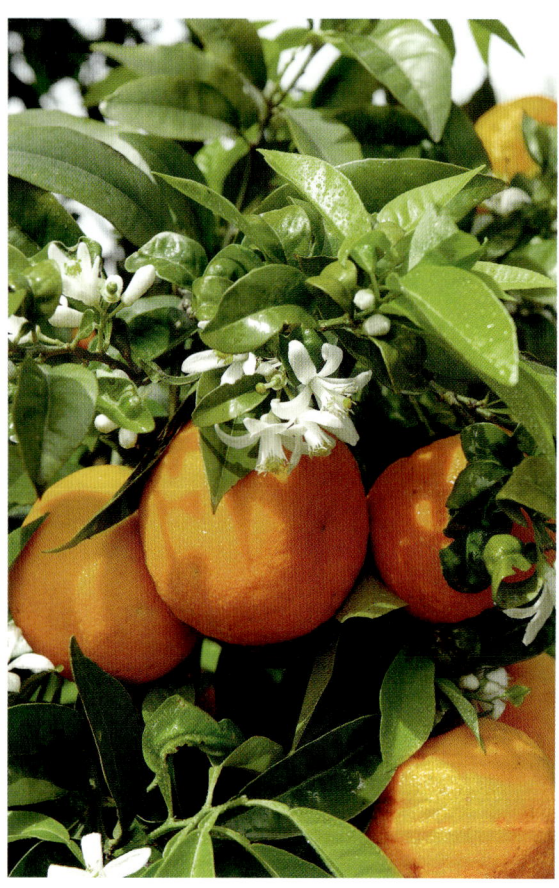

Unbehandelte Schalen von Zitrusfrüchten vertragen sich mit vielen Gewürzen. Nicht zu vergessen ein paar Tropfen vom Saft der frischen Früchte, die das Aroma prima ergänzen.

Praxistipp: Lorbeer gibt sein Aroma nur langsam frei. Darum hilft es bei kurzen Kochzeiten, die Blätter ein- bis zweimal bis zur Mittelrippe anzureißen.

Kümmel

Steckbrief: Die intensiv duftenden, verdauungsfördernden Körnchen verleihen dem Kochsud von Hummer & Co. besondere Raffinesse. Sonst spielen sie gern eine Solorolle. Am besten vertragen sie sich mit Zitrusschalen, Dill, Fenchel und Anis.

Praxistipp: Zum Würzen bei Tisch Kümmel mit Fenchelsamen und Korianderkörnern in eine Gewürzmühle füllen; gut für Gemüsegerichte und Eintöpfe.

Zimt

Steckbrief: Ceylon-Zimt und der etwas deftigere Cassia- oder China-Zimt dominieren das Angebot. Bei uns wird das braune Pulver traditionell für Gebäck und Süßspeisen genutzt. Raffinierter sind Kombinationen mit Muskat, Tonkabohnen, Kardamom, Safran, Chili und Salbei. Der angenehm würzig riechende Inhaltsstoff Cumarin ist in größeren Mengen gesundheitsschädlich. Ceylon-Zimt enthält ca. 0,02 g pro Kilogramm, Cassia-Zimt ganze 2 g.

Praxistipp: Gemahlenen Cassia- und Ceylon-Zimt mischen. Das vereint die typischen Aromen.

Muskat

Steckbrief: Vor allem frisch gerieben entfaltet die Nuss ihren warmen, süß-scharfen Geschmack. Ihr ätherisches Öl verträgt sich gut mit vielen Gewürzen, wie Kardamom, Koriander, Kakao, Zimt, Liebstöckel, Wacholder und Lorbeer. Süßkartoffeln, Blumenkohl- und Kohlrabigemüse sowie helle Saucen schmecken interessanter mit einer Prise Muskat.

Praxistipp: Muskatnüsse nicht direkt in dampfend heiße Speisen reiben, sonst verklebt die Reibfläche.

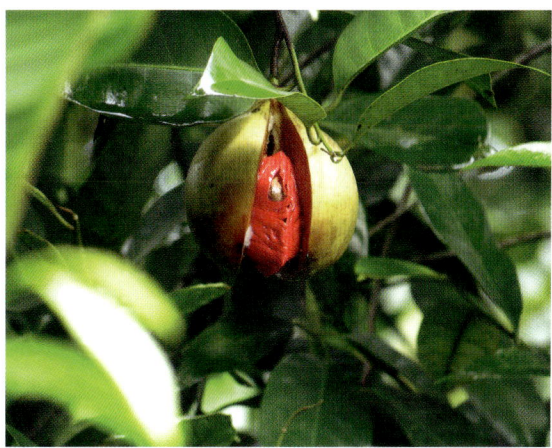

Wie würzt man richtig? Indem man ausprobiert. Bei Muskat z. B. erst mal schnuppern, dann mit kleinen Mengen in einer Extraportion starten. Und immer wieder abschmecken.

MEERRETTICH UND WASABI

Natürlich gibt es **Meerrettich** in Tuben und Gläsern. Doch das ist nur der halbe Spaß. Diese Produkte wurden erhitzt, um sie haltbar zu machen. Dabei verflüchtigen sich Schärfe und Aroma. Der angenehme Nervenreiz, der uns die Tränen in die Augen treibt, kommt dabei nicht zustande. Nutzen wir also lieber von Oktober bis Mai eine erntefrische Meerrettichwurzel. Kurz vor dem Essen gerieben, gibt sie herzhaften Gerichten Charakter und verleiht sogar manchen Desserts Raffinesse. **Wasabi**, der trendige Verwandte des Meerrettichs aus Japan, kitzelt die Geschmacksnerven mit anderer Schärfe und einem besonderen Bukett. Allerdings ist der zartgrüne Sushischärfer hierzulande rar und teuer. Was wir für kleines Geld als grünes Pulver oder Paste kaufen, entpuppt sich meist als gefärbter Meerrettich mit Senfpulver. Frisch ist echter Wasabi schwer zu bekommen, getrocknet als Pulver wird er im Internet angeboten. Genießer greifen dafür tief in die Tasche.

GEWÜRZMISCHUNGEN
aus der eigenen Küche

Lust auf einen Aroma-Kick? Warum dann nicht auf erprobte Würzmischungen aus aller Welt zurückgreifen! Mit ein paar Gewürzen und Kräutern lassen sich diese ruckzuck selbst zusammenmixen.

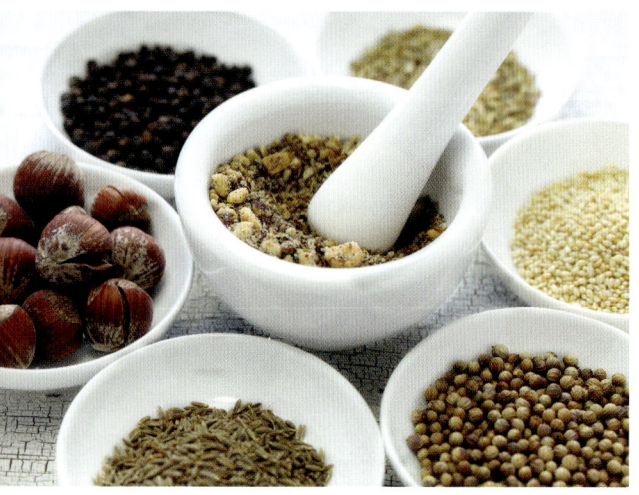

Dukkah, der Gewürzmix aus dem Mittleren Osten, sorgt durch Nüsse und Sesam für eine samtige Textur.

Wer bereits eine Auswahl gängiger Kräuter und Gewürze im Regal hat, kann beliebte Kompositionen aus aller Welt selbst zusammenmischen. Gut verpackt und dunkel gelagert, bleiben Gewürzmischungen mehrere Monate haltbar (> Info).

Ausnahme: Gemische mit Nüssen oder Samen, sie sollten nach drei bis vier Wochen verbraucht sein.

Kräuter der Provence

So geht's: Von getrocknetem Thymian, Rosmarin, Oregano und Bohnenkraut je einen Esslöffel verwenden. Dazu nach Geschmack ein fein gehacktes Lorbeerblatt und je einen halben Esslöffel Basilikum, Majoran, Estragon, Kerbel, Liebstöckel, Salbei, Fenchel und Lavendelblüten untermischen.
Passt zu den typischen Gemüsegerichten aus dem Mittelmeerraum, besonders zu Tomaten, Zucchini und Auberginen, aber auch zu Omelett, Bratkartoffeln und zu herzhaften Kohlgerichten.

Fernöstliches Gomasio

So geht's: Vier Esslöffel Sesam in einer Pfanne ohne Fett bei mittlerer Hitze rösten. Wenn die Körner beginnen in der Pfanne zu springen und würzig duften, auf einen Teller geben und abkühlen lassen. Einen gestrichenen Teelöffel Meersalz in einen Mörser geben und fein zerreiben. Dann den Sesam zugeben und beides gemeinsam, so gut es geht, zermahlen. Dabei den Stößel rotierend im Mörser bewegen. Insbesondere zum Würzen von Fisch und Meeresfrüchten kann noch ein fein gehacktes Nori-Algen-Blatt untergemischt werden.

Passt zu asiatischen Gemüse-, Tofu- und Nudelgerichten und zu Suppen wie auch zu Salatsaucen und Dips. Gibt einfachen Gemüsegratins, Quarkbroten und hellen Cremesuppen einen exotischen Touch.

Arabisches Dukkah

So geht's: Vier Esslöffel Nüsse (z. B. Haselnüsse, Cashewkerne, Pinienkerne) in einer beschichteten Pfanne ohne Fett anrösten, bis sie duften. Etwas abkühlen lassen. Zwei Esslöffel Sesamsaat, je zwei Teelöffel Korianderkörner, Kreuzkümmel und Pfeffer in der Pfanne anrösten. Die Gewürze fein mahlen oder mörsern. Die Nüsse nach Belieben fein oder grob hacken und mit den Gewürzen sowie ein bis zwei Teelöffeln Salz mischen. Wer mag, gibt noch je ein bis zwei Teelöffel Fenchelsamen, Paprikapulver oder getrockneten Thymian dazu.

Passt zu Fladenbrot mit Olivenöl zum Stippen, zu Fisch und Fleisch, aber auch zu Pastagerichten und Rohkostsalaten, wie dem Waldorfsalat (> S. 158).

Indisches Panch Phoron

So geht's: Je zwei Esslöffel schwarze Senfsamen, Schwarzkümmel, Fenchel, Kreuzkümmel und Bockshornklee mischen. Zum Abschmecken die gewünschte Menge zu Beginn des Kochvorgangs in etwas Butter, Butterschmalz oder Öl anrösten, bis es duftet. Alternativ alle Gewürze in eine Mühle füllen und grob über das Essen mahlen.

Passt zu Fisch-, Gemüse- und Linsengerichten. Auch gut in Salatsaucen und in Würzbutter zum Braten von Geflügel, Garnelen und für Croûtons.

Chinesisches 5-Gewürz

So geht's: Je einen Esslöffel Fenchel, Szechuanpfeffer oder schwarze Pfefferkörner, einen halben Esslöffel Nelken und zwei ganze Sternanis im Mörser oder im Blitzhacker fein zerkleinern, dann einen Esslöffel Zimtpulver untermischen.

Passt zu Geflügel, Gemüsecremesuppen und Schmorgerichten mit Rind- oder Schweinefleisch, auch in Marinaden für Steaks und Spareribs. Sehr lecker in einer Gemüse-Fleisch-Pfanne.

Quatre epices

So geht's: Fans dieses Klassikers aus »vier Gewürzen« mischen vier gestrichene Teelöffel gemahlenen weißen oder schwarzen Pfeffer mit eineinhalb Teelöffeln gemahlener Muskatnuss, einem halben Teelöffel Nelkenpulver und einem Teelöffel gemahlenen getrockneten Ingwer. Eventuell noch etwas Zimt oder Macis (Muskatblüte) untermischen. Mit Mit diesem Mix würzen französische Köchinnen übrigens bereits seit dem Mittelalter.

Passt zu klassischen geschmorten Wildgerichten, Kürbissuppe, Schweinebraten und Fleischpasteten. Sehr gut auch in der Füllung von Gans oder Ente. Macht Pflaumen- und Apfelmus noch aromatischer.

GEWÜRZE AUFBEWAHREN

Unter Lichteinfluss verbleichen Kräuter und Gewürze. Durch Feuchtigkeit werden sie anfällig für den Verderb durch Bakterien und Schimmel. Auch Luftsauerstoff verändert empfindliche Geschmacksstoffe. Genussmenschen legen daher Wert auf dicht schließende und lichtundurchlässige Verpackungen. Ideal sind dunkle Gläser oder Metallgefäße. Nach dem Umfüllen ein Datum draufschreiben und bei seltener gebrauchten Gewürzen spätestens nach einem Jahr prüfen, ob der Inhalt noch frisch aussieht, gut duftet, typisch und intensiv schmeckt. Sonst wegwerfen.

SCHARFER SCHLANKMACHER

Leises Brennen stärkt feine Zungen

Immer mehr Chiliprodukte warten auf neugierige Genießer. Denn Scharf gewürztes liegt im Trend. Kein Wunder, denn der heiße Reiz steigert nicht nur den Genuss, sondern ist auch noch gesund.

Beim Essen scharf gewürzter Speisen empfinden wir einen brennenden Schmerz im Mund. Aber warum mögen wir das? Weil uns das Essen dann umso besser schmeckt. Wir empfinden den Eigengeschmack der übrigen Zutaten viel intensiver. Schon eine winzige Prise verleiht Gerichten einen wärmenden Hintergrundton, der den Genuss steigert, ohne sich in den Vordergrund zu drängen.

EIN STOFF NAMENS CAPSAICIN

Der Grund: Über einen Nervenreiz kann der Scharfstoff namens Capsaicin unseren Geschmackssinn verstärken. Der Körper reagiert auf ihn mit erhöhter Durchblutung und schüttet Gute-Laune-Botenstoffe aus. Der Teil unseres Gehirns, der auf Capsaicin reagiert, ist derselbe, der auch für andere Glücksgefühle zuständig ist. Nach dem Genuss eines chili-scharfen Gerichts, das einem das Wasser aus Nase und Augen treibt, fühlt man sich irgendwie leicht angeheitert. Amerikanische Fans kulinarischer Höllenschärfe sprechen sogar vom »Pepper-High«.

Scharfes Essen macht jedenfalls die Zunge keineswegs taub, sondern besonders sensibel. Wir können Aromen und angenehme Geschmacksnoten deutlicher wahrnehmen und tiefer empfinden. Und ein bisschen süchtig macht Chili natürlich auch. Zum Glück ist die Schärfe figurfreundlich!

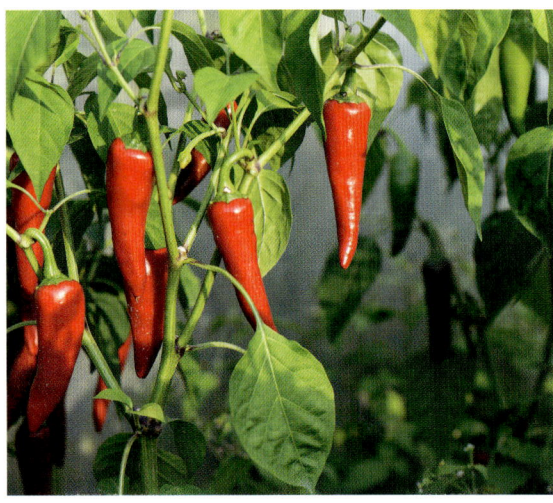

Man sieht frischen Chilis nicht an, wie scharf sie sind. Oft hilft die Faustregel: Je größer die Schoten, desto milder.

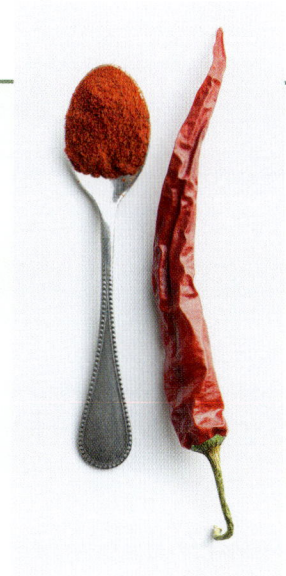

VERWIRRUNG BEIM SCHARFEN PULVER

Gute Chilis können aus vielen Teilen der Erde stammen, besonders viele kommen aus Indien. Eine treffende deutsche Bezeichnung für das scharfe Allzweckpulver gibt es nicht, weshalb der pure gemahlene getrocknete Chili oft mit Chilipulver verwechselt wird (Gewürzmischung aus bis zu zehn verschiedenen Gewürzen). Für die Rezepte in diesem Buch haben wir das gut dosierbare scharfe rote Pulver aus getrockneten **gemahlenen Chilischoten** verwendet. Kauft man es im Asialaden, heißt es meist **Hot Chili Powder**. Im Lebensmittelhandel wird ein ähnliches Produkt unter dem Namen **Cayennepfeffer** angeboten, das aus der mexikanischen Chilisorte Cayenne gewonnen wird.

GENIESSER NEHMEN LEICHTER AB

Der Chiliwirkstoff brennt nicht nur auf den Schleimhäuten, er unterstützt uns auch beim Abnehmen:
- Zum einen hilft er uns, schneller satt zu werden.
- Zum anderen wärmt er uns, wenn wir in den Esspausen mehr als sonst frösteln.
- Darüber hinaus aktiviert er auf direktem Wege den Stoffwechsel der Fettpolster und verbessert die Kontrolle des Blutzuckerspiegels.

Wie groß solche Effekte sind, darüber streiten verschiedene Wissenschaftler. Dennoch belegen experimentelle Studien eine Reihe günstiger Wirkungen. Wie stark Capsaicin die Körpertemperatur und die Herzfrequenz steigert, das lässt sich sogar messen. Experten schätzen, dass der Körper durch chilischarfes Essen bis zu 5 Prozent mehr Kalorien verbrauchen kann. Das ist nun nicht gerade die Welt. Doch wenn man sich angewöhnt, schärfer als sonst zu essen, kann dies auf lange Sicht dazu beitragen, überflüssige Pfunde zu verlieren. Außerdem begnügen wir uns bei stark gewürzten Speisen gern mit kleineren Portionen als bei langweiligen Mahlzeiten, bei denen wir vergeblich den kulinarischen Kick suchen und deshalb missvergnügt weitermümmeln in der Hoffnung, dass irgendwann doch noch etwas Befriedigung herausspringt. Die Genussdiät mit ihren raffiniert gewürzten Gerichten hilft also auch über diesen Weg, mit weniger Kalorien, aber befriedigt vom Tisch aufzustehen.

EIN KICK, DER BEFLÜGELT

Chili ist nicht nur als frische Schote erhältlich, sondern auch getrocknet, in Flocken, gemahlen oder als Paste, in Saucen und Dips. Mit feiner Schärfe klug zu würzen, das gelingt am besten mit vielen verschiedenen Sorten Chilischoten und -produkten. Einsteiger kommen meist besonders gut mit einem Pulver aus gemahlenen Chilischoten (Cayennepfeffer, Hot Chili Powder) und mit getrockneten Chiliflocken zurecht. Kenner können zwischen Dutzenden Sorten frischer Schoten aus aller Welt wählen. Klar, die sind immer scharf. Aber nicht nur. Wer Chilis unterschiedlicher Herkünfte probiert, erlebt eindrucksvoll, wie viele Geschmacksnoten zum Vorschein kommen: blumige, fruchtige, süße, rauchige und sogar schokoladige. Kaum ein anderes Gewürz zeigt so viele Facetten.

SCHARFMACHER
Gut zum Nachschärfen

Scharfstoffe haben viele positive Effekte. Damit diese auch als solche wahrgenommen werden, sollte jeder den Schärfegrad seiner Mahlzeit selbst bestimmen und nach Bedarf nachwürzen können.

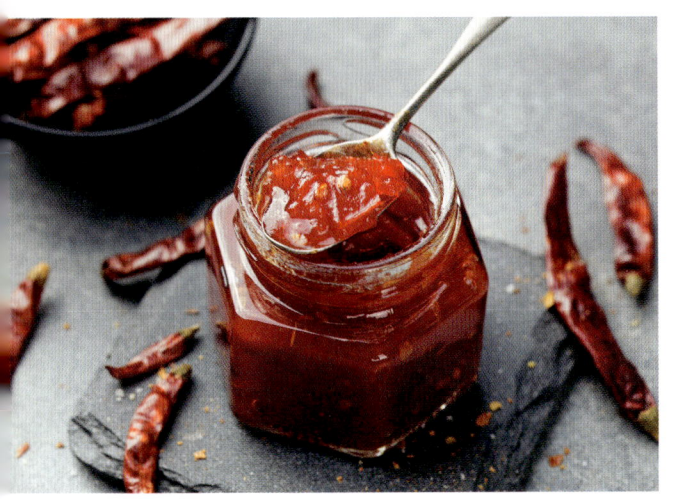

Chilisaucen sind fast überall auf der Welt beliebt. Es gibt sie von süß und mild bis teuflisch scharf fermentiert.

Weil Schärfe eine Sache des Geschmacks und der Gewöhnung ist, stellen Chilifans gern fertig gemixte Scharfmacher auf den Tisch. Deren Schärfe reicht vom milden Prickeln bis zum höllischen Brennen – jeder kann sich selbst bedienen.

Harissa

In Tunesien und anderen nordafrikanischen Küchen gilt die Gewürzpaste aus Chilischoten, Knoblauch, diversen Gewürzen und Olivenöl als Allzweckgewürz. Bei uns findet man sie als Fertigmischung in Dosen, Tuben und Gläsern.

Chilisaucen

Viele dieser »hot pepper sauces« stammen aus den Südstaaten der USA und aus Mexiko. Die mehr oder weniger dickflüssigen Mischungen bestehen aus Tomaten, Essig und Zucker. Sie unterscheiden sich nach der verwendeten Chilisorte und der Art des Herstellungsprozesses in Geschmack und Schärfe. Einige ähneln dem Ketchup.

Tabasco

Eine scharfe Chilisorte namens Tabasco gab der Würzsauce ursprünglich den Namen. Noch immer wird die Sauce wie vor 150 Jahren in Handarbeit nach dem Rezept des Erfinders Edmund McIlhenny auf Avery Island in Lousiana/USA zubereitet. Der dünnflüssige Mix aus Chili, Essig und Salz gärt ähnlich unserem Sauerkraut in Fässern und reift mehrere Jahre. Das Original ist extrem scharf und deshalb tropfenweise zu dosieren. Heute bietet der Hersteller auch mildere Varianten mit unterschiedlicher Schärfe und zusätzlichen Geschmacksnoten an.

Asiatische Chilisaucen

Sie zeichnen sich neben wechselnder Schärfe oft durch einen deutlich süßen Geschmack und einen dementsprechend hohen Zuckergehalt aus. Als Tischwürze serviert man in Thailand auch Nam pla prik, eine klare Fischsauce mit gehacktem grünen Chili, die neben der Schärfe auch die besondere Geschmacksnote Umami (> S. 43) liefert.

Sambal oelek

Die rote Paste aus scharfen gerösteten Chilischoten, Chilikernen, Essig, Zucker und Gewürzen gibt es in Hunderten von Geschmacksvarianten. Sie wird in Indonesien und Malaysia gern in kleinen Schalen zu Fisch, Fleisch und Gemüse serviert.

Thai-Curry-Paste

Diese sehr scharfen Mixturen werden in Plastikbechern oder Gläsern angeboten. Sie bestehen aus Chilis, Knoblauch, Schalotten, Limettenblättern, Koriander, Galgant und/oder Kurkuma. Gewürze und Schärfegrad wechseln von Produkt zu Produkt.

Pul Biber

Blättchenpfeffer nennen türkische Köche die streufähige rote Würzmischung aus getrocknete Chili- und Paprikaflocken, Salz und Öl. Sie steht in türkischen Restaurants häufig zum Nachwürzen auf dem Tisch. Pul Biber gibt es aber nicht nur streufähig, sondern auch als Paste, die Schärfe variiert.

Chilifäden

Die hauchdünnen Streifen von roten Chilischoten sind vor allem eins: dekorativ. Sie schmecken milder als Pulver oder Flocken, sind aber auf dem Teller echte Hingucker. Wichtig für alle, die es nicht so scharf mögen: Chilifäden schmecken anfangs angenehm mild, entwickeln aber, wenn das Gericht eine Weile steht, noch eine erhebliche Schärfe.

Kanarisches Mojo

Diesen Saucenklassiker gibt es fertig im Glas in einer roten und einer grünen Variante. Die Hauptzutaten sind Olivenöl, Knoblauch, Essig, Paprika und Chili. In Spanien serviert man Mojos (spanisch für Saucen) meistens in kleinen Schalen separat als Beilage, nur bei Fisch- und Fleischgerichten kommen sie gleich mit auf den Teller. Zum kanarischen Nationalgericht Papas arrugadas (kleine, runzlige Kartoffeln mit Salzkruste) wird meist die schärfere Variante, der rote Mojo Rojo, angeboten.

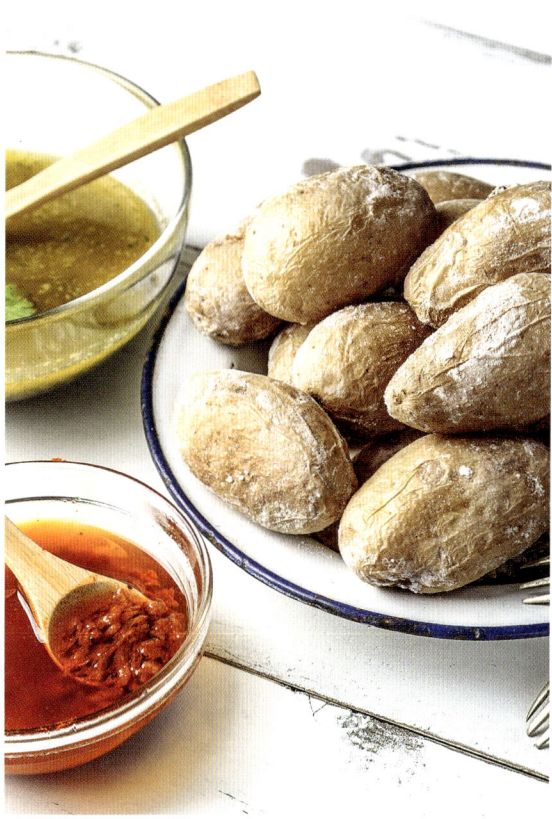

Papas arrugadas: Grundlage des kanarischen Nationalgerichts sind »runzlige« Kartoffeln mit feiner Salzkruste, welche die Chilisauce Mojo zum unverwechselbaren Genuss macht.

GUTER VORRAT FÜR DIE GENIESSER-KÜCHE

Jeden Tag ein feines neues Geschmackserlebnis!
Das gelingt mit einer Grundausstattung an Würz-
zutaten aller Angebotsformen. Es macht glücklich,
ganz entspannt in den Vorrat zu greifen, um den
höchstpersönlichen Kochstil ständig etwas
weiterzuentwickeln.

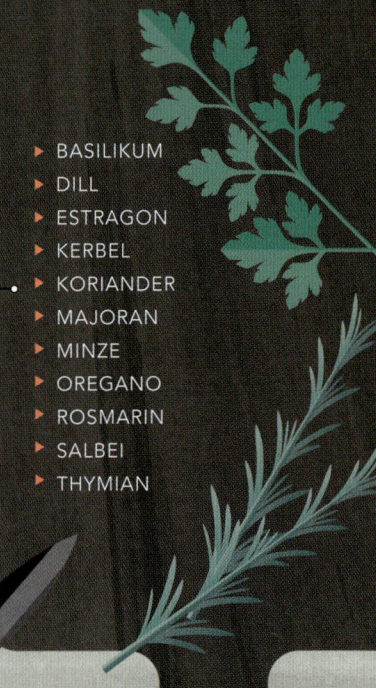

FRISCHE VORRÄTE
VON DER FENSTERBANK,
DEM BALKON ODER
AUS DEM GARTEN

- BASILIKUM
- DILL
- ESTRAGON
- KERBEL
- KORIANDER
- MAJORAN
- MINZE
- OREGANO
- ROSMARIN
- SALBEI
- THYMIAN

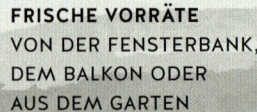

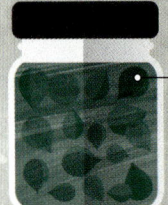

GEWÜRZE AUS
BLÜTEN UND KNOSPEN

- KAPERN
- LAVENDEL
- NELKEN
- SAFRAN

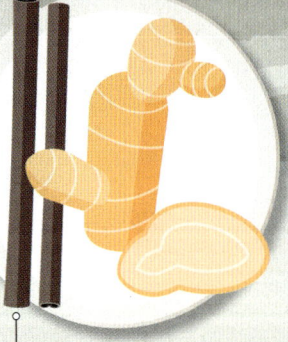

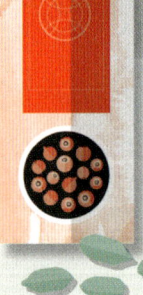

GEWÜRZE AUS
SAMEN UND FRÜCHTEN

RINDE UND WURZELN

INGWER
KURKUMA
MEERRETTICH
WASABI
ZIMT
ZITRUSSCHALEN

ANIS
FENCHELSAMEN
KARDAMOM
KREUZKÜMMEL
MUSKATNUSS
PAPRIKA

PFEFFER
PIMENT
ROSA BEEREN
SCHWARZKÜMMEL
VANILLE

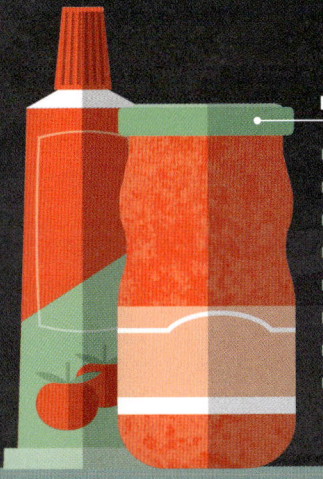

KONSERVEN

- AJVAR
- ANCHOVIS
- KAPERN
- KOKOSMILCH
- SENF
- TAHIN
- TAMARINDE
- TOMATENMARK

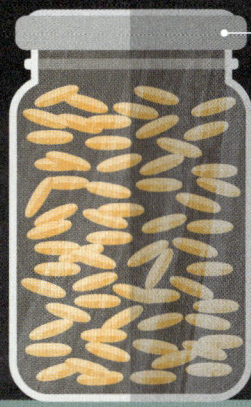

KERNE UND SAMEN

- ERDNÜSSE
- HASELNÜSSE
- MANDELN
- MOHN
- PINIENKERNE
- PISTAZIEN
- SESAM
- SONNENBLUMENKERNE
- WALNÜSSE

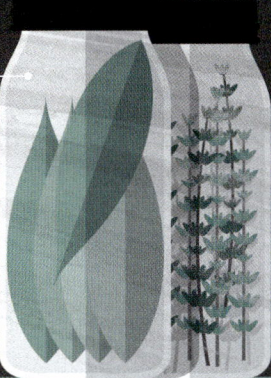

GETROCKNETE KRÄUTER

- BOHNENKRAUT
- ESTRAGON
- LORBEERBLÄTTER
- MAJORAN
- OREGANO
- THYMIAN

GETROCKNETE WÜRZZUTATEN

- PILZE
- FRÜCHTE
- TOMATEN
- KAKAO
- TEE
- KANDIERTE FRÜCHTE
- KOKOS-CHIPS

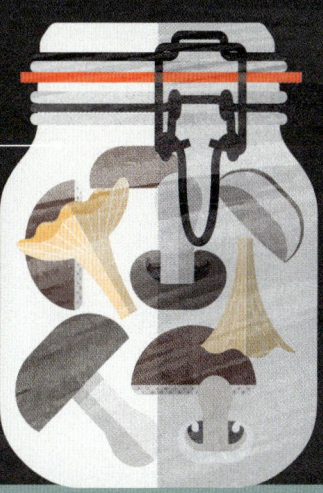

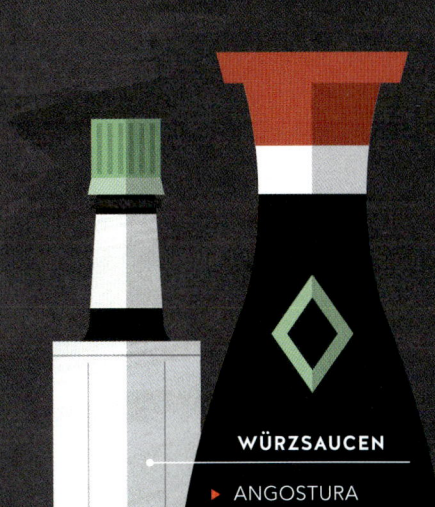

WÜRZSAUCEN

- ANGOSTURA
- SOJASAUCE
- TERIYAKI-SAUCE
- WORCESTER-SAUCE

SCHARFE GEWÜRZE

- CHILI
- HARISSA
- PIMENT D'ESPELETTE
- CAYENNE-PFEFFER
- TABASCO

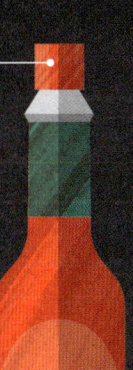

FETTE UND ÖLE

- BUTTER
- BUTTERSCHMALZ
- GERÖSTETES SESAMÖL
- KÜRBISKERNÖL
- NUSSÖL
- OLIVENÖL

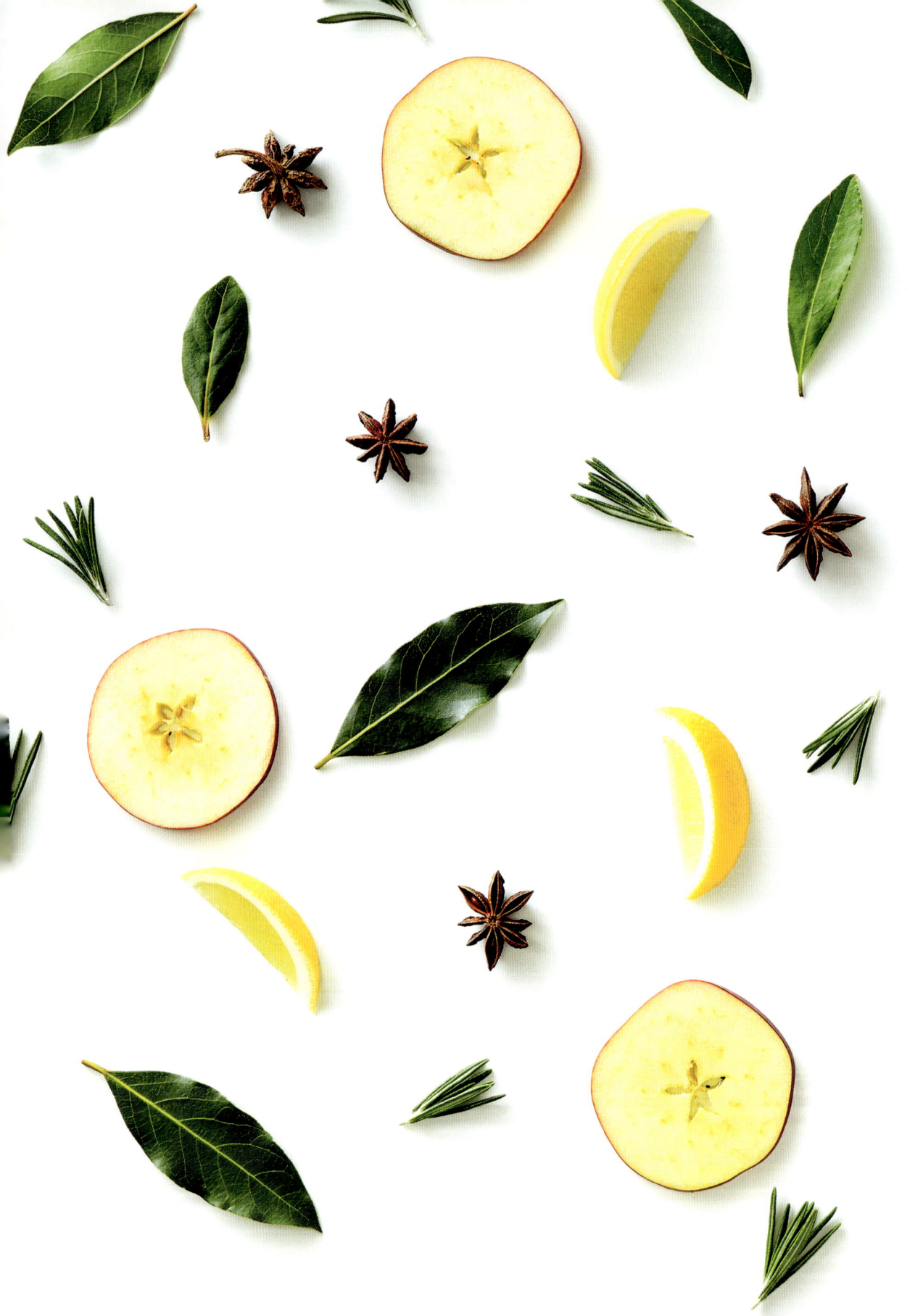

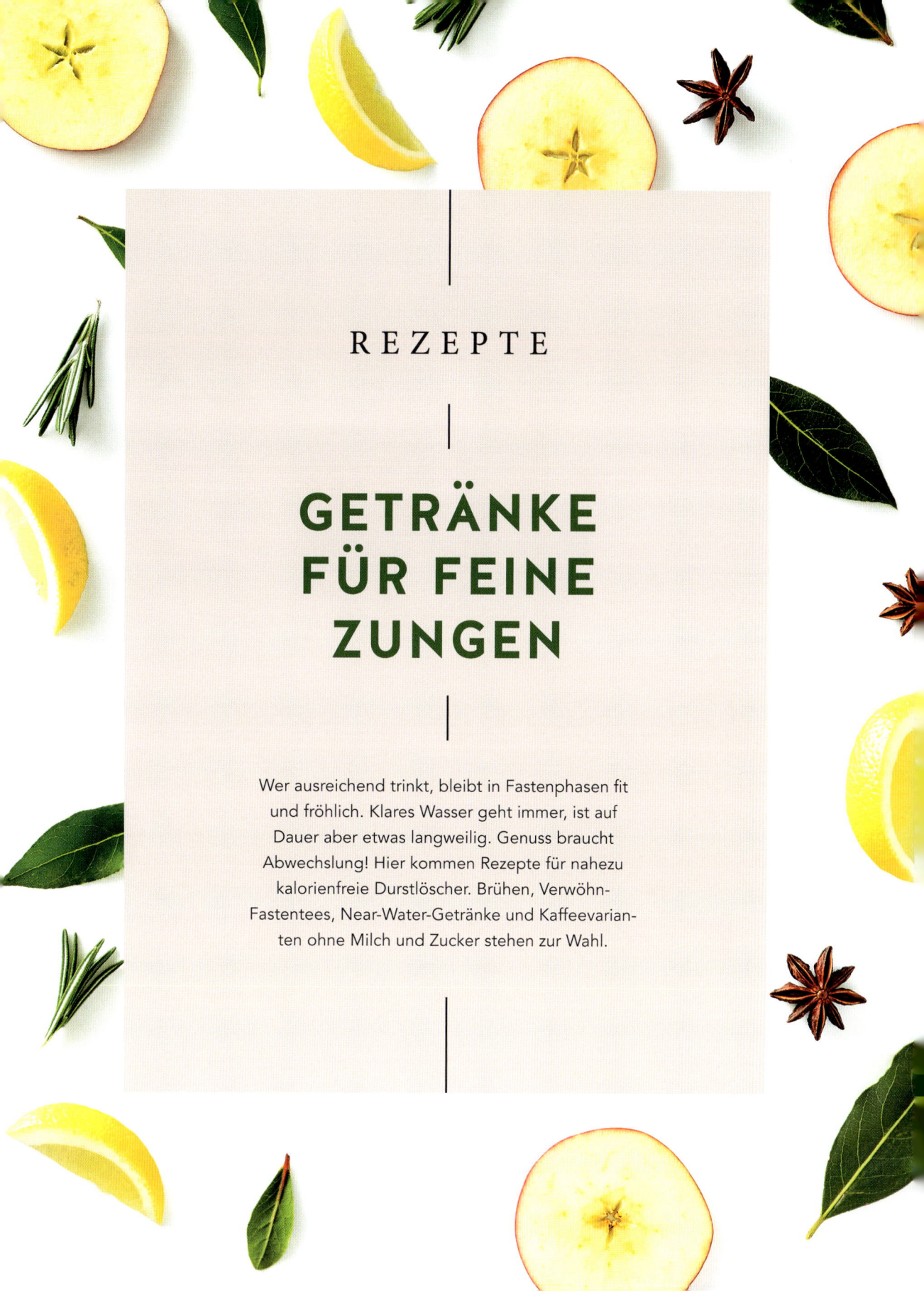

REZEPTE

GETRÄNKE FÜR FEINE ZUNGEN

Wer ausreichend trinkt, bleibt in Fastenphasen fit und fröhlich. Klares Wasser geht immer, ist auf Dauer aber etwas langweilig. Genuss braucht Abwechslung! Hier kommen Rezepte für nahezu kalorienfreie Durstlöscher. Brühen, Verwöhn-Fastentees, Near-Water-Getränke und Kaffeevarianten ohne Milch und Zucker stehen zur Wahl.

AROMATISCHE PILZBRÜHE

WÜRZIG AROMATISCH

ZUTATEN:

2 Zwiebeln
2 Stangen Staudensellerie
250 g Sellerie
2 Möhren
300 g braune Champignons
10 Zweige Thymian (ersatzweise
    2 TL getrockneter Thymian)
1 Zweig Rosmarin (ersatzweise
    1 TL getrockneter Rosmarin)
20 g getrocknete Steinpilze
1 TL Pfefferkörner
2 Lorbeerblätter
¼ TL gemahlene Chilischoten
2 EL Zitronensaft

AUSSERDEM:

12 Twist-off-Gläser à ca. 250 ml

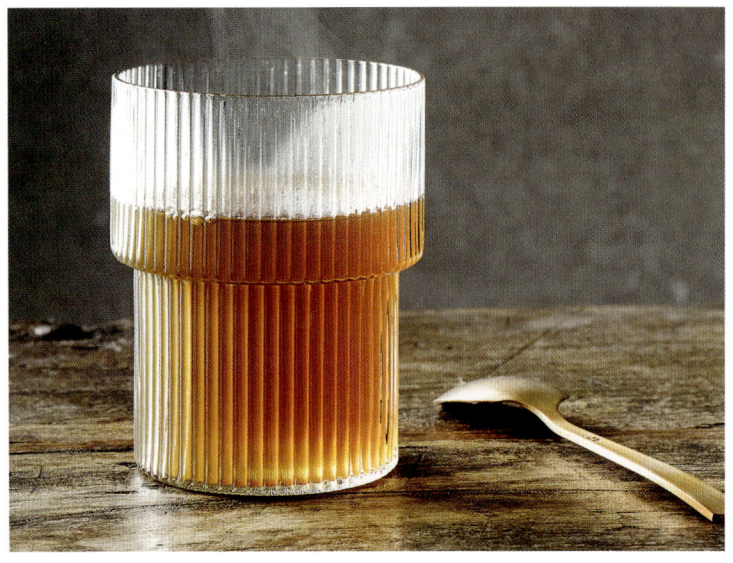

1   Die Twist-off-Gläser mit kochend heißem Wasser ausspülen und auf einem sauberen Geschirrtuch abtropfen lassen.

2   Die Zwiebeln schälen, das übrige Gemüse putzen. Staudensellerie waschen, Sellerie und Möhren schälen. Die Pilze bei Bedarf mit einem Tuch abreiben. Thymian und Rosmarin abbrausen, trocken schütteln.

3   Das Gemüse und die Kräuter mit Steinpilzen, Pfefferkörnern und Lorbeerblättern in einen ausreichend großen Topf geben und mit etwa 3,5 l kaltem Wasser bedecken. Die Brühe aufkochen und bei geringer Hitze mit halb aufgelegtem Deckel etwa 1 Std. leicht köcheln lassen. Chili und Zitronensaft zugeben und erneut kurz aufkochen.

4   Die Brühe durch ein Sieb abgießen und noch kochend heiß in die vorbereiteten Gläser füllen. Diese gut verschließen und nach dem Abkühlen in den Kühlschrank geben. Die Brühe ist 6 Wochen haltbar.

FEINE ASIA-BRÜHE

AROMENVIELFALT AUS ASIEN

ZUTATEN:

2 große Möhren (ca. 200 g)
1 Stück Petersilienwurzel
   (ca. 100 g)
¼ Sellerie (ca. 200 g)
1 Stange Lauch (ca. 250 g)
1 Zwiebel
1 Knoblauchzehe
1 Stück Ingwer (1 cm lang)
1 Stängel Zitronengras
1 Chilischote (ersatzweise
   ½ TL gemahlene
   Chilischoten)
1 Sternanis
2 EL Limettensaft

AUSSERDEM:
12 Twist-off-Gläser à ca. 250 ml

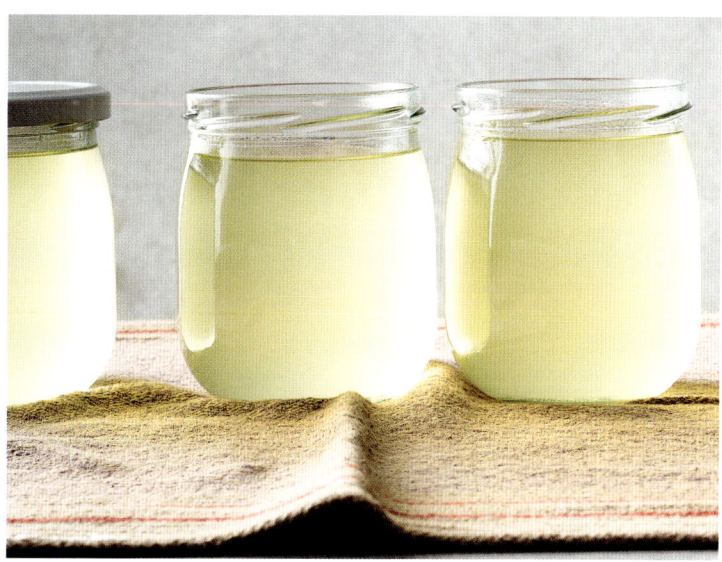

1   Die Twist-off-Gläser mit kochend heißem Wasser ausspülen und auf einem sauberen Geschirrtuch abtropfen lassen.

2   Möhre, Petersilienwurzel, Sellerie und Lauch putzen, gründlich waschen oder bei Bedarf schälen. Alles in grobe Stücke schneiden. Zwiebel und Knoblauch schälen, grob hacken. Den Ingwer ungeschält in Scheibchen schneiden. Das Zitronengras längs halbieren und grob schneiden. Chilischote waschen, längs halbieren und – falls es weniger scharf sein soll – Trennwände und Kerne entfernen.

3   Die vorbereiteten Zutaten und den Sternanis in einen großen Topf füllen und mit ca. 3,5 l kaltem Wasser bedecken. Die Brühe aufkochen und bei milder Hitze mit halb aufgelegtem Deckel etwa 1 Std. leicht köcheln lassen. Limettensaft zugeben und erneut kurz aufkochen.

4   Die Brühe durch ein Sieb abgießen und noch kochend heiß in die vorbereiteten Gläser füllen. Diese gut verschließen und nach dem Abkühlen in den Kühlschrank geben. Die Brühe ist 6 Wochen haltbar.

INGWER-SALBEI-TEE

SEELENWÄRMER

ZUTATEN:

2 Zweige Salbei
1 Stück Ingwer (1 cm lang)
½ Bio-Limette
Salz

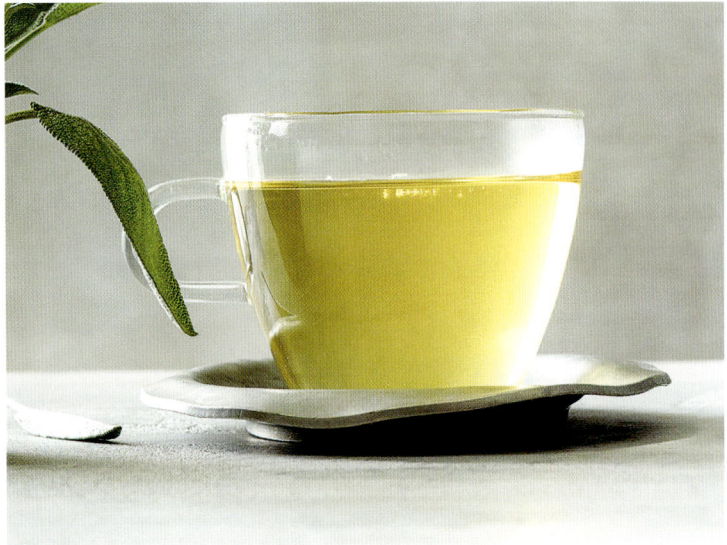

1 Den Salbei abbrausen und trocken schütteln. Den Ingwer ungeschält in dünne Scheiben schneiden. Die Limette heiß waschen, abtrocknen und die Schale dünn abschälen.

2 Salbei, Ingwer, Limettenschale und eine winzige Prise Salz direkt in eine Teekanne geben oder in einen großen Teefilter füllen. Mit 1 l kochendem Wasser aufbrühen und etwa 5 Min. ziehen lassen. Den Teefilter entfernen oder den Tee durch ein Sieb in die Tassen gießen.

GRÜNER TEE MIT FENCHEL UND BERBERITZEN

SÄUERLICH ERFRISCHEND

ZUTATEN:

*1 TL Fenchelsamen (ersatzweise
    der Inhalt von 1 Teebeutel
    Fencheltee)*
*2 TL getrocknete Berberitzen (aus
    dem Reformhaus, Bio-Laden)*
Salz
2 TL grüner Tee

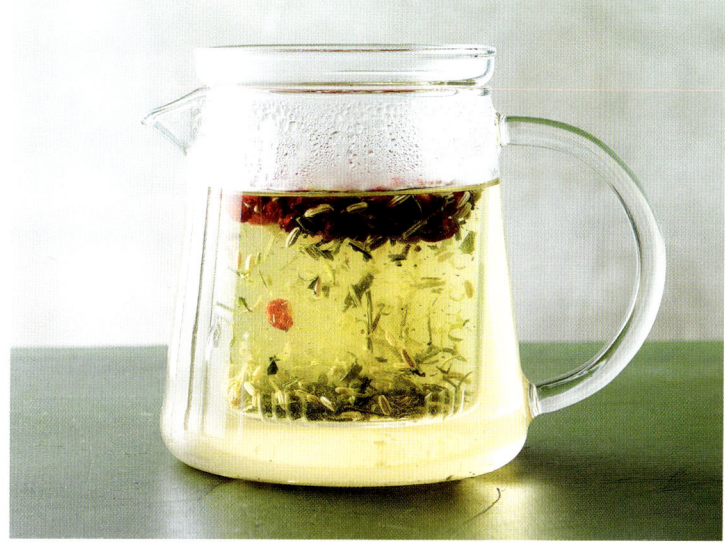

1   Fenchelsamen und Berberitzen mit einer sehr kleinen Prise Salz
direkt in eine Kanne geben oder in einen großen Teefilter füllen. Mit
1 l kochendem Wasser aufbrühen und etwa 5 Min. ziehen lassen.

2   Den grünen Tee zugeben und alles weitere 1–2 Min. ziehen lassen.
Dann den Teefilter entfernen oder den Aufguss durch ein Sieb gießen.

TIPP:
Der Tee schmeckt heiß aus der Kanne, lauwarm oder kühlschrankkalt.

HAGEBUTTEN-EISTEE MIT ROSMARIN

FRUCHTIG-HERBER DURSTLÖSCHER

ZUTATEN:

3 Zweige Rosmarin
4 Teebeutel Hagebutten-
   Hibiskus-Tee
½ kleiner Apfel
Eiswürfel (nach Belieben)
500 ml Mineralwasser (nach
   Belieben mit / ohne
   Kohlensäure)

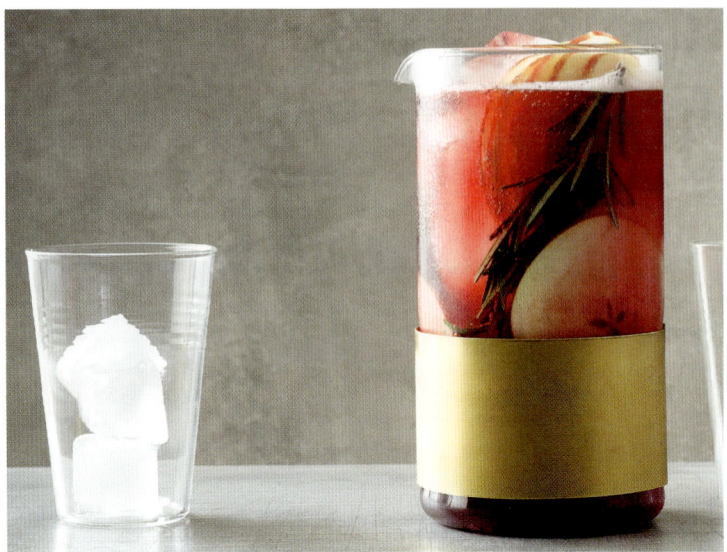

1   Rosmarin waschen und trocken schütteln. Zwei Zweige mit den Teebeuteln in eine Kanne geben und mit 500 ml kochendem Wasser aufbrühen. Den Aufguss ungefähr 10 Min. ziehen lassen.

2   Danach die Teebeutel und den Rosmarin entfernen. Den Tee auf Zimmertemperatur abkühlen lassen, dann in den Kühlschrank stellen.

3   Den Apfel waschen, abtrocknen, vierteln und entkernen. Die Apfelviertel in dünne Scheiben schneiden und zusammen mit dem übrigen Rosmarinzweig in eine Karaffe geben. Nach Belieben Eiswürfel hinzufügen und mit dem Tee und dem Mineralwasser aufgießen.

TAUSCH-TIPP:
Für noch mehr Aroma: Je nach Saison kann der Eistee auch mit Scheiben von Mandarinen oder Nektarinen verfeinert werden.

HIMBEER-MINZE-ERFRISCHER

ERFRISCHENDER AUGEN- UND GAUMENSCHMAUS

ZUTATEN:

½ Bio-Zitrone

5 Zweige Minze

30 g Himbeeren (ersatzweise TK-Ware)

1 l Mineralwasser (nach Belieben mit / ohne Kohlensäure)

Eiswürfel (nach Belieben)

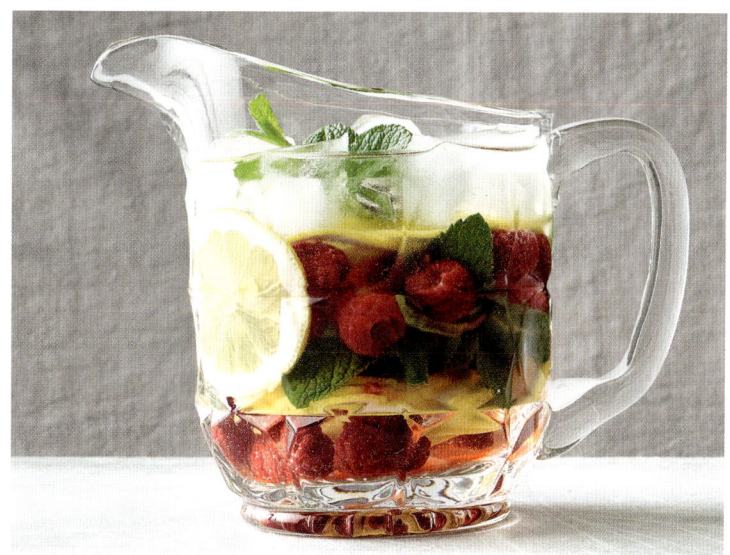

1 Die Zitrone heiß waschen, abtrocknen und in dünne Scheiben schneiden. Minze abbrausen, trocken schütteln und zusammen mit den Zitronenscheiben und den Himbeeren in eine Karaffe geben.

2 Die Karaffe mit Mineralwasser auffüllen und alles mindestens 20 Min. ziehen lassen.

3 Den Himbeer-Minze-Erfrischer über einem Sieb abgießen. Das aromatisierte Wasser in Gläser verteilen und nach Belieben mit Eiswürfeln servieren.

TIPP:
Früchte und Gewürze verleihen purem Wasser ein feines natürliches Aroma. Vollreife Früchte ruhig mehrmals mit Wasser aufgießen. Die Früchte lassen sich später im Rahmen einer Mahlzeit verzehren.

VARIANTE:
Kombinationen aus Thymian und Brombeere oder Grapefruit und Zitronenmelisse bringen Abwechslung in die Karaffe.

KUMQUAT-INGWER-DRINK

FRUCHTIG UND EIN BISSCHEN SCHARF

ZUTATEN:

2 Kumquats
2 Stängel Basilikum
3 dünne Scheiben Ingwer
1 l Mineralwasser (nach Belieben
  mit / ohne Kohlensäure)
Eiswürfel (nach Belieben)

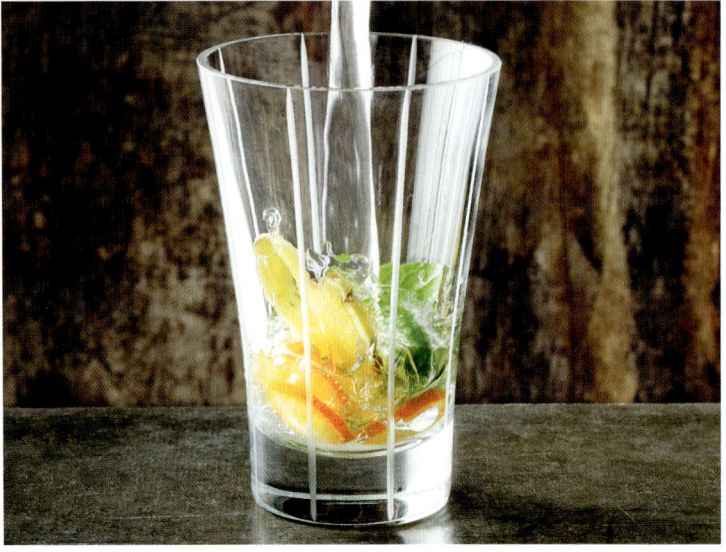

1   Die Kumquats heiß waschen, abtrocknen und den Stielansatz entfernen. Die Früchte in dünne Scheiben schneiden. Basilikum abbrausen, trocken schütteln. Die Blätter abzupfen und zusammen mit den Kumquat- und Ingwerscheiben in eine Karaffe geben.

2   Die Karaffe mit Mineralwasser auffüllen und das Gemisch mindestens 20 Min. ziehen lassen. Den Drink in Gläser verteilen und nach Belieben mit Eiswürfeln servieren.

TIPP:
Je länger die Mischung durchzieht, desto intensiver wird die Ingwerschärfe. Wer es weniger »spicy« mag, füllt den Ingwer in ein Teesieb oder in einen Teebeutel und entfernt ihn nach etwa 15 Min.

TAMARINDEN-LIMO

ERFRISCHUNGSGETRÄNK MIT EINEM HAUCH VON EXOTIK

ZUTATEN:

*1 TL Tamarindenmark (Asia-
    laden, Reformhaus)*
2 Stängel Pfefferminze
*900 ml Mineralwasser (nach
    Belieben mit / ohne
    Kohlensäure)*

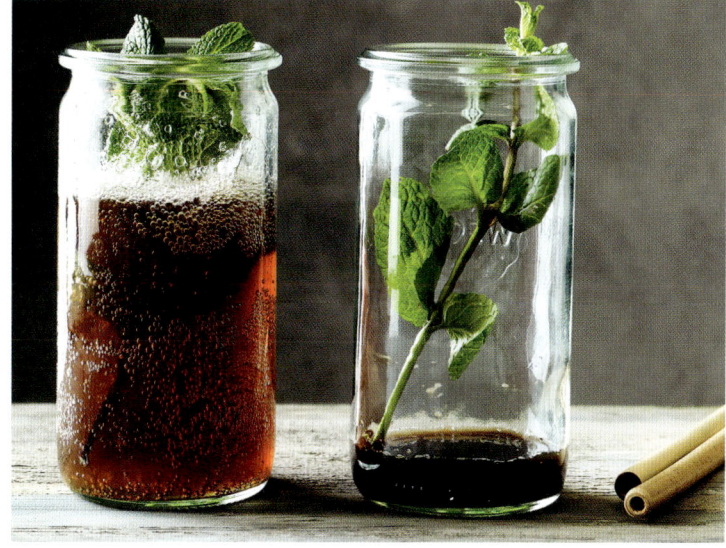

1   Das Tamarindenmark zunächst mit etwa 100 ml warmem Wasser verrühren, so löst sich die Paste deutlich besser auf.

2   Pfefferminze abbrausen, trocken schütteln. Die Blätter von den Stielen zupfen und in eine Karaffe geben. Mit Tamarindenwasser und Mineralwasser auffüllen und das Getränk kühl stellen.

TIPP:
Mit 1–2 TL Rosenwasser aus der Spezialitätenabteilung im Supermarkt bekommt die Limo eine spezielle orientalische Geschmacksnote.

MATCHA-FRAPPÉ

ENERGY-KICK AUS JAPAN

ZUTATEN:

4 dünne Scheiben Salatgurke
1 gestrichener TL Matcha-Pulver
2 Msp. gemahlene Kurkuma

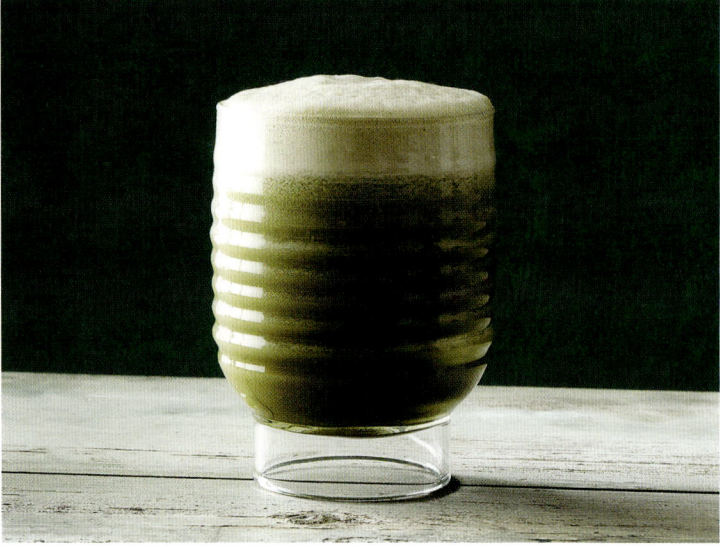

1 Die Gurkenscheiben vierteln und mit Matcha-Pulver und gemahlener Kurkuma in den Mixbehälter einer Küchenmaschine geben.

2 200 ml kaltes Wasser zugeben und alles auf höchster Stufe schaumig mixen. Den Drink in ein hohes Glas füllen und sofort genießen.

TIPP:
Wer es eiskalt liebt und über ein leistungsstarkes Gerät verfügt, der gibt noch ein paar Eiswürfel in den Mixbehälter.

KARDAMOM-KAFFEE

MUNTERMACHER IN LIGHTVERSION

ZUTATEN:

2 gehäufte TL Kaffeepulver
½ TL gemahlener Kardamom
2 Msp. Kakaopulver
2 Msp. Zimtpulver
Salz

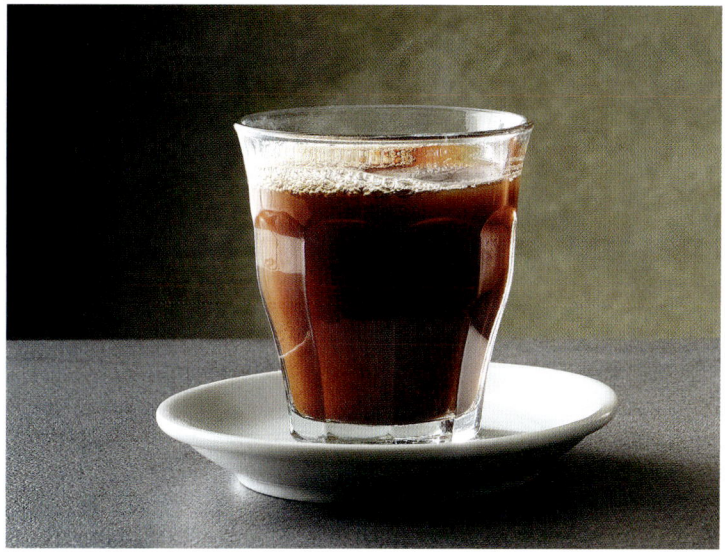

1 200 ml Wasser in einem kleinen Topf aufkochen. Kaffeepulver, Kardamom, Kakaopulver, Zimt und eine sehr kleine Prise Salz zugeben und alles bei kleiner Hitze 2 Min. offen köcheln lassen.

2 Den Topf vom Herd nehmen und beiseitestellen. Nun kurz warten, bis das Kaffeepulver auf den Boden gesunken ist. Anschließend den Kaffee vorsichtig in eine Tasse gießen und noch heiß genießen.

GUT ZU WISSEN:
Für den besonderen Aroma-Kick: Frisch gemahlen oder gemörsert entfaltet Kardamom sein warm-würziges Aroma besonders kräftig.

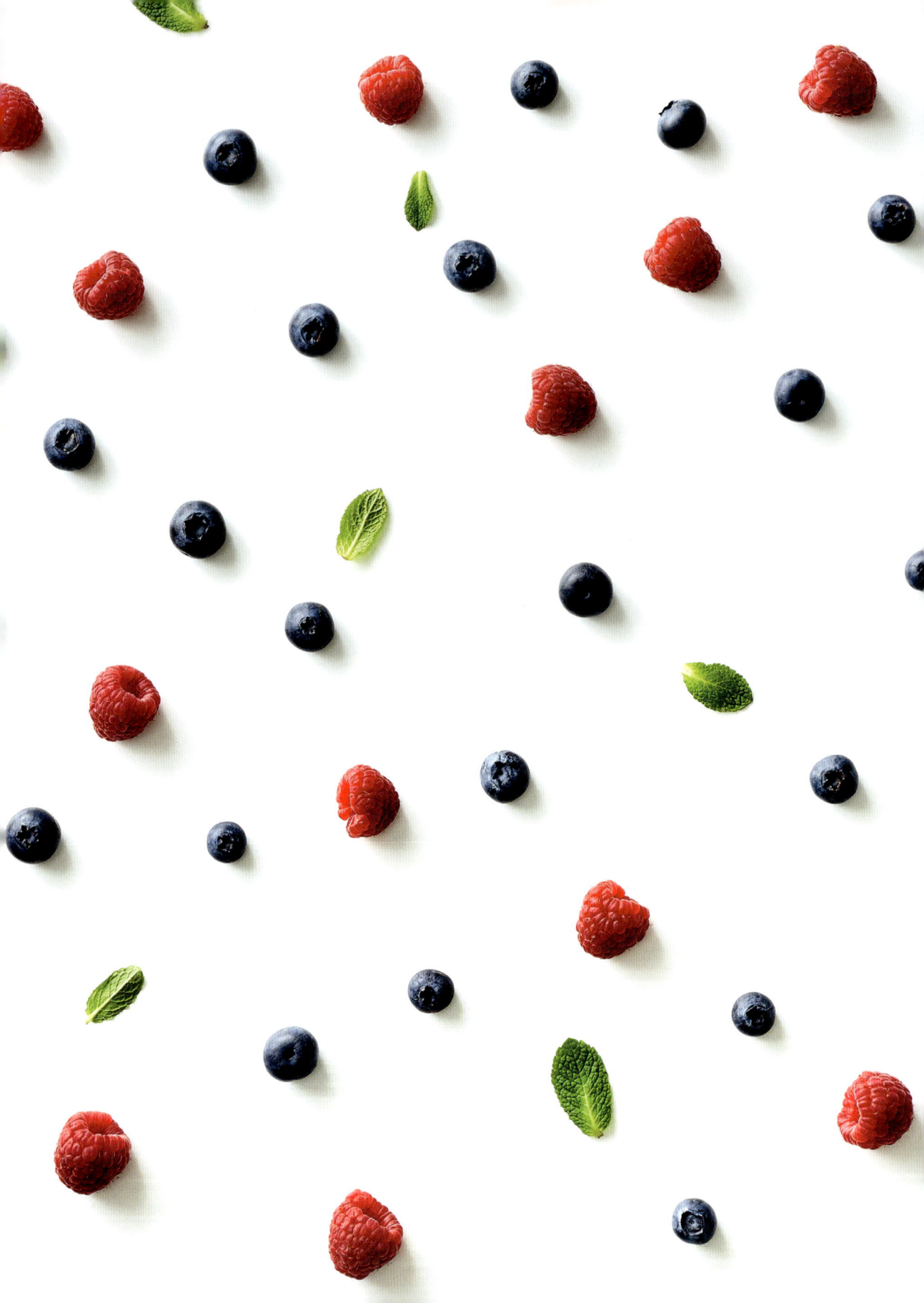

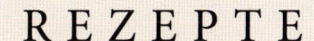

REZEPTE

DIE ERSTE MAHLZEIT

Für einige Fastentypen ist es das Frühstück, andere genießen erst gegen Mittag ihren Brunch. Und mancher wählt nach langen Fastenstunden spät am Tag, was er als Erstes essen möchte. Gab es bisher immer dasselbe zum Frühstück? Hier warten neben Müsli, Porridge und neuen Eiergerichten auch selbst gebackenes Brot und Brötchen.

SONNIGES HAFERPORRIDGE MIT FRÜCHTEN

MAGENSCHMEICHLER MIT SAHNIGEM TOUCH

ZUTATEN:

*60 g Haferflocken (nach Belieben
    zart / kernig)*

2 Msp. gemahlene Kurkuma

2 Msp. gemahlene Vanille

2 Msp. gemahlene Chilischoten

Zucker (nach Belieben)

*300 g gemischte Beeren (ersatz-
    weise TK-Beerenmischung)*

*150 g griechischer Joghurt
    (10 % Fettgehalt)*

*2 TL Pistazienkerne (ersatzweise
    Kürbiskerne)*

PRO PORTION

ca. 300 kcal

9 g Eiweiß

12 g Fett

34 g Kohlenhydrate

6 g Ballaststoffe

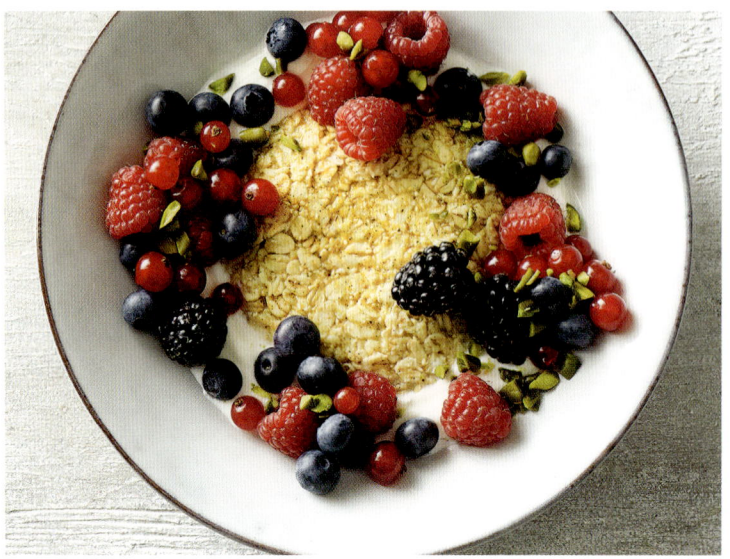

1   Haferflocken in zwei kleine Schalen verteilen. Je 1 Msp. Kurkuma, Vanille, Chili und nach Belieben 1 Prise Zucker hinzufügen und alles gut mischen. Mit jeweils etwa 60 ml kochendem Wasser übergießen, sodass die Flocken gerade bedeckt sind. Etwa 5 Min. quellen lassen.

2   Inzwischen frische Beeren verlesen, putzen, kurz abbrausen und abtropfen lassen. Die TK-Beerenmischung auftauen.

3   Den Joghurt mit Zucker abschmecken und in zwei tiefe Teller geben. Die Haferflocken vorsichtig auf die Teller stürzen. Porridge mit Beeren garnieren und mit den gehackten Pistazien bestreut servieren.

GUT ZU WISSEN:

Das feine Aroma der Gewürze und die sanfte Hintergrundschärfe erleichtern das Einsparen von Zucker. Wer an intensive Süße gewöhnt ist, verwendet anfangs mehr Zucker und fährt das Quantum in den kommenden Wochen nach und nach zurück.

BUCHWEIZENWÜRFEL AUF ORANGENSKYR

GUT VORZUBEREITEN

ZUTATEN:

1 Bio-Orange

85 g mittelfein gemahlene Buchweizengrütze

1 Msp. gemahlene Chilischoten

gemahlener Kardamom

Kakaopulver

gemahlener Ingwer (ersatzweise Zimt)

Zucker (nach Belieben)

Öl zum Fetten der Form

1 Orange

300 g Skyr (Sauermilchprodukt nach isländischer Art; im gut sortierten Supermarkt)

2 TL Nussöl (z. B. Hasel- oder Walnussöl)

Minzeblätter

PRO PORTION

ca. 350 kcal

21 g Eiweiß

5 g Fett

49 g Kohlenhydrate

5 g Ballaststoffe

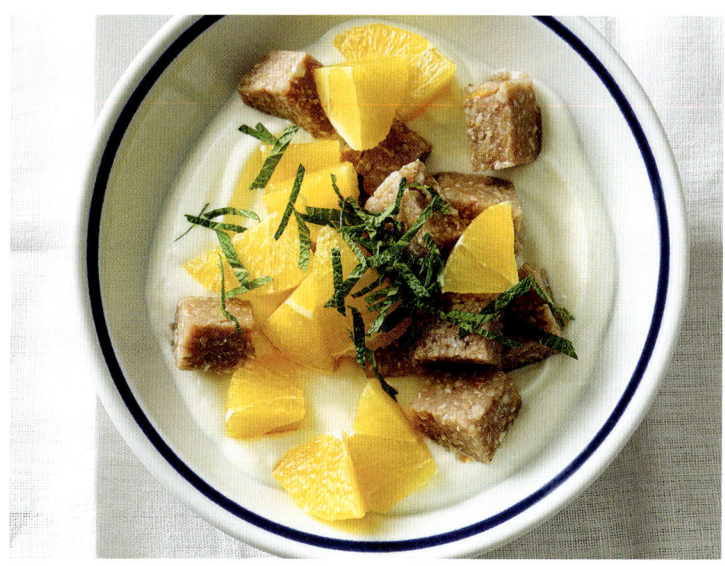

1   Die Bio-Orange heiß waschen, abtrocknen und ½ TL Schale fein abreiben. Buchweizen mit Orangenschale in 350 ml Wasser langsam zum Kochen bringen. Chili unterrühren. Alles bei kleiner Hitze unter stetigem Rühren in etwa 10 Min. zu einem steifen Brei ausquellen lassen. Mit Kardamom, Kakao, Ingwer und nach Belieben mit etwas Zucker abschmecken. Den Buchweizenbrei in eine flache, leicht geölte Schüssel gießen, glatt streichen und mindestens 2 Std. abkühlen lassen.

2   Die erkaltete Masse in kleine Würfel schneiden. Beide Orangen so schälen, dass auch die weiße Haut entfernt wird. Das Fruchtfleisch in mundgerechte Stücke schneiden, dabei den Saft auffangen.

3   Den Skyr mit Orangensaft und Nussöl glatt rühren, mit Zucker abschmecken und in tiefe Teller verteilen. Mit jeweils der Hälfte der Buchweizenwürfel und Orangenstücke garnieren. Zuletzt die Minze- blättchen in feine Streifen schneiden und darauf verteilen.

HALTBARKEITS-TIPP:

In einer Box und gut gekühlt ist der Buchweizen ca. 1 Woche haltbar.

SCHICHTMÜSLI MIT BEEREN

MÜSLIMIX FÜR UNTERWEGS

ZUTATEN:

6 EL kernige Haferflocken

4 TL gehackte Mandeln

300 g Joghurt (3,5 % Fettgehalt)

4 EL Apfelmus

2 Msp. Matcha-Pulver

Zucker (nach Belieben)

300 g Heidelbeeren (ersatzweise
   TK-Beerenmischung)

2 TL Crème fraîche

AUSSERDEM:

2 Twist-off-Gläser à ca. 350 ml

PRO PORTION

ca. 400 kcal

13 g Eiweiß

16 g Fett

42 g Kohlenhydrate

12 g Ballaststoffe

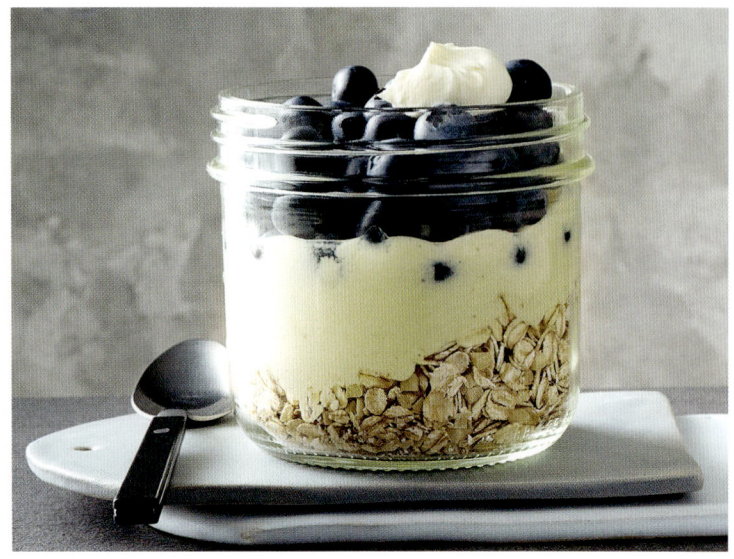

1 Die Haferflocken und Mandeln vermischen und in die beiden Twist-off-Gläser füllen. Joghurt mit Apfelmus und Matcha verrühren, nach Belieben mit Zucker abschmecken und auf die Flocken geben.

2 Frische Beeren verlesen, waschen und kurz abtropfen lassen, TK-Beeren gefroren verwenden. Die Beeren auf den Joghurt geben, mit Crème fraîche garnieren. Die Gläser verschließen und mitnehmen.

MANDELMÜSLI MIT DATTELN

MACHT LANGE SATT

ZUTATEN:

2 Möhren

6 Datteln

2 kleine Birnen

4 TL Zitronensaft

4 EL Haferflocken (ersatzweise
    Dinkelflocken)

2 EL Mandelblättchen

8 EL Mandeldrink

gemahlener Kardamom
    (ersatzweise Zimt)

PRO PORTION

ca. 330 kcal

7 g Eiweiß

7 g Fett

52 g Kohlenhydrate

11 g Ballaststoffe

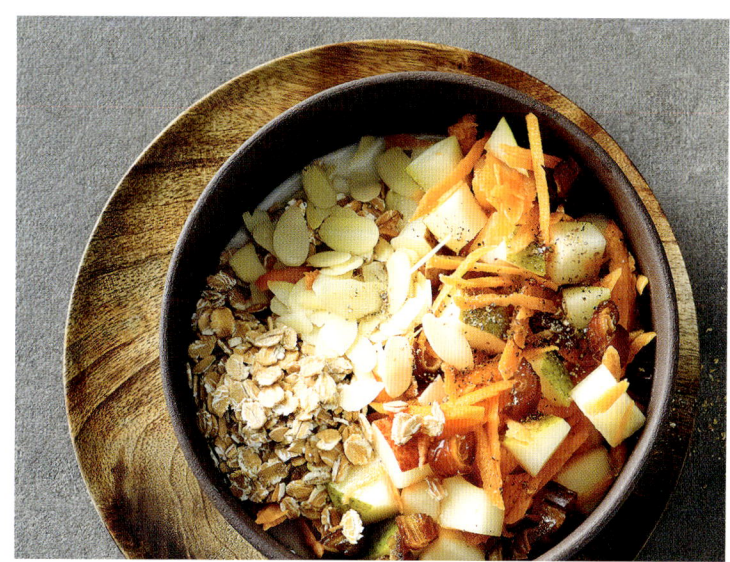

1 Die Möhren putzen, dünn schälen und raspeln. Datteln entsteinen und klein schneiden. Die Birnen waschen, abtrocknen, vierteln und entkernen. Die Birnenviertel in mundgerechte Würfel schneiden.

2 Birnenstücke, Zitronensaft, Möhrenraspeln und Datteln in zwei Schalen geben. Mit Flocken und Mandelblättchen vermischen. Den Mandeldrink darübergeben und alles mit Kardamom abschmecken.

TIPP:
Für die To-go-Variante in ein Schraubglas füllen und mitnehmen.

DINKEL-KRUSTENBROT

ABENDS ANRÜHREN, MORGENS BACKEN

FÜR CA. 20 SCHEIBEN
ZUBEREITUNGSZEIT: *15 Min.*
FERMENTATIONSZEIT: *8 Std.*
BACKZEIT: *1 Std.*

ZUTATEN:

2 EL körniger Frischkäse
20 g frische Hefe (½ Würfel)
Salz
3 EL Apfelessig (ersatzweise
 Weinessig)
300 g Dinkelmehl Type 630
300 g Vollkorn-Dinkelmehl
1 TL gemahlener Koriander
2 Msp. gemahlene Chilischoten
1 TL Fenchelsamen (ersatzweise
 der Inhalt von 2 Teebeuteln
 Fencheltee)
Öl zum Bestreichen
2 TL Sonnenblumenkerne,
 Schwarzkümmel oder Sesam
 zum Bestreuen

AUSSERDEM

Frischhaltefolie
1 Kastenform (ca. 22 cm Länge)

PRO SCHEIBE

ca. 115 kcal
4 g Eiweiß
1 g Fett
20 g Kohlenhydrate
2 g Ballaststoffe

1 Den Frischkäse in ein Litermaß geben und mit kaltem Wasser bis auf 400 ml auffüllen. Mit zerbröckelter Hefe, 1 gehäuften TL Salz und Essig verrühren, bis sich die Hefe aufgelöst hat.

2 Beide Mehlsorten mit Koriander, Chili und Fenchel in einer Rührschüssel vermischen. Die Frischkäse-Hefe-Mischung hinzufügen. Sämtliche Zutaten mit den Knethaken des Handrührgerätes zu einem weich-elastischen Teig verkneten. Bei Bedarf löffelweise Wasser oder Mehl zufügen. Den Teig mit einem Stück leicht geölter Frischhaltefolie bedecken und für mindestens 8 Std. in den Kühlschrank geben.

3 Die Kastenform mit Backpapier auslegen. Den Teig sanft in die Form drücken, sodass er gleichmäßig verteilt ist. Nicht kneten! Die Oberfläche mit Wasser bestreichen und mit Kernen, Schwarzkümmel oder Sesam bestreuen. Dann mit einem scharfen Sägemesser der Länge nach bis zum Boden der Form einschneiden und den Spalt etwas auseinanderziehen. Hier bricht das Brot später beim Backen knusprig auf.

4 Die Form in den kalten Backofen stellen (mittlere Einschubleiste). Den Ofen auf 220° anheizen. Sobald die Temperatur erreicht ist und die Kontrolllampe erlischt, auf 180° herunterschalten. Das Brot in etwa 50 Min. knusprig herausbacken, bei Bedarf am Ende der Backzeit den Grill dazuschalten und das Brot noch kurz bräunen.

5 Das fertige Brot mittels Backpapier aus der Form heben, das Papier abziehen und das Brot im abgeschalteten Backofen etwa 5 Min. ruhen lassen. Dann herausnehmen und auf einem Rost abkühlen lassen.

HALTBARKEITS-TIPP

Frisch gebacken ist das Dinkelbrot saftig und besitzt eine kräftige, aromatische Kruste. Es hält sich 2–3 Tage frisch. Ansonsten in Scheiben geschnitten einfrieren und im Toaster einzeln auftauen.

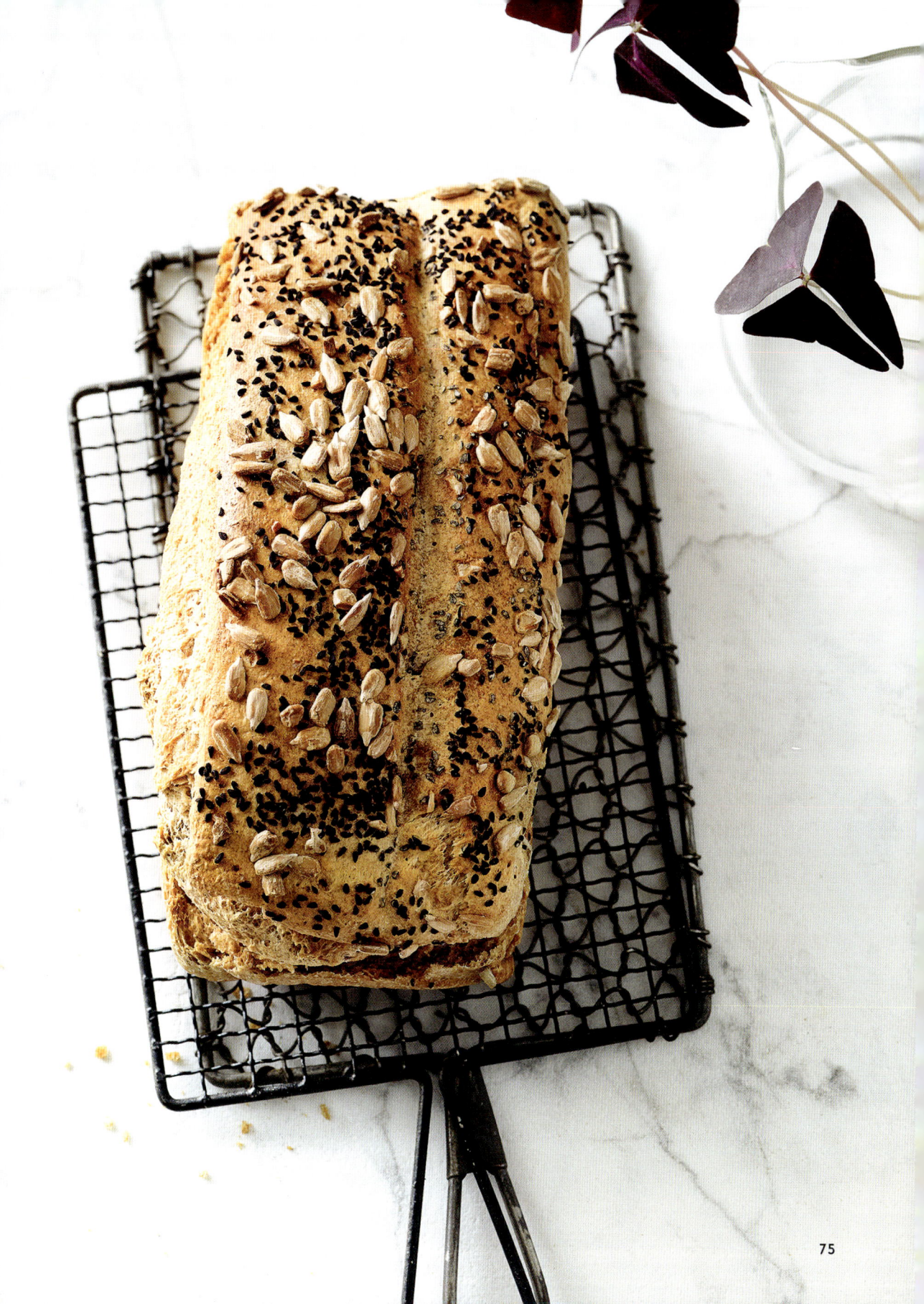

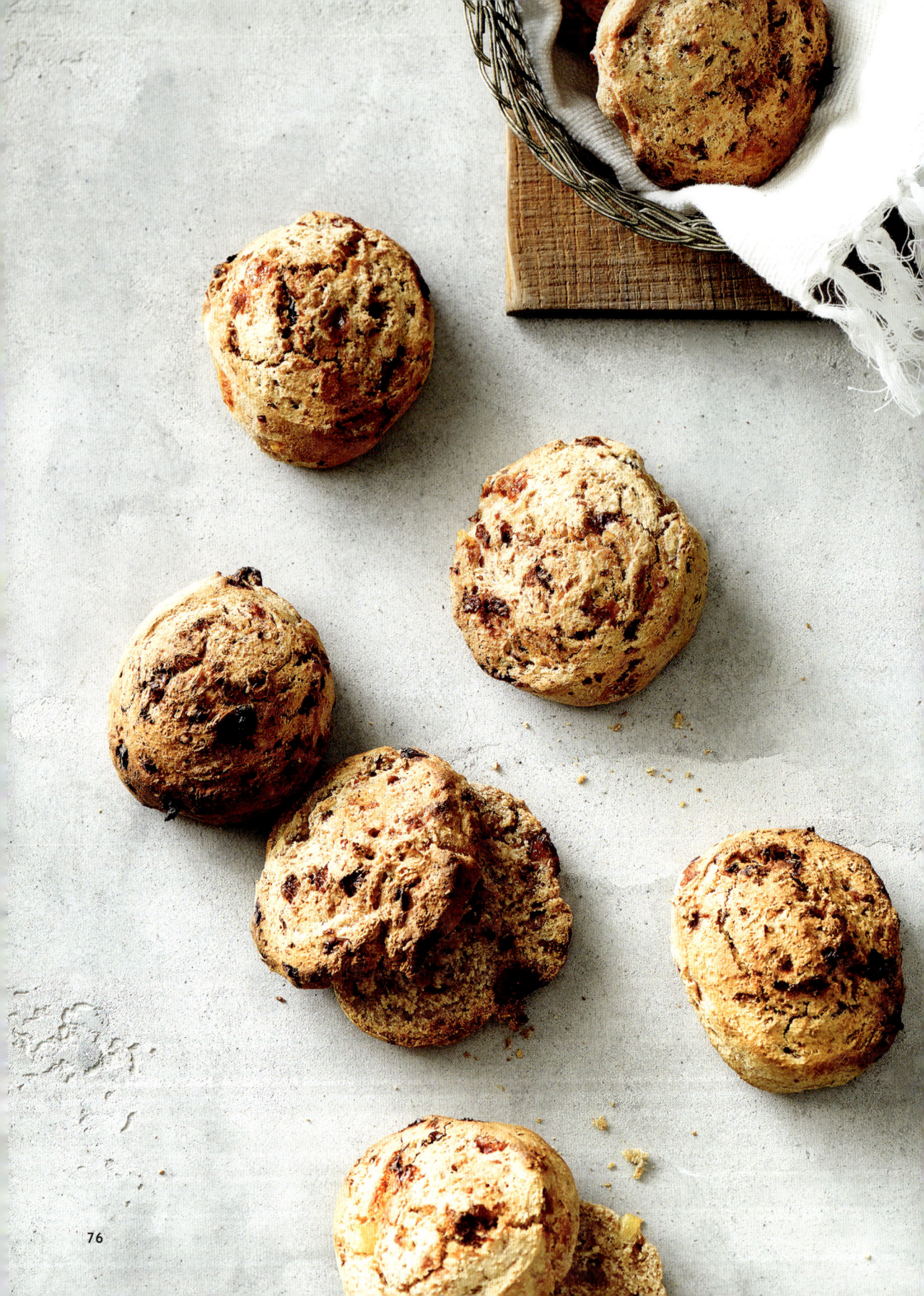

ROSINENKLÖBEN MIT INGWER

HERZHAFTE BRÖTCHEN MIT EINEM TOUCH SÜSSE

1   Beide Mehlsorten mit Chili und Zimt in einer Rührschüssel vermengen. Den Ingwer fein hacken und zusammen mit den Cranberrys und Sultaninen unter die Mehlmischung heben.

2   Die Hefe in eine Rührschüssel zerbröckeln und mit 350 ml kaltem Wasser verrühren. Etwa 1 TL Salz und Essig unterrühren. Die Hefeflüssigkeit und das Öl zum Mehlmix geben. Sämtliche Zutaten mit den Knethaken des Handrührgerätes zu einem weich-elastischen Teig verkneten. Bei Bedarf löffelweise etwas Wasser oder Mehl zufügen. Den Teig mit einem Stück leicht geölter Frischhaltefolie bedecken und für mindestens 8 Std. (max. 24 Std.) in den Kühlschrank geben.

3   Anschließend ein Backblech mit Backpapier auslegen. Den Teig mit den Händen sanft zu einer gleichmäßig dicken, etwa 40 cm langen Rolle formen. Nicht kneten! Mit einem scharfen Sägemesser 16 gleich große Stücke von der Rolle schneiden und aufs Blech legen.

4   Das Blech auf der mittleren Einschubleiste in den kalten Backofen schieben. Den Ofen auf 200° anheizen. Sobald die Temperatur erreicht ist und die Kontrolllampe erlischt, auf 180° herunterschalten. Die Klöben in 20–25 Min. knusprig herausbacken, bei Bedarf am Ende der Backzeit den Grill dazuschalten und das Gebäck noch kurz bräunen.

5   Die Rosinenbrötchen im abgeschalteten Backofen 5 Min. ruhen lassen. Dann herausnehmen und auf einem Rost auskühlen lassen.

VARIANTEN:

Ingwerliebhaber lassen den Zimt weg und nehmen stattdessen Ingwerpulver oder fein gehackte frische Ingwerwurzel. Für mehr Abwechslung Cranberrys und Sultaninen durch gehackte Walnusskerne und klein geschnittene Trockenfeigen ersetzen. Eher deftig wird's mit Oliven und Mandeln statt Zimt, Trockenfrüchten und Ingwer.

FÜR 16 STÜCK
ZUBEREITUNGSZEIT: *15 Min.*
FERMENTATIONSZEIT: *8 Std.*
BACKZEIT: *25 Min.*

ZUTATEN:

300 g Dinkelmehl Type 630
300 g Vollkorn-Dinkelmehl
1 Msp. gemahlene Chilischoten
½ TL Zimt
50 g kandierter Ingwer
50 g getrocknete Cranberrys
100 g Sultaninen
20 g frische Hefe (½ Würfel)
Salz
3 EL Essig
2 EL Rapsöl
Öl zum Bestreichen

AUSSERDEM

Frischhaltefolie

PRO PORTION

ca. 185 kcal
5 g Eiweiß
2 g Fett
34 g Kohlenhydrate
3 g Ballaststoffe

APFEL-MÖHREN-DRINK

VITAMINREICHER FRÜHSTÜCKSDRINK

ZUTATEN:

200 ml Apfelsaft

200 ml Möhrensaft

150 g Joghurt (3,5 % Fettgehalt)

2 EL Haferkleie

2 EL Zitronensaft

PRO PORTION

ca. 155 kcal

5 g Eiweiß

3 g Fett

25 g Kohlenhydrate

1 g Ballaststoffe

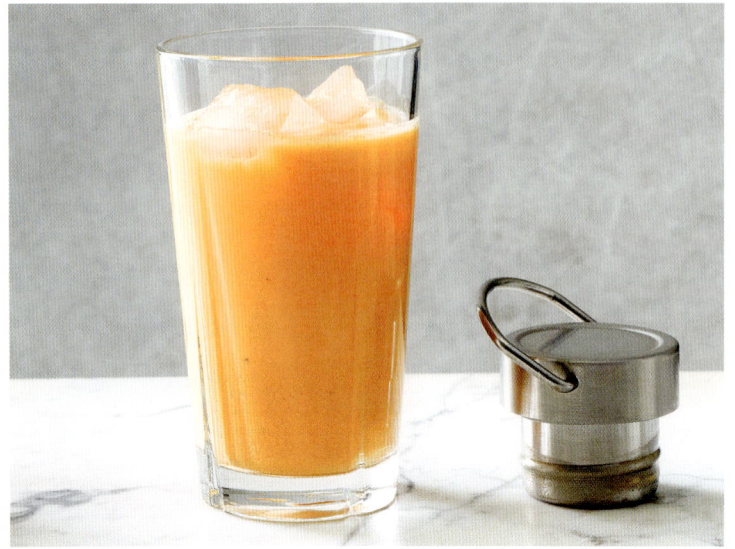

1   Apfel- und Möhrensaft mit Joghurt und Haferkleie verquirlen.

2   Den Drink mit Zitronensaft abschmecken. Zum Mitnehmen in zwei Thermobecher füllen und nach Belieben Eiswürfel zugeben.

MEHR DARAUS MACHEN:

Wer morgens genug Zeit aufbringt, gibt vier Möhren und drei bis vier Äpfel in den Entsafter. So schmeckt der Drink noch frischer!

FETA-RÜHREIER AUF VOLLKORNBROT

DEFTIG HERZHAFTER SATTMACHER

ZUTATEN:

2 Eier (M)
2 Eiweiß (M)
Pfeffer
75 g Schafskäse (Feta)
3 Stängel Dill
2 TL Butter (ersatzweise
*   Margarine)*
2 Scheiben Sauerteig-
*   Vollkornbrot*
2 große Tomaten

PRO PORTION

ca. 380 kcal
22 g Eiweiß
19 g Fett
24 g Kohlenhydrate
6 g Ballaststoffe

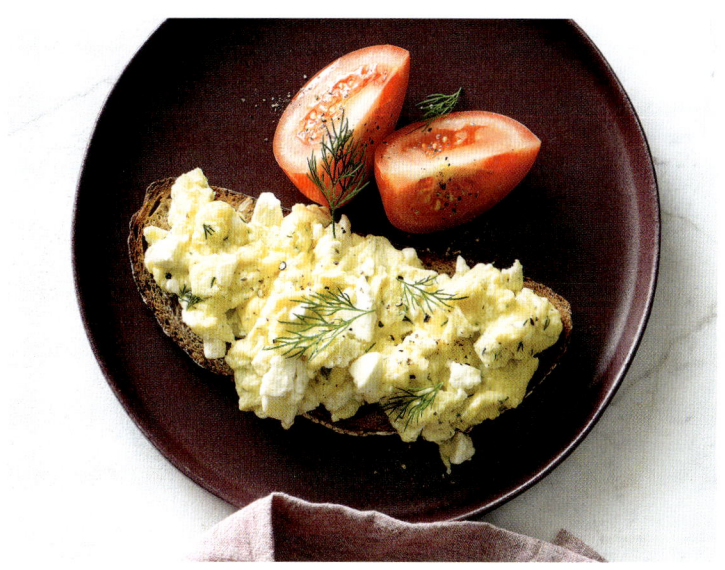

1 Eier, Eiweiße und 2 EL Wasser in einer Schüssel verrühren. Nicht salzen, nur pfeffern. Feta fein zerbröckeln. Den Dill abbrausen, trocken schütteln. Dillspitzen abzupfen, einige zum Garnieren beiseitelegen, die übrigen fein schneiden. Feta und Dill unter die Eimasse mischen.

2 Das Fett in einer beschichteten Pfanne erhitzen. Den Eiermix hineingießen und bei milder Hitze unter Rühren in 2 Min. stocken lassen. Die Tomaten waschen, vierteln und vom Stielansatz befreien.

3 Die Vollkornbrotscheiben kurz toasten, auf zwei flache Teller geben und das Rührei darauf verteilen. Die Tomaten daneben anrichten und alles mit den beiseitegelegten Dillspitzen garnieren.

TIPP:
Die übrigen Eigelbe abgedeckt im Kühlschrank aufbewahren und möglichst zügig verarbeiten, z. B. zu einer Zabaione (s. S. 179).

KOKOS-RÜHREI MIT SPROSSENSALAT

FÜR FANS SANFTER ASIA-AROMEN

ZUTATEN:

1 Bund Frühlingszwiebeln

1 Bio-Orange

4 Eier (M)

6 EL Kokosmilch

Salz

2 TL Butter (ersatzweise Margarine)

150 g gemischte Sprossen

Kubebenpfeffer (ersatzweise andere Pfeffersorte)

1 EL Kokoschips (ungesüßt)

PRO PORTION

ca. 355 kcal

18 g Eiweiß

22 g Fett

15 g Kohlenhydrate

5 g Ballaststoffe

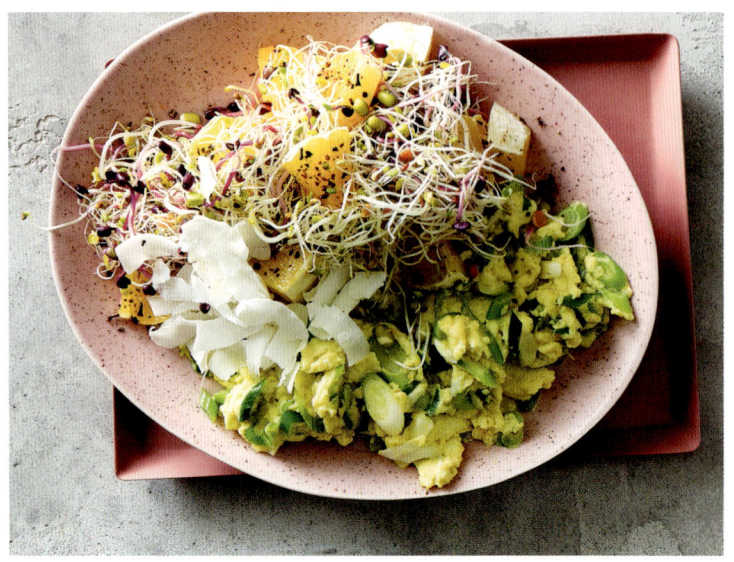

1   Frühlingszwiebeln putzen, waschen und schräg in feine Scheiben schneiden. Die Orange heiß abwaschen, abtrocknen und ½ TL Schale fein abreiben. Die Frucht schälen, dabei die weiße Haut weitgehend belassen. Das Fruchtfleisch in mundgerechte Stücke schneiden.

2   Die Eier mit der Kokosmilch verquirlen und salzen. Frühlingszwiebeln und abgeriebene Orangenschale unterrühren. Das Fett in einer beschichteten Pfanne erhitzen. Den Eiermix hineingießen und bei milder Hitze unter Rühren in etwa 2 Min. stocken lassen.

3   Die Sprossen in ein Sieb geben, kurz abbrausen und abtropfen lassen. Für den Salat die Sprossen mit den Orangenstücken mischen, wenig salzen, aber kräftig pfeffern. Das Rührei mit dem Sprossensalat und den Kokoschips auf zwei Tellern anrichten und servieren.

VARIANTE:

Für den Asia-Touch 1 Nori-Blatt in einer beschichteten Pfanne ohne Fett anrösten, dann herausnehmen, klein schneiden und zur Eimasse geben. Schmeckt mild-würzig nach Meer und ein kleines bisschen süß.

GEMÜSE-FRITTATA MIT KAPERN

SCHMECKT AUCH ZUM FRÜHSTÜCK

ZUTATEN:

1 Paprika
2 Frühlingszwiebeln
2 EL TK-Erbsen
3 Eier (M)
100 g Seidentofu
Salz
Pfeffer
1 EL Olivenöl
1 EL Kapern

PRO PORTION

ca. 245 kcal
16 g Eiweiß
15 g Fett
8 g Kohlenhydrate
4 g Ballaststoffe

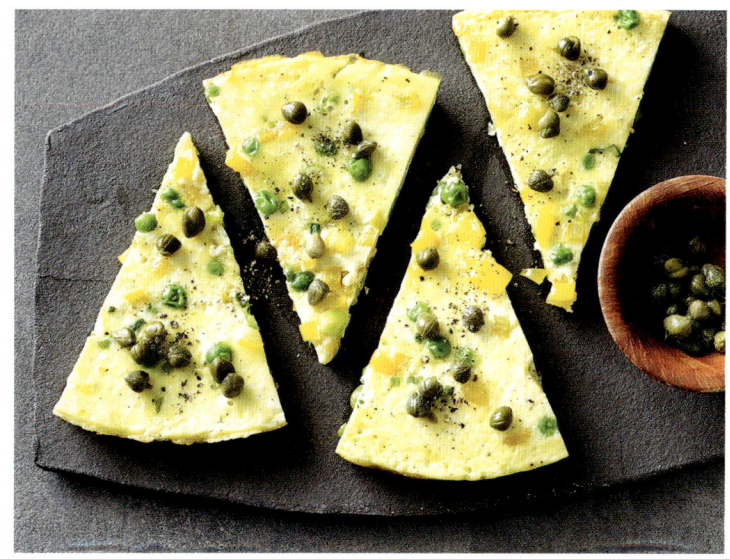

1 Paprika waschen, halbieren, Stielansatz, weiße Trennwände und Kerne entfernen. Die Hälften fein würfeln. Frühlingszwiebeln putzen, waschen und klein schneiden. Die gefrorenen Erbsen in ein Sieb geben und zum Auftauen lauwarm abspülen. Eier und Seidentofu in eine Schüssel geben und gut verrühren. Mit Salz und Pfeffer würzen.

2 Das Öl in einer beschichteten Pfanne erhitzen. Das vorbereitete Gemüse und die Erbsen darin offen bei mittlerer Hitze in 3 Min. anbraten, dann sparsam salzen. Den Ei-Tofu-Mix hinzufügen und bei milder Hitze zugedeckt in 6–7 Min. stocken lassen. Die Frittata kräftig pfeffern, mit Kapern bestreuen und sofort servieren.

GUT ZU WISSEN:

Wer zum Frühstück gerne Eier isst, sich aber vor einem hohen Cholesterinspiegel fürchtet, darf aufatmen: Inzwischen hat sich erwiesen, dass der Körper vom Cholesterin der Eier nur wenig aufnimmt!

SCHAUM-OMELETT MIT APRIKOSENSAUCE

LOCKER-LEICHTES VERWÖHNGERICHT

ZUTATEN:

½ Bio-Zitrone

3 Eier (M)

1 Msp. gemahlene Vanille

Salz

1 EL gemahlene Mandeln

½ EL Butter

*1 kleine Dose Aprikosen
    (250 g Abtropfgewicht)*

*1 EL Granatapfelkerne (ersatz-
    weise Heidelbeeren)*

PRO PORTION

ca. 275 kcal

12 g Eiweiß

14 g Fett

22 g Kohlenhydrate

2 g Ballaststoffe

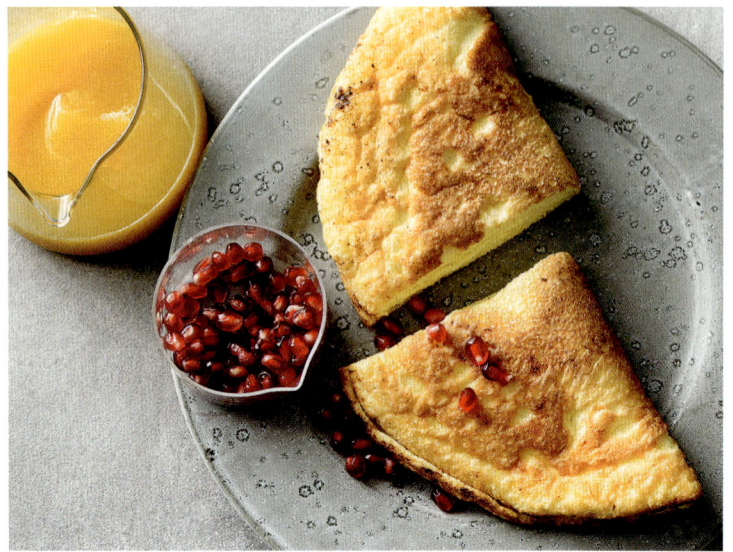

1   Zitrone heiß waschen, abtrocknen. Die Schale mit einem Zestenreißer oder einem Sparschäler hauchdünn abschälen, fein hacken und
beiseitelegen. Den Saft auspressen und beiseitestellen.

2   Eier trennen. Die Eigelbe mit Zitronenschale und gemahlener
Vanille verrühren. Die Eiweiße mit wenig Salz und 1 TL Zitronensaft
zu sehr festem Schnee schlagen. Eigelbe und gemahlene Mandeln auf
den Eischnee geben und vorsichtig unterheben.

3   Die Butter in einer großen beschichteten Pfanne schmelzen, den
Mix hineingeben und offen bei kleiner Hitze etwa 2 Min. braten, bis
die Unterseite leicht gebräunt ist. Dann einen Deckel auflegen und ca.
3 Min. weitergaren, bis der Eiermix in der Mitte fest geworden ist.

4   Für die Sauce die Aprikosen abtropfen lassen, in einen hohen
Rührbecher geben und pürieren. Mit dem übrigen Zitronensaft abschmecken. Das Omelett auf einen großen Teller gleiten lassen und
dabei zusammenklappen. Dann in zwei Hälften teilen und diese mit
Aprikosensauce und Granatapfelkernen auf zwei Tellern anrichten.

AMERICAN PANCAKES MIT HEIDELBEEREN

SÜNDHAFT GUTER AMERIKA-IMPORT

ZUTATEN:

½ Bio-Zitrone
90 g Mehl
1 EL Weizenkleie (ersatzweise
     Haferkleie)
½ TL Natron (ersatzweise
     Backpulver)
1 TL Zucker
½ TL Zimtpulver
Salz
1 Ei (M)
125 g Buttermilch
150 g Heidelbeeren
2 EL Rapsöl
Zimtpulver zum Bestäuben

PRO PORTION

ca. 340 kcal
11 g Eiweiß
14 g Fett
45 g Kohlenhydrate
8 g Ballaststoffe

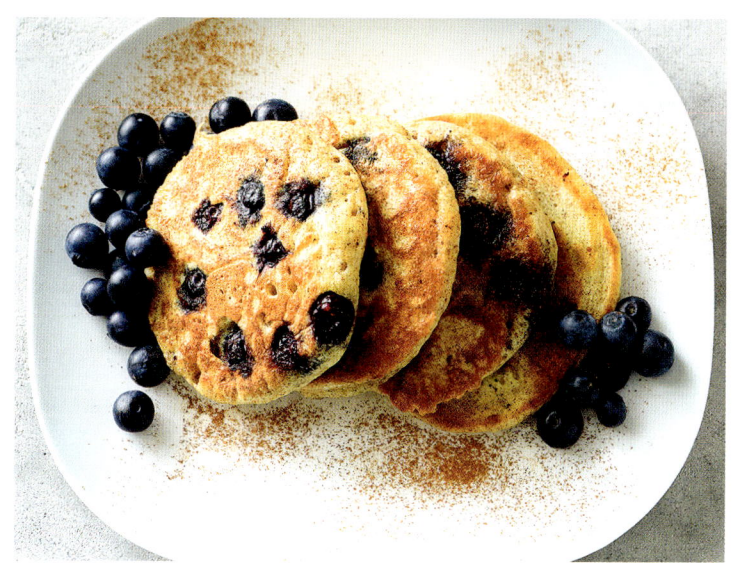

1   Zitrone waschen, abtrocknen. ½ TL Zitronenschale fein abreiben. Mehl, Kleie, Natron, Zucker, Zimt und sehr wenig Salz mischen. Ei, Buttermilch und Zitronenschale hinzufügen. Alle Zutaten zu einem glatten Teig verrühren und abgedeckt ca. 15 Min. quellen lassen.

2   Die Heidelbeeren verlesen, abbrausen und abtropfen lassen. Einige Beeren für die Garnierung beiseitelegen. Backofen auf 50° vorheizen.

3   1 EL Öl in einer großen beschichteten Pfanne erhitzen. Für die ersten vier Pancakes je 1,5 EL Teig in die Pfanne geben und mit einigen Heidelbeeren bestreuen. Die Pfannkuchen bei mittlerer Hitze 2 Min. pro Seite backen, dann herausnehmen und im Backofen warm halten.

4   Die zweite Hälfte des Teigs und die restlichen Heidelbeeren in gleicher Weise verarbeiten. Abschließend den Rand von zwei großen Tellern mit Zimt bestäuben. Je vier Pancakes darauf anrichten, mit den beiseitegelegten Heidelbeeren garnieren und sofort genießen.

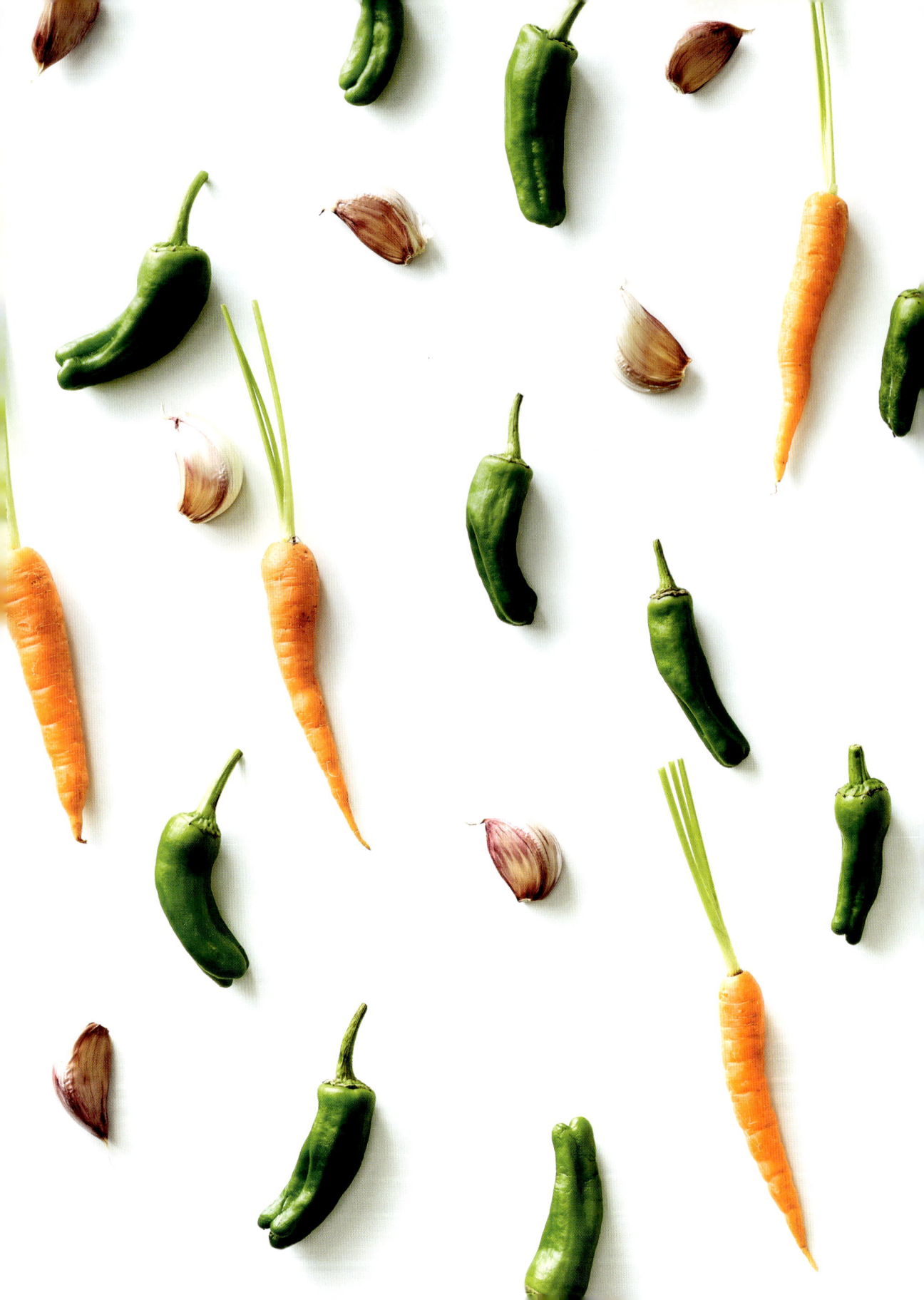

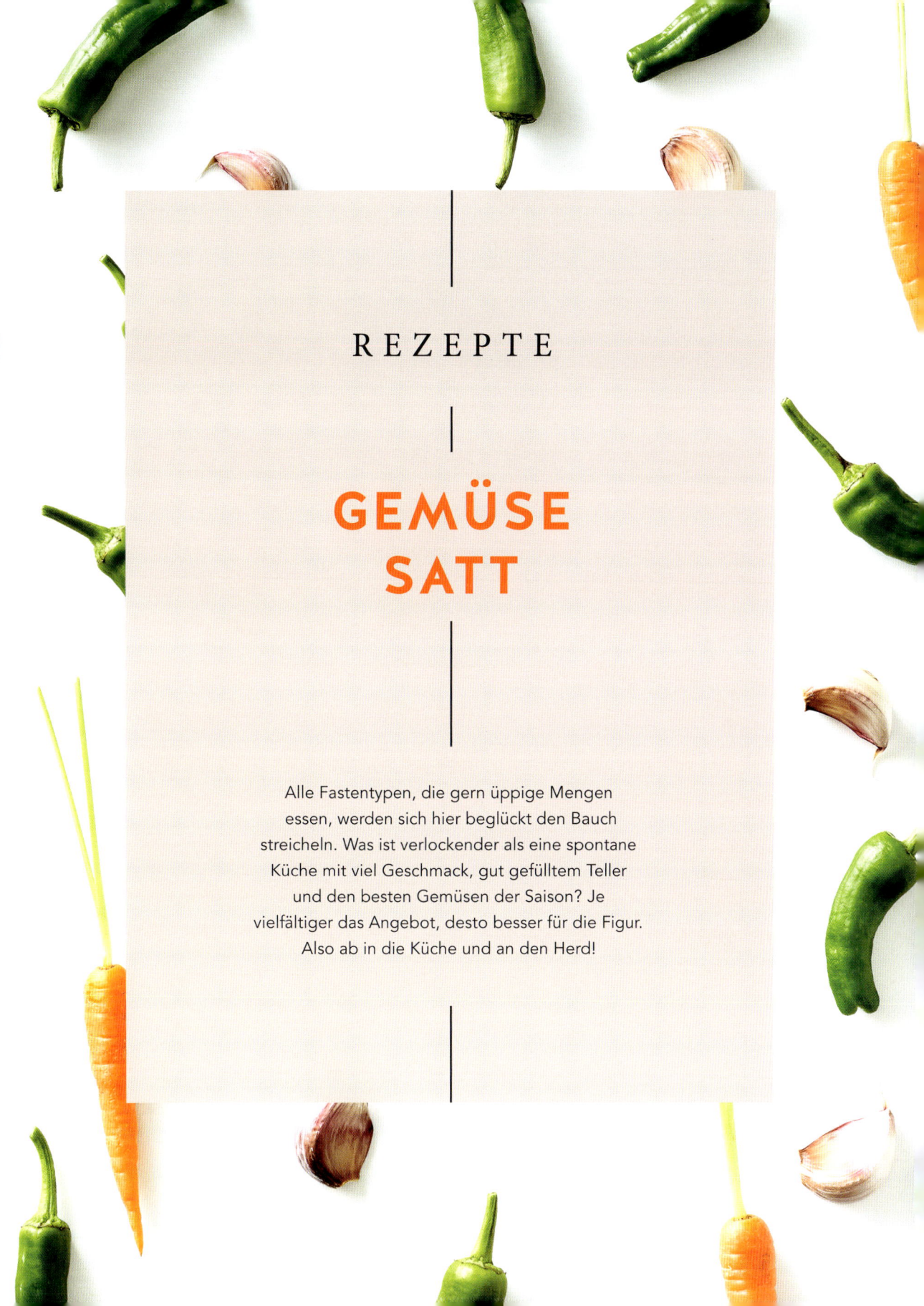

REZEPTE

GEMÜSE SATT

Alle Fastentypen, die gern üppige Mengen
essen, werden sich hier beglückt den Bauch
streicheln. Was ist verlockender als eine spontane
Küche mit viel Geschmack, gut gefülltem Teller
und den besten Gemüsen der Saison? Je
vielfältiger das Angebot, desto besser für die Figur.
Also ab in die Küche und an den Herd!

KICHERERBSEN-CURRY MIT GRANATAPFEL

CREMIGER SATTMACHER MIT EINEM HAUCH EXOTIK

ZUTATEN:

2 große Zwiebeln
2 Knoblauchzehen
100 g Baby-Blattspinat
150 g Tofu
1 Dose Kichererbsen
*   (250 g Abtropfgewicht)*
1 EL Butterschmalz
1 EL Currypulver (nach Belieben
*   mild / scharf)*
200 ml Kokosmilch
200 ml Gemüsebrühe
Salz
4 EL Granatapfelkerne

PRO PORTION

ca. 580 kcal
26 g Eiweiß
33 g Fett
38 g Kohlenhydrate
10 g Ballaststoffe

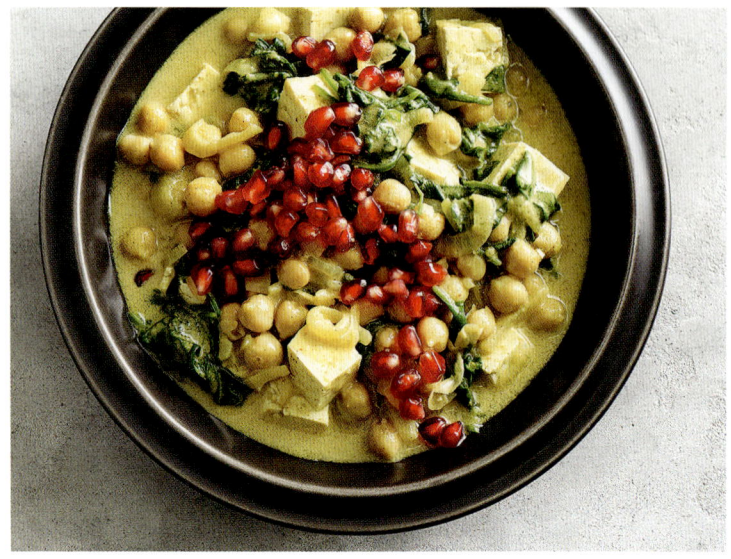

1   Zwiebeln und Knoblauch schälen. Die Zwiebeln halbieren und in Streifen schneiden, den Knoblauch grob hacken. Den Spinat waschen, verlesen und abtropfen lassen. Tofu trocken tupfen, würfeln.

2   Die Kichererbsen in ein Sieb geben, kurz abbrausen und abtropfen lassen. Das Butterschmalz in einem Topf erhitzen, Zwiebeln und Knoblauch darin in etwa 3 Min. bei mittlerer Hitze glasig dünsten. Currypulver kurz mitdünsten. Kokosmilch, Brühe und Kichererbsen hinzufügen und zugedeckt bei kleiner Hitze 15 Min. schmoren.

3   Dann Spinat und Tofu zugeben und im Curry zugedeckt 2 Min. heiß werden lassen. Der Spinat fällt dabei in sich zusammen. Nach Belieben mit Salz und Currypulver abschmecken. Das fertige Gericht auf zwei Teller verteilen und mit Granatapfelkernen garnieren.

ROTE-BETE-SALAT MIT LINSENDRESSING

FRUCHTIG-WÜRZIGER HERBSTSALAT MIT NUSS-TOPPING

ZUTATEN:

400 g Rote Bete (vorgegart und
    vakuumiert)
60 g rote Linsen
2 große Orangen
4 Zweige Minze
100 g Ziegenfrischkäse
1 EL Walnusskerne
Salz
gemahlene Chilischoten
gemahlener Kreuzkümmel
Zimtpulver
2 EL Olivenöl

PRO PORTION

ca. 510 kcal
19 g Eiweiß
28 g Fett
38 g Kohlenhydrate
11 g Ballaststoffe

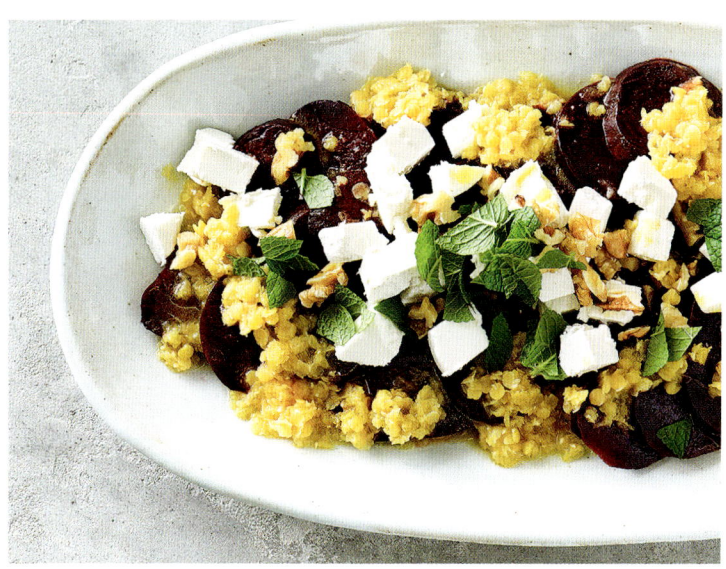

1   Die Roten Beten aus der Packung nehmen und in dünne Scheiben schneiden. Auf eine Platte legen und im Backofen bei 50° erwärmen, bis alles andere zubereitet ist. Die roten Linsen in 200 ml kochendem Wasser zugedeckt bei kleiner Hitze in etwa 10 Min. bissfest garen.

2   Inzwischen die Orangen auspressen und 200 ml Saft beiseitestellen. Minze abbrausen, trocken schütteln. Die Blätter abzupfen und grob schneiden. Den Ziegenkäse würfeln, die Walnusskerne grob hacken.

3   Den Orangensaft zu den fertig gegarten Linsen geben und bei großer Hitze 3 Min. offen einkochen lassen. Das Dressing mit Salz, Chili, Kreuzkümmel und Zimt abschmecken, zuletzt das Öl unterrühren.

4   Die lauwarmen Roten Beten mit Linsendressing, Ziegenkäse, Minze und Walnüssen auf zwei Tellern anrichten und sofort servieren.

TAUSCH-TIPP:

Statt Ziegenfrischkäse schmeckt auch Feta oder Pfannenkäse prima!

GRÜNKOHLSTRUDEL AUF MÖHRENSTREIFEN

VITAMINREICHE ROHKOST FÜR DEN WINTER

FÜR 2 PERSONEN
ZUBEREITUNGSZEIT: *50 Min.*

ZUTATEN:

200 g TK-Grünkohl
1 Bio-Zitrone
75 g Schafskäse (Feta)
1 EL Walnusskerne
1 EL Haferflocken
1 EL Rosinen
Salz
Pfeffer
frisch geriebene Muskatnuss
3 Blätter Filoteig
2 EL geröstetes Sesamöl
½ TL Sesam
½ TL Schwarzkümmel
100 g Joghurt (3,5 % Fettgehalt)
¼ TL gemahlene Kurkuma
1 Msp. gemahlene Chilischoten
2 große Möhren (ca. 200 g)

PRO PORTION

ca. 550 kcal
19 g Eiweiß
31 g Fett
42 g Kohlenhydrate
9 g Ballaststoffe

1 Den Grünkohl in einem Sieb auftauen und sehr gut abtropfen lassen. Zusätzlich mit einem Löffelrücken Gemüsesaft auspressen, damit die Füllung nicht zu flüssig wird und die Strudel durchweicht. Die Zitrone heiß waschen, abtrocknen und 1–2 TL Schale fein abreiben. Dann halbieren und etwa 2 EL Saft auspressen.

2 Feta würfeln, die Walnusskerne grob hacken. Grünkohl mit Zitronenschale, Feta, gehackten Nüssen, Haferflocken und Rosinen mischen. Mit Salz, Pfeffer und Muskatnuss würzen. Den Backofen auf 200° vorheizen und ein Backblech mit Backpapier auslegen.

3 Die Teigblätter auf einer Seite sehr dünn mit Sesamöl bestreichen und vierteln. Je zwei Teigstücke aufeinanderlegen. Diese im unteren Drittel mit je 2 EL Füllung belegen, die Seiten nach innen einschlagen und die Teigstücke nacheinander zu 6 kleinen Strudeln aufrollen. Die Enden gut aneinanderdrücken, damit die Füllung nicht ausläuft.

4 Die Strudel mit der Naht nach unten auf das vorbereitete Backblech legen, mit dem restlichen Öl bestreichen und mit Sesam sowie Schwarzkümmel bestreuen. Im vorgeheizten Backofen auf der mittleren Einschubleiste in etwa 20 Min. knusprig braun backen.

5 Inzwischen den Joghurt mit Kurkuma und Chili verrühren. Mit wenig Salz abschmecken. Die Möhren putzen, dünn schälen und fein raspeln. Mit dem Zitronensaft mischen. Kurz vor dem Servieren die Möhrenraspel auf zwei Teller verteilen, die Grünkohlstrudel darauf anrichten und die Rohkost mit dem Dressing beträufeln.

VARIANTE:

Die Strudelpäckchen gelingen auch mit TK-Blattspinat. Diesen wie den Grünkohl in einem Sieb auftauen lassen und gut ausdrücken.

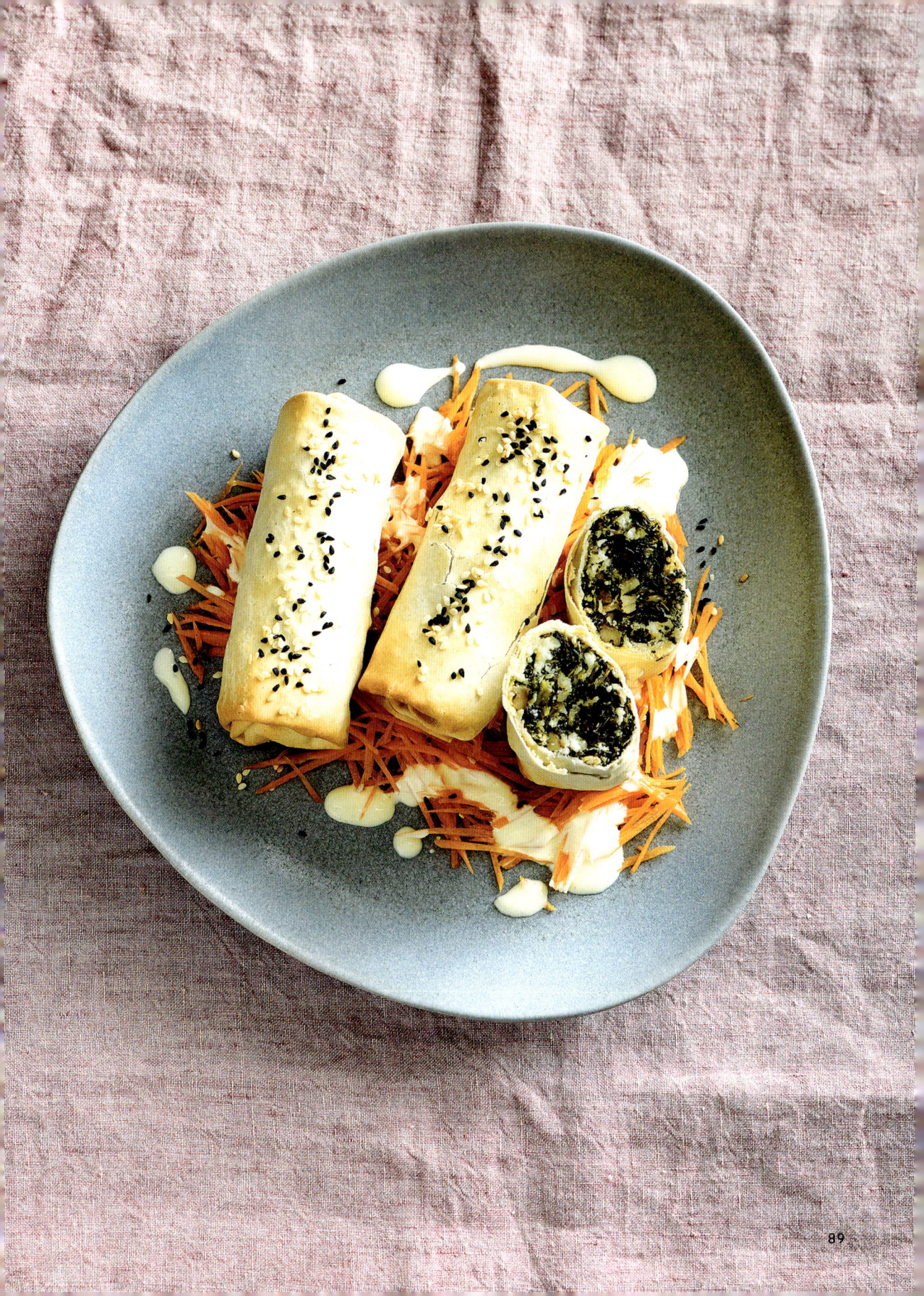

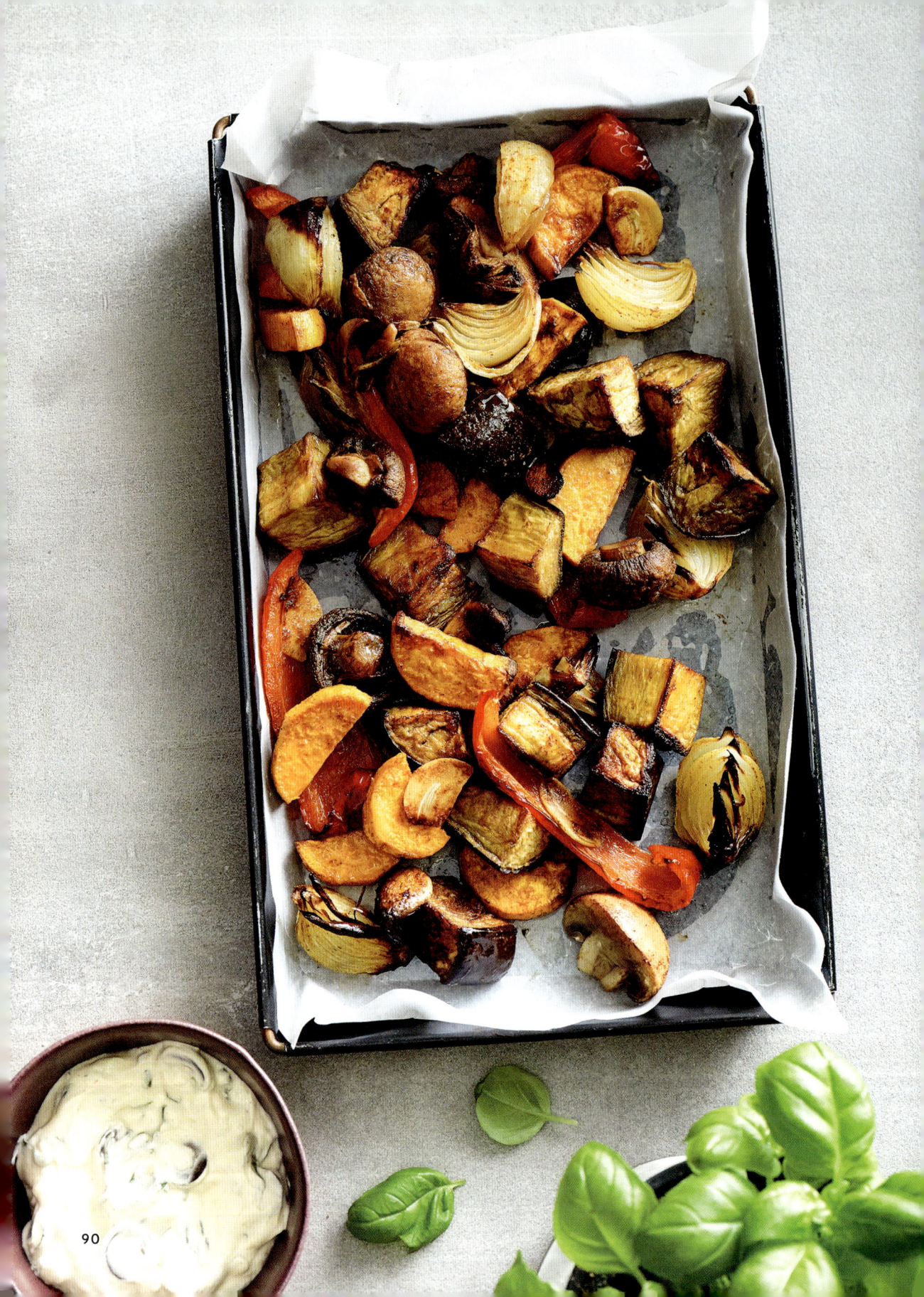

OFENGEMÜSE MIT OLIVEN-DIP

KLASSIKER MIT AROMA-KICK

FÜR 2 PERSONEN
ZUBEREITUNGSZEIT: *45 Min.*

1 Den Backofen auf 200° vorheizen. Die Süßkartoffel schälen, längs halbieren und in Scheiben schneiden. Zwiebeln und Knoblauch schälen, die Zwiebeln in Spalten, den Knoblauch in Scheiben schneiden. Die Paprika waschen, halbieren, Stielansatz, weiße Trennwände und Kerne entfernen. Paprikahälften in Streifen schneiden. Aubergine putzen, waschen, dann halbieren und würfeln. Die Champignons putzen, bei Bedarf mit einem Tuch abreiben und den Stielansatz abschneiden. Je nach Größe halbieren oder vierteln.

2 Olivenöl mit etwa ½ TL Salz, Paprikapulver und Pfeffer in einer ausreichend großen Schüssel verrühren und das vorbereitete Gemüse unterheben. Dann alles auf einem Backblech verteilen und im vorgeheizten Backofen auf der mittleren Einschubleiste 30–35 Min. garen.

3 Inzwischen die Oliven in Scheiben schneiden. Basilikum abbrausen, trocken schütteln. Die Blätter abzupfen und in Streifen schneiden. Magerquark und Joghurt mit dem Kreuzkümmelöl glatt rühren, Oliven und Basilikum unterheben. Mit Salz und Chili abschmecken.

GUT ZU WISSEN:

Pimentón de la vera ist ein kräftiges, geräuchertes Paprikapulver aus Spanien, das hier sein wunderbares Aroma mit dem Ofengemüse teilt. Ersatzweise das Ofengemüse je nach Vorliebe mit edelsüßem oder rosenscharfem Paprikapulver pikant abschmecken.

ZUTATEN:

1 Süßkartoffel (ca. 250 g)
3 Zwiebeln
2 Knoblauchzehen
1 Paprika
1 Aubergine
200 g Champignons
3 EL Olivenöl
Salz
2 TL Pimentón de la vera (geräuchertes Paprikapulver, aus dem Gewürzladen)
schwarzer Pfeffer
2 EL schwarze Oliven (entsteint)
½ Bund Basilikum
150 g Magerquark
100 g Joghurt (3,5 % Fettgehalt)
1 TL Kreuzkümmelöl (ersatzweise Olivenöl)
gemahlene Chilischoten

PRO PORTION

ca. 495 kcal
21 g Eiweiß
22 g Fett
45 g Kohlenhydrate
11 g Ballaststoffe

BOHNEN-CHILI MIT AVOCADO-TOPPING

WÄRMENDER EINTOPF MIT ERFRISCHEND GRÜNEM BEIWERK

ZUTATEN:

400 g Suppengemüse (Möhre,
  Petersilienwurzel, Sellerie,
  Lauch)
2 Zwiebeln
2 Knoblauchzehen
2 EL Rapsöl
1 EL Tomatenmark
1 Dose stückige Tomaten (400 g)
Salz
Pfeffer
1 kleine Avocado
2 EL Limettensaft
einige Tropfen Angostura
  (Cocktailbitter, aus dem
  Getränkemarkt)
½ Bund Koriander
1 TL Schwarzkümmel
1 Dose weiße Bohnen
  (250 g Abtropfgewicht)
150 g TK-grüne-Bohnen
gemahlene Chilischoten

PRO PORTION

ca. 470 kcal
19 g Eiweiß
20 g Fett
43 g Kohlenhydrate
16 g Ballaststoffe

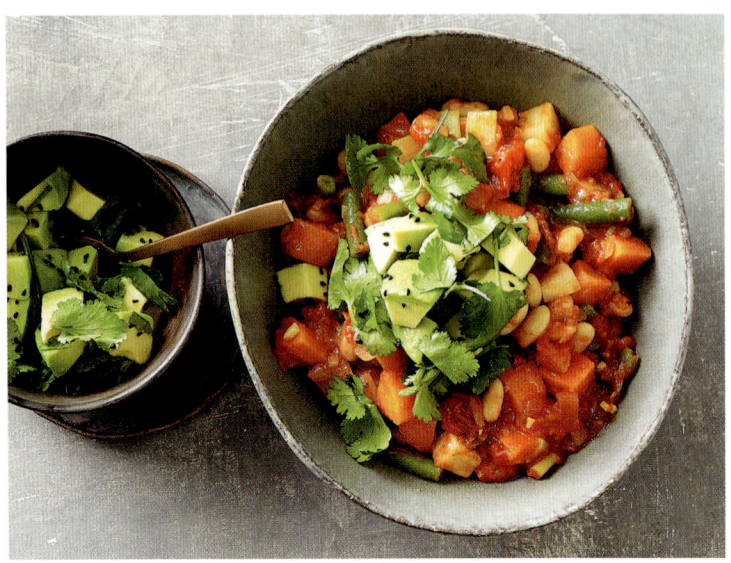

1 Möhre, Petersilienwurzel und Sellerie putzen, schälen und in gleichmäßige, mundgerechte Stücke schneiden. Den Lauch längs halbieren, unter fließendem Wasser gründlich waschen und in halbe Ringe schneiden. Zwiebeln und Knoblauch schälen, fein würfeln. Das Öl in einem Topf erhitzen und das vorbereitete Gemüse darin offen bei mittlerer Hitze in etwa 3 Min. glasig dünsten. Tomatenmark und stückige Tomaten zugeben. Mit Salz und Pfeffer würzen. Das Gemüse bei mittlerer Hitze zugedeckt in etwa 20 Min. bissfest schmoren.

2 Inzwischen die Avocado halbieren, entkernen. Das Fruchtfleisch mit einem Löffel aus der Schale heben, würfeln und sofort mit Limettensaft und Angostura beträufeln. Den Koriander abbrausen, trocken schütteln. Die Blättchen abzupfen und grob schneiden. Avocadowürfel mit Koriander und Schwarzkümmel mischen.

3 Weiße Bohnen in ein Sieb geben, mit Wasser abspülen und abtropfen lassen. Mit den TK-Bohnen zum Gemüse geben und alles 5 Min. bei mittlerer Hitze zugedeckt garen. Mit Salz und Chili herzhaft abschmecken und in tiefen Tellern servieren. Das Topping dazu reichen.

SELLERIE-NUSS-SCHNITZEL MIT SALAT

VEGGI-SCHNITZEL MIT FRUCHTIGER SALATBEILAGE

ZUTATEN:

500 g Sellerie

Salz

100 g Frisée

1 große Orange

Pfeffer

2 EL Olivenöl

2 EL Mehl

1 Ei (M)

40 g gemahlene Haselnusskerne

4 EL Semmelbrösel

2 EL Butterschmalz

1 Beet lila Kresse

PRO PORTION

ca. 460 kcal

11 g Eiweiß

31 g Fett

24 g Kohlenhydrate

12 g Ballaststoffe

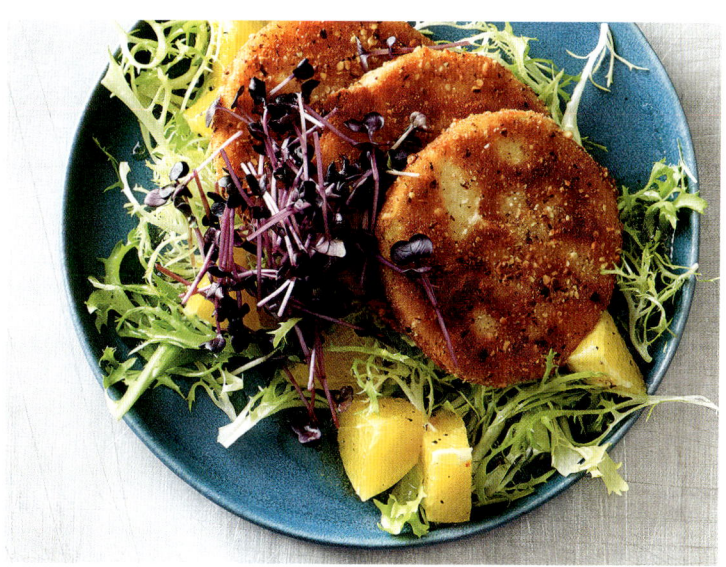

1   Den Sellerie in etwa 1 cm dicke Scheiben schneiden, schälen und in kochendem Salzwasser bei mittlerer Hitze zugedeckt etwa 8 Min. vorgaren. Dann abgießen und etwas abkühlen lassen.

2   Inzwischen den Salat waschen, trocken schleudern und mundgerecht zerzupfen. Die Orange schälen, sodass auch die weiße Haut entfernt wird. Das Fruchtfleisch würfeln. Dabei den Saft in einer Salatschüssel auffangen und mit Salz, Pfeffer und Olivenöl verschlagen.

3   Das Mehl auf einem flachen Teller ausstreuen. Das Ei in einem tiefen Teller verquirlen, in einem weiteren die Nüsse mit den Semmelbröseln vermischen. Sellerieischeiben mit Salz und Pfeffer würzen und zuerst im Mehl, dann im Ei und zuletzt in der Nusspanade wenden.

4   Butterschmalz in einer beschichteten Pfanne erhitzen. Die Sellerieschnitzel bei mittlerer Hitze pro Seite 3 Min. braten. Auf Küchenpapier kurz abtropfen lassen. Salat und Orangenstücke unter das Dressing heben und mit den Schnitzeln anrichten. Die Kresse in ein feines Sieb schneiden, abbrausen, trocken schütteln und über den Salat streuen.

ZUCCHINI-MÖHREN-RÖSTI

BUNTE VEGGI-VIELFALT AUF DEM TELLER

FÜR 2 PERSONEN
ZUBEREITUNGSZEIT: *50 Min.*

ZUTATEN:

4 Möhren (ca. 350 g)
2 kleine Zucchini (ca. 350 g)
Salz
4 Radieschen
1 Stange Staudensellerie
3 EL Rapsöl
2 EL Zitronensaft
Salz
1 Msp. gemahlene Chilischoten
4 Tomaten (ca. 350 g)
100 g Tofu
1 Ei (M)
2 EL zarte Haferflocken
2 TL Sonnenblumenkerne

PRO PORTION

ca. 440 kcal
20 g Eiweiß
23 g Fett
28 g Kohlenhydrate
11 g Ballaststoffe

1   Möhren und Zucchini putzen, die Möhren dünn schälen, die Zucchini waschen. Beides grob raspeln. Die Gemüseraspel mit ½ TL Salz mischen und etwa 10 Min. ziehen lassen.

2   Inzwischen die Radieschen und den Staudensellerie putzen und waschen. Vom Staudensellerie mit einem Sparschäler die Fäden an der gerundeten Seite abschälen. Radieschen und Sellerie fein würfeln.

3   Für die Vinaigrette 1 EL Öl, Zitronensaft, Salz und Chili verrühren und mit den Gemüsewürfelchen mischen. Die Tomaten waschen, vom Stielansatz befreien und in Scheiben schneiden. Tomatenscheiben vorsichtig unter die Vinaigrette heben.

4   Tofu trocken tupfen, würfeln. Die Gemüseraspel in ein sauberes Geschirrtuch geben und das Wasser sehr gut ausdrücken. Dann die Raspel in einer Schüssel mit Tofuwürfeln, Ei, Haferflocken und Sonnenblumenkernen verrühren. Mit Salz und Pfeffer würzen.

5   Das restliche Öl in einer großen beschichteten Pfanne erhitzen. Aus der Masse mit einem Löffel 6–8 Rösti in der Pfanne formen und bei mittlerer Hitze pro Seite in ungefähr 3 Min. knusprig-braun braten. Die Gemüse-Rösti mit dem Tomatensalat anrichten.

MEHR DARAUS MACHEN:
Sind die Blättchen am Staudensellerie noch frisch? Dann unbedingt mitverwenden! Einfach wie Petersilie kurz abbrausen, trocken schütteln und klein schneiden. Dann auf den Tomatensalat streuen.

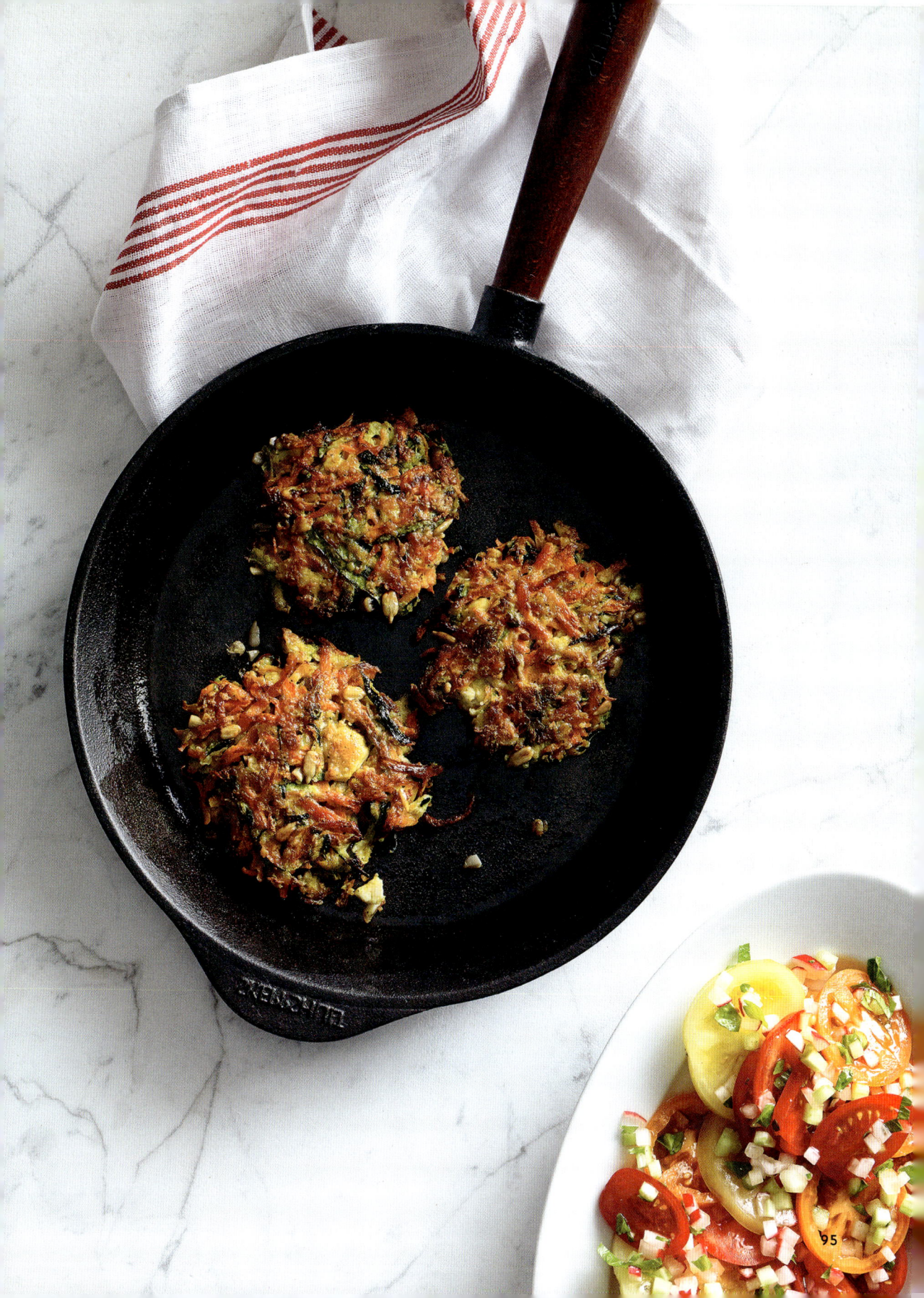

BUCHWEIZEN-RISOTTO MIT RAHMGEMÜSE

SATTMACHER MIT ZARTEM BISS

ZUTATEN:

100 g Buchweizen
500 ml Gemüsebrühe
1 Zwiebel
1 Knoblauchzehe
2 EL Rapsöl
1 TL gemahlene Kurkuma
1 Kohlrabi
100 g Kochsahne
5 EL Gemüsebrühe
150 g TK-Erbsen
50 g Blauschimmelkäse
    (z. B. Gorgonzola)
½ Bund Schnittlauch
1 EL Zitronensaft
Salz
gemahlene Chilischoten

PRO PORTION

ca. 575 kcal
20 g Eiweiß
27 g Fett
56 g Kohlenhydrate
9 g Ballaststoffe

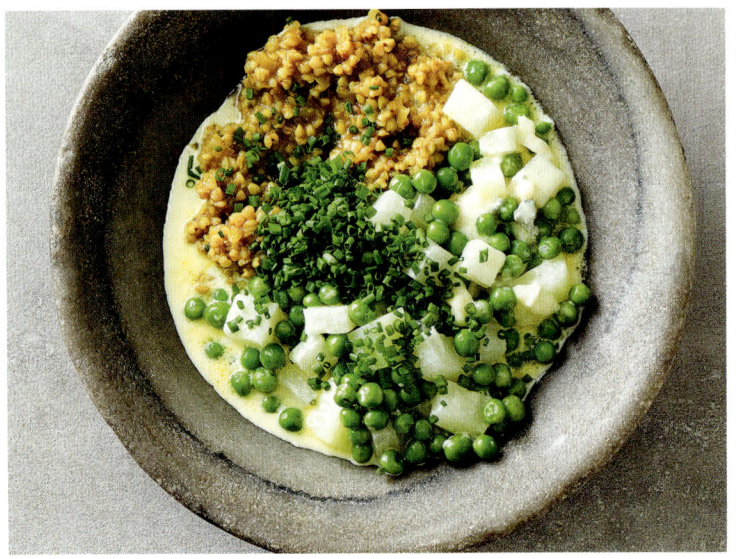

1   Den Buchweizen in einem Sieb mit heißem Wasser abspülen und abtropfen lassen. Die Gemüsebrühe erhitzen und beiseitestellen.

2   Zwiebel und Knoblauch schälen, fein würfeln und in 1 EL Öl bei mittlerer Hitze in 3 Min. glasig dünsten. Buchweizen und Kurkuma zugeben und 1 Min. mitdünsten. Die Brühe nach und nach angießen und den Buchweizen unter gelegentlichem Rühren offen und bei mittlerer Hitze in knapp 20 Min. bissfest garen.

3   Inzwischen den Kohlrabi putzen, schälen und würfeln. Das restliche Öl erhitzen und die Kohlrabiwürfel darin bei mittlerer Hitze etwa 5 Min. offen dünsten. Sahne, Brühe und Erbsen zugeben. Alles zugedeckt weitere 5 Min. bei mittlerer Hitze garen. Den Gorgonzola in der Sauce schmelzen lassen und diese nach Belieben abschmecken.

4   Schnittlauch abbrausen, trocken schütteln und in Röllchen schneiden. Den Buchweizen-Risotto mit Zitronensaft, Salz und Chili abschmecken und mit dem Gemüse anrichten. Alles üppig mit Schnittlauchröllchen bestreuen und sofort servieren.

KÜRBIS-FRITTATA

KULINARISCHER KURZURLAUB IN DER KARIBIK!

ZUTATEN:

2 Zwiebeln

350 g Hokkaido-Kürbis

3 getrocknete Soft-Tomaten

2 EL Rapsöl

40 g Cheddar

1 Stück Ingwer (1 cm lang)

4 Eier (M)

4 EL Milch

¼ TL gemahlener Piment

1 Msp. Zimtpulver

Salz

*100 g Sprossen (z. B. Mung-
    bohnensprossen)*

2 EL Zitronensaft

*½ TL Angostura (Cocktailbitter,
    aus dem Getränkemarkt)*

1 Msp. gemahlene Chilischoten

PRO PORTION

ca. 480 kcal

24 Eiweiß

28 g Fett

29 g Kohlenhydrate

6 g Ballaststoffe

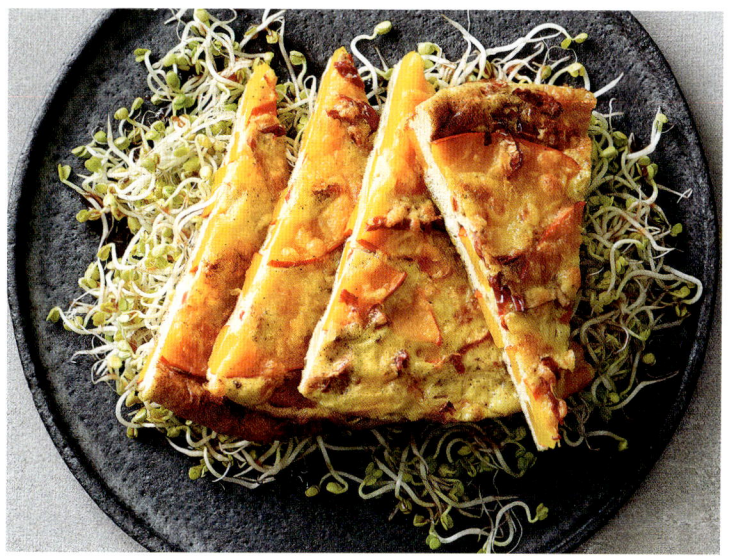

1 Die Zwiebeln schälen, halbieren und in halbe Ringe schneiden. Mit einem Löffel die Kerne und Fasern aus dem Kürbis lösen. Das Kürbisfleisch in dünne Scheiben, die Tomaten in feine Streifen schneiden.

2 Den Backofen auf 220° vorheizen. Das Öl in einer ofenfesten Pfanne erhitzen. Zwiebeln und Kürbis darin bei mittlerer Hitze 6–8 Min. offen dünsten. Inzwischen den Käse grob reiben. Ingwer schälen und fein hacken. Die Eier mit der Milch verrühren. Tomatenstreifen, Ingwer, Piment und Zimt zugeben und unterrühren.

3 Das Gemüse in der Pfanne mit Salz abschmecken, die Eiermasse darübergießen und alles mit Käse bestreuen. Die Frittata im Backofen auf der mittleren Einschubleiste in 10–15 Min. goldbraun backen.

4 Die Sprossen in ein Sieb geben, mit heißem Wasser kurz abbrausen und abtropfen lassen. Dann in einer Schüssel mit Zitronensaft, Angostura und Chili vermischen. Auf zwei Teller verteilen. Die Frittata in Tortenstücke schneiden und auf dem Sprossenbett anrichten.

SPAGHETTI-ZOODLES MIT RÖSTZWIEBELN

ASIATISCH ANGEHAUCHTE ZUCCHINI-PASTA MIT KNUSPER-TOPPING

FÜR 2 PERSONEN
ZUBEREITUNGSZEIT: *35 Min.*

ZUTATEN:

2 Zwiebeln
1 EL Mehl
3 EL Rapsöl
100 g Vollkorn-Spaghetti (ersatz-
*   weise Dinkel-Spaghetti)*
Salz
2 kleine Zucchini (ca. 300 g)
1 Stück Ingwer (2 cm lang)
2 Knoblauchzehen
150 g Tofu
3 EL Sojasauce
4 EL Gemüsebrühe
2 TL geröstetes Sesamöl
1 Msp. gemahlene Chilischoten

PRO PORTION

ca. 540 kcal
24 g Eiweiß
25 g Fett
47 g Kohlenhydrate
10 g Ballaststoffe

1 Zwiebeln schälen, in Ringe schneiden und diese mit den Fingern voneinander lösen. Die Zwiebelringe im Mehl wenden, dann in ein Sieb geben und überschüssiges Mehl abklopfen.

2 Das Öl in einer beschichteten Pfanne erhitzen. Die Zwiebelringe darin bei mittlerer bis großer Hitze in etwa 3 Min. knusprig braten. Mit einem Schaumlöffel oder einer Kunststoffzange aus dem Öl heben und auf Küchenpapier abtropfen lassen. Das Bratfett beiseitestellen.

3 Die Nudeln in kochendem Salzwasser nach Packungsanweisung garen. Zucchini putzen, waschen und mittels Spiralschneider in lange, sehr dünne Streifen schneiden. Am Ende der Garzeit für etwa 1 Min. zu den Nudeln geben, dann alles abgießen und abtropfen lassen.

4 In der Zwischenzeit Ingwer und Knoblauch schälen und fein hacken, den Tofu trocken tupfen, würfeln. Zusammen im Bratfett der Zwiebeln etwa 5 Min. bei mittlerer Hitze braten, bis alles leicht gebräunt ist. Sojasauce, Gemüsebrühe und Sesamöl unterrühren, mit Chili abschmecken. Spaghetti und Zucchini mit dem Tofu-Mix anrichten. Die Zwiebelringe als Knusper-Topping darüberstreuen.

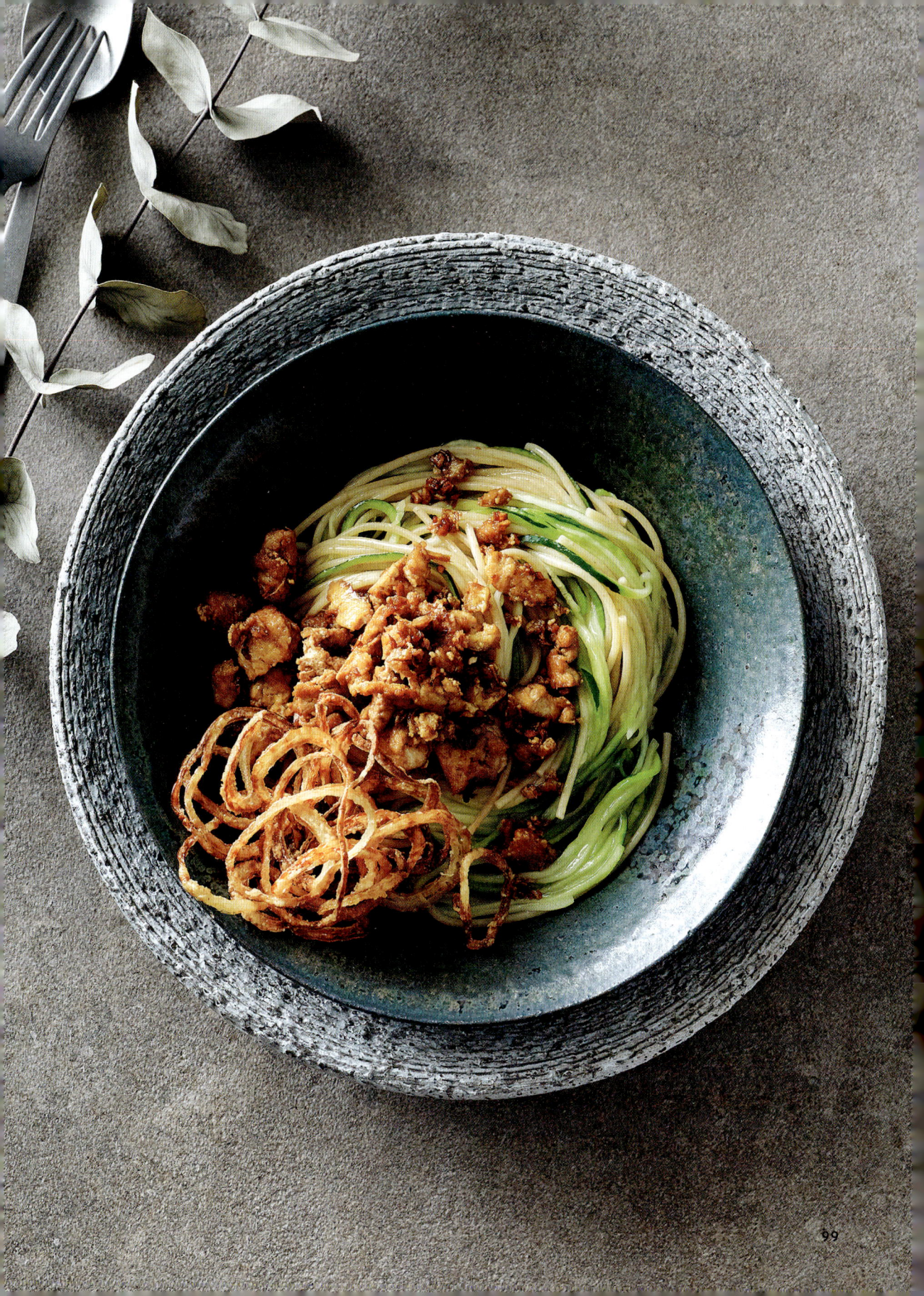

SHAKSHUKA MIT KIDNEYBOHNEN

HERZHAFTES AUS ISRAEL

ZUTATEN:

1 Zwiebel
1 Knoblauchzehe
1 rote Paprika
1 kleine Dose Kidneybohnen
    (125 g Abtropfgewicht)
1 EL Olivenöl
2 TL Tomatenmark
1 Dose stückige Tomaten (400 g)
½ TL gemahlener Kreuzkümmel
½ TL Paprikapulver
1 Msp. gemahlene Chilischoten
Salz
4 Eier (M)
3 Stängel Petersilie
2 EL Dukkah (arabische
    Nuss-Gewürz-Mischung, aus
    dem Gewürzladen)

PRO PORTION

ca. 410 kcal
24 g Eiweiß
22 g Fett
21 g Kohlenhydrate
11 g Ballaststoffe

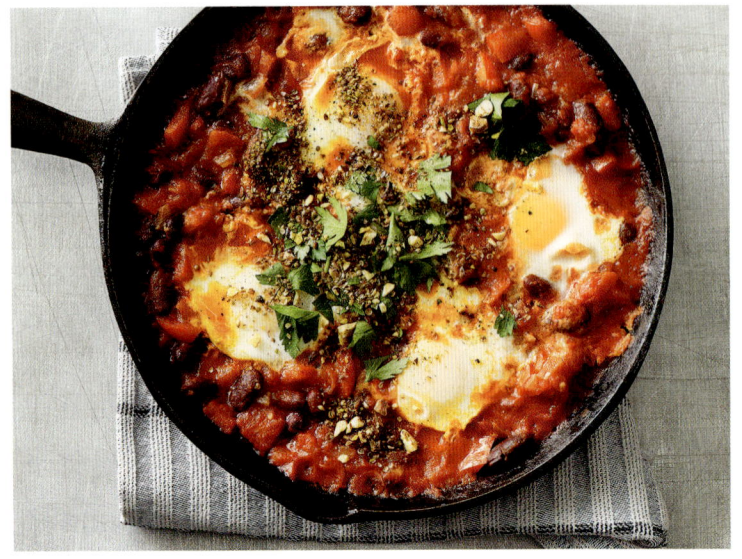

1 Zwiebel und Knoblauch schälen und fein würfeln. Die Paprika waschen, halbieren, Stielansatz, weiße Trennwände und Kerne entfernen. Die Paprikahälften in Würfel schneiden. Die Bohnen in ein Sieb geben, mit Wasser abspülen und abtropfen lassen.

2 Das Öl in einer beschichteten Pfanne erhitzen. Zwiebel, Knoblauch und Paprika darin bei mittlerer Hitze 5 Min. dünsten. Tomatenmark und stückige Tomaten zugeben. Die Sauce mit Kreuzkümmel, Paprikapulver und Chili würzen und bei mittlerer Hitze etwa 20 Min. offen einkochen, bis sie eine dickliche Konsistenz hat. Mit Salz und Gewürzen abschmecken, die Bohnen unterheben.

3 Mit einer Suppenkelle vier Mulden in das Sugo drücken. Die Eier aufschlagen und in die Mulden gleiten lassen. Den Deckel der Pfanne halb auflegen und die Eier bei mittlerer Hitze 6–8 Min. stocken lassen.

4 Inzwischen die Petersilie abbrausen, trocken schütteln. Die Blättchen abzupfen und klein schneiden. Das Shakshuka mit Dukkah und Petersilie bestreuen und sofort servieren.

SCHMORGURKENPFANNE MIT CHORIZO

FEURIGE GRÜSSE AUS SPANIEN

ZUTATEN:

500 g Schmorgurke (ersatzweise
    Salatgurke)

1 rote Paprika

1 Zwiebel

3 Stängel Dill

100 g Chorizo (spanische
    Paprikawurst) im Stück

2 EL Haselnussblättchen

1 EL Rapsöl

2 TL zarte Haferflocken

150 ml Gemüsebrühe (ersatz-
    weise Knochenbrühe)

2 EL Schmand

2 EL Ajvar (nach Belieben
    mild / feurig)

Salz (nach Belieben)

PRO PORTION

ca. 395 kcal

16 g Eiweiß

29 g Fett

13 g Kohlenhydrate

5 g Ballaststoffe

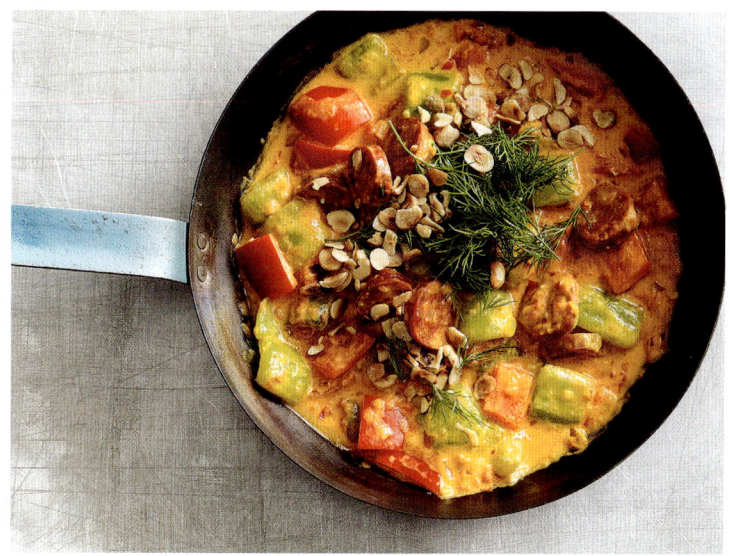

1   Die Gurke schälen und die Enden abschneiden. Dann der Länge nach halbieren und die Kerne mit einem Löffel herausschaben. Die Gurkenhälften noch einmal längs teilen und in Stücke schneiden.

2   Paprika waschen, halbieren, Stielansatz, weiße Trennwände und Kerne entfernen. Die Paprikahälften mundgerecht würfeln. Zwiebel schälen und würfeln. Dill abbrausen, trocken schütteln. Die Dillspitzen abzupfen. Chorizo in Scheiben schneiden oder würfeln.

3   Die Haselnussblättchen in einer beschichteten Pfanne ohne Fett bei mittlerer Hitze in 4–5 Min. goldbraun rösten. Auf einem Teller abkühlen lassen. Die Pfanne mit Küchenpapier sauber wischen.

4   Das Öl in der Pfanne erhitzen. Zwiebeln, Gurken und Paprika darin bei mittlerer Hitze 5 Min. dünsten. Haferflocken mit Brühe, Schmand und Ajvar verrühren. Die Mischung in die Pfanne gießen und alles 6–8 Min. zugedeckt auf kleiner Hitze köcheln lassen. Chorizo unterheben und kurz erhitzen. Das Gericht nach Belieben mit etwas Salz abschmecken. Mit Dill und Haselnussblättchen bestreut servieren.

HUFTSTEAK MIT KARTOFFEL-BOHNEN-SALAT

KARTOFFELN UND BOHNEN IN EINER LECKEREN NEBENROLLE

FÜR 2 PERSONEN
ZUBEREITUNGSZEIT: *1 Std.*

ZUTATEN:

300 g Kartoffeln
350 g grüne Bohnen
Salz
1 Bio-Zitrone
6 EL Gemüsebrühe (ersatzweise
    Knochenbrühe)
2 EL Olivenöl
Pfeffer
1 Tomate
¼ Bund Rucola (ca. 25 g)
2 Rinderhuftsteaks (à ca. 150 g)
2 EL Dukkah
1 EL Butterschmalz

PRO PORTION

ca. 540 kcal
39 g Eiweiß
27 g Fett
29 g Kohlenhydrate
6 g Ballaststoffe

1 Die Kartoffeln waschen, schälen und vierteln. Die Bohnen gleichfalls waschen, putzen und schräg in mundgerechte Stücke schneiden. Die Kartoffeln in kochendem Salzwasser bei mittlerer Hitze 20 Min. zugedeckt garen, nach 10 Min. die Bohnen zugeben.

2 Zitrone heiß waschen, abtrocknen und 1 TL Schale fein abreiben. Zitrone halbieren, 2 EL Saft auspressen. Zitronensaft, Brühe und Öl mit der Zitronenschale verrühren, mit Salz und Pfeffer abschmecken.

3 Bohnen und Kartoffeln abgießen und in einer Salatschüssel mit der Vinaigrette vermischen. Den Salat lauwarm abkühlen lassen, bis das Steak zubereitet ist. Die Tomate waschen, halbieren und vom Stielansatz befreien. Die Tomatenhälften in Würfel schneiden. Rucola verlesen, waschen, trocken schütteln und grob schneiden.

4 Das Fleisch mit Küchenpapier trocken tupfen, mit Salz und Pfeffer würzen. Dukkah auf einen flachen Teller geben und das Fleisch auf einer Seite in das Gewürz drücken. Das Butterschmalz in einer Eisen- oder Grillpfanne erhitzen. Das Steak darin zuerst auf der gewürzten Seite 2 Min. bei mittlerer Hitze offen anbraten, dann vorsichtig wenden und nochmals 2 Min. offen braten. Die Pfanne von der Platte ziehen und das Fleisch ungefähr 5 Min. darin ruhen lassen.

5 Die Steaks mit dem Kartoffel-Bohnen-Salat auf zwei Tellern anrichten und den Salat mit Tomatenwürfeln und Rucola bestreuen.

TIPP:
So wie hier beschrieben, werden Steaks von ca. 1,5 cm Dicke zartrosa. Für mehr oder weniger durchgebratenes Fleisch die Garzeit insgesamt um 1–2 Min. verlängern oder verkürzen. Für einen besonders feinen Geschmack statt der Gemüsebrühe die extraktreiche Knochenbrühe (s. S. 138) zur Zubereitung der Vinaigrette verwenden.

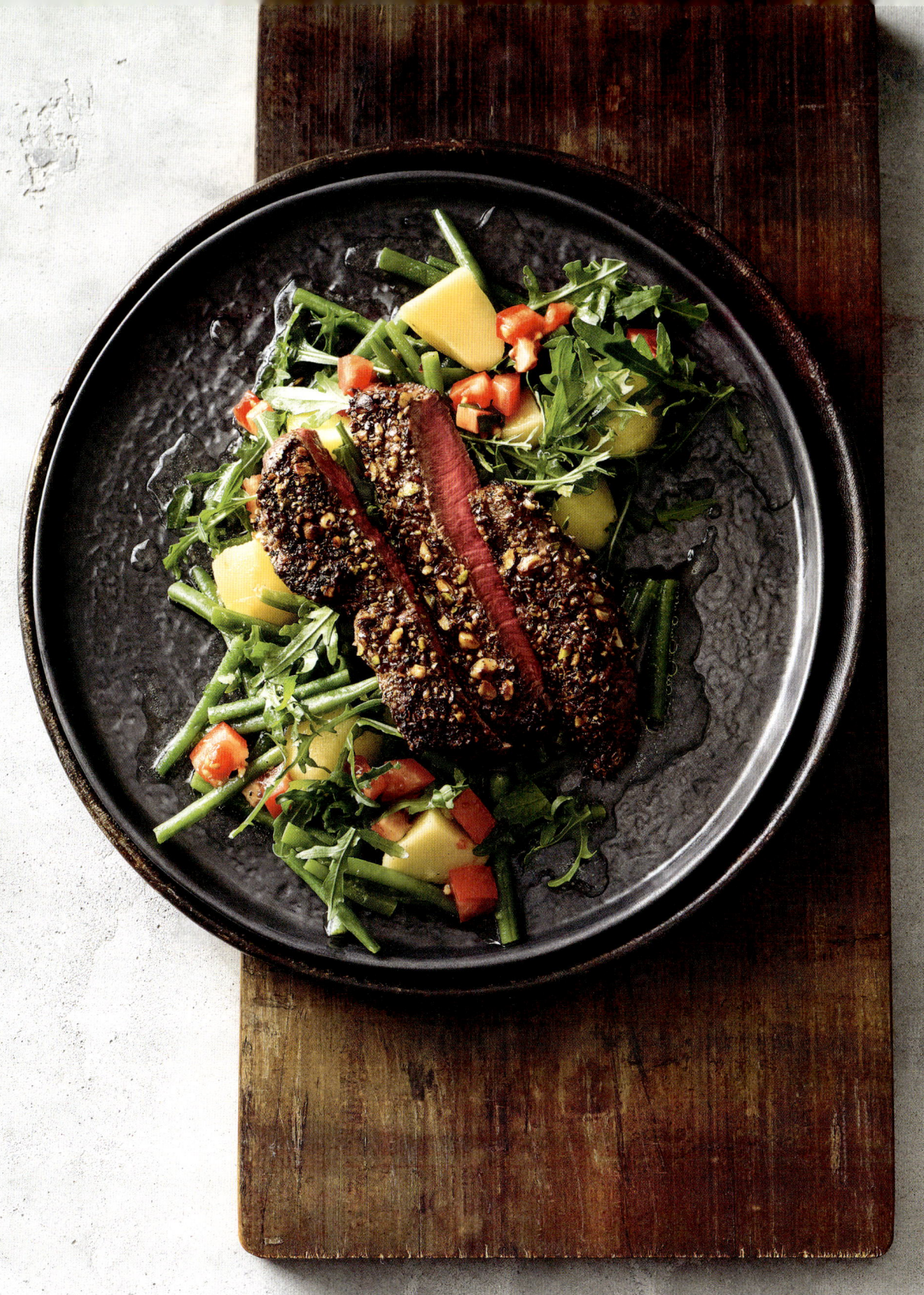

SCHWEINEFILET IM SPECKMANTEL

SATTMACHER MIT ITALIENISCHER WÜRZE

FÜR 2 PERSONEN
ZUBEREITUNGSZEIT: *40 Min.*

ZUTATEN:

4 Schweinefilet-Medaillons
  (à 60 g)
Pfeffer
2 TL mittelscharfer Senf
4 Soft-Aprikosen
4 Scheiben durchwachsener Speck
4 Stangen Staudensellerie
2 Knoblauchzehen
1 Zweig Rosmarin
250 g Dicke Bohnen (Glas)
1 Bio-Zitrone
2 EL Rapsöl
100 ml Gemüsebrühe (ersatz-
  weise Knochenbrühe)
Salz
2 EL Wermut
1 EL Olivenöl

AUSSERDEM:

4 Zahnstocher

PRO PORTION

ca. 505 kcal
40 g Eiweiß
24 g Fett
24 g Kohlenhydrate
8 g Ballaststoffe

1   Medaillons pfeffern. Auf einer Seite mit ½ TL Senf bestreichen und mit 1 Aprikose belegen. Mit je 1 Scheibe Speck umwickeln und diesen mittels Zahnstocher seitlich feststecken. Backofen auf 180° vorheizen.

2   Den Staudensellerie waschen, putzen und mit einem Sparschäler die Fäden an der gerundeten Seite abschälen. In mundgerechte Stücke schneiden. Knoblauch schälen und in feine Scheibchen schneiden. Den Rosmarin abbrausen, trocken schütteln. Die Nadeln abzupfen und klein schneiden. Bohnen in ein Sieb geben und abtropfen lassen. Die Zitrone heiß waschen, abtrocknen und 1 TL Schale fein abreiben.

3   Das Rapsöl in einer beschichteten Pfanne erhitzen und die Schweinemedaillons darin bei mittlerer Hitze von jeder Seite 2 Min. anbraten. Dann das Fleisch auf einen ofenfesten Teller legen und im Backofen auf der mittleren Einschubleiste in 10 Min. fertig garen.

4   Staudensellerie, Knoblauch und Rosmarin im Bratfett von den Filets bei mittlerer Hitze in 2 Min. hellbraun anbraten. Brühe zugeben und das Gemüse weitere 5 Min. offen garen, bis die Flüssigkeit nahezu vollständig verdampft ist. Bohnen zugeben und einige Minuten mit erwärmen. Das Gemüse mit Salz und Pfeffer pikant abschmecken, abschließend Wermut und Olivenöl darüberträufeln.

5   Bohnengemüse und Schweinefilets auf zwei Tellern anrichten. Das Gemüse mit Zitronenabrieb bestreuen und alles sofort servieren.

MEHR DARAUS MACHEN:

Klar kann man die Bohnenkerne aus ihren Häutchen drücken. Wäre aber schade, denn so verlieren sie viele Ballaststoffe, die dafür sorgen, dass man die Esspause bis zur nächsten Mahlzeit entspannt durchhält. Für einen besonders feinen Geschmack statt der Gemüsebrühe die extraktreiche Knochenbrühe (s. S. 138) verwenden.

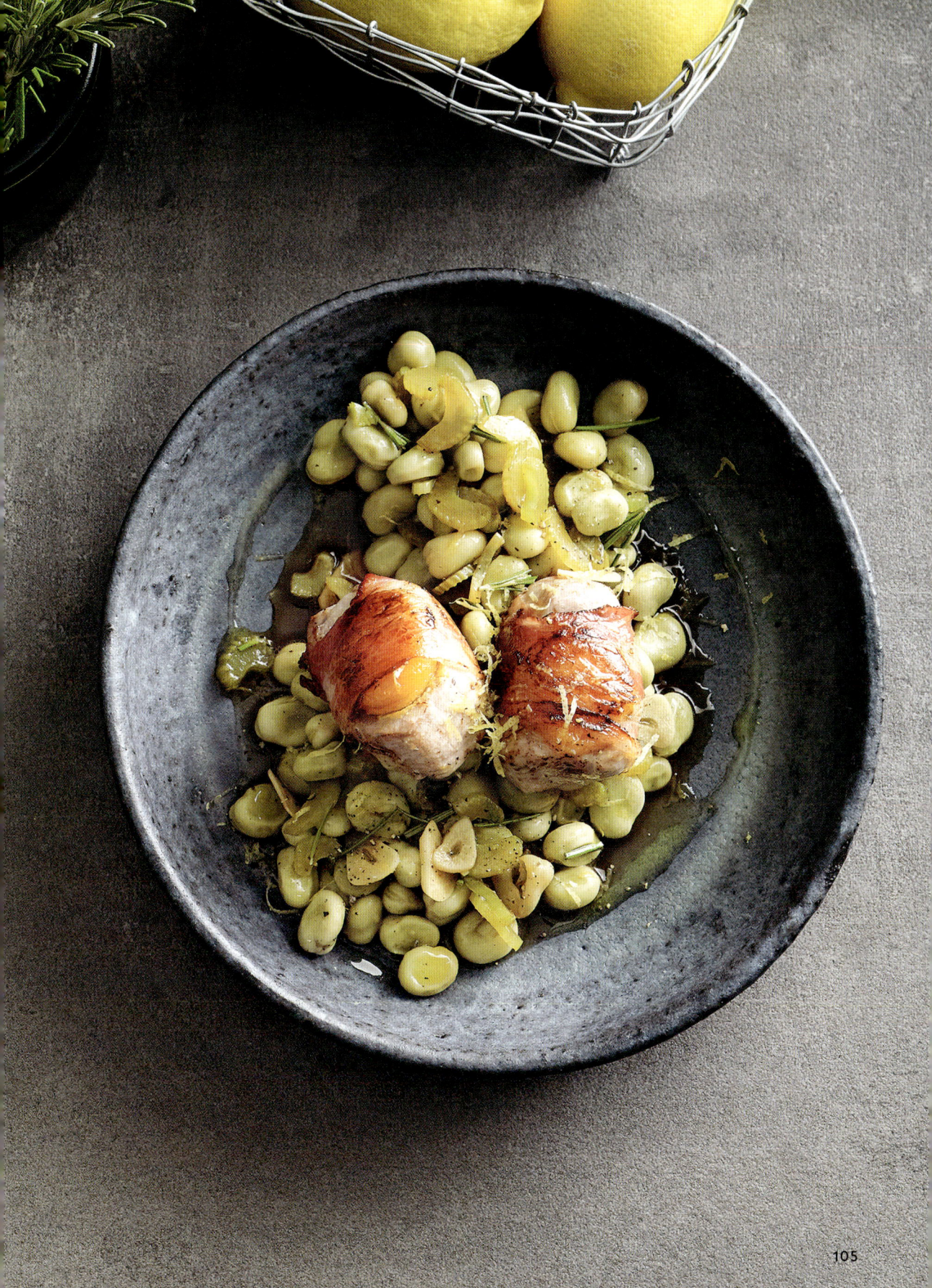

HUFTSTEAK-TAGLIATA AUF LINSENSALAT

ZARTES RINDFLEISCH TOPPT KNACKIGEN SATTMACHER-MIX

ZUTATEN:

125 g Belugalinsen

Salz

1 Rinderhuftsteak
(etwa 2 cm dick, 200 g)

Kubebenpfeffer (ersatzweise
schwarzer Pfeffer)

1 EL Butterschmalz
(ersatzweise Rapsöl)

½ Bund Radieschen

½ Apfel

50 g Frisée

½ Bund Kerbel

1 EL körniger Senf

2 EL milder Essig
(z. B. Apfelessig)

2 EL Olivenöl

1 EL Zitronensaft

PRO PORTION

ca. 505 kcal

37 g Eiweiß

20 g Fett

34 g Kohlenhydrate

13 g Ballaststoffe

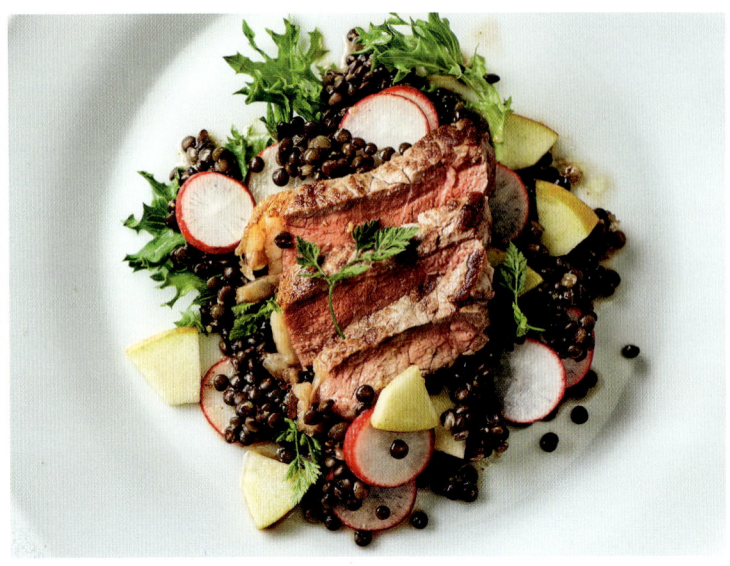

1 Die Linsen in kochendem Wasser zugedeckt bei kleiner Hitze in etwa 25 Min. bissfest garen. Erst zum Ende der Garzeit salzen. Den Backofen auf 160° vorheizen. Das Fleisch mit Salz und grob gemahlenem Pfeffer würzen. Das Fett in einer Pfanne erhitzen und das Steak darin von beiden Seiten je 1 Min. kräftig anbraten. Die Pfanne auf die mittlere Schiene in den Ofen geben und das Steak 12–14 Min. garen.

2 Radieschen putzen, waschen, trocken tupfen und in dünne Scheiben schneiden. Den Apfel waschen, abtrocknen, vierteln und entkernen. Die Viertel in Scheiben schneiden. Salat waschen, trocken schleudern, in mundgerechte Stücke zupfen. Auf zwei Tellern anrichten. Kerbel abbrausen, trocken schütteln, die Blättchen abzupfen.

3 Senf, Essig und Öl in einer Schüssel verrühren, die abgetropften Linsen unterheben. Den Linsensalat mit Salz und Pfeffer abschmecken und mit den Radieschen und Apfelscheiben auf dem Frisée arrangieren. Das Steak aus dem Ofen nehmen und 2 Min. ruhen lassen. Dann mit Zitronensaft beträufeln, in dünne Scheiben schneiden, auf dem Linsensalat drapieren und mit Kerbel bestreut servieren.

SAIBLING MIT PÜREE UND TRAUBENKRAUT

EDLES (NICHT NUR) FÜR GÄSTE

ZUTATEN:

250 g Kartoffeln

250 g Steckrübe

1 Stück Ingwer (2 cm lang)

Salz

100 g kernlose Weintrauben

300 g Fix & Fertig Sauerkraut
    (Glas)

5 EL Weißwein

2 Saiblingsfilets (à ca. 150 g)

Pfeffer

2 EL Rapsöl

150 ml Milch

20 g Butter

frisch geriebene Muskatnuss

1 Handvoll essbare Blüten
    (z. B. Ringelblume,
    Kapuzinerkresse, Borretsch)

PRO PORTION

ca. 560 kcal

37 g Eiweiß

25 g Fett

35 g Kohlenhydrate

8 g Ballaststoffe

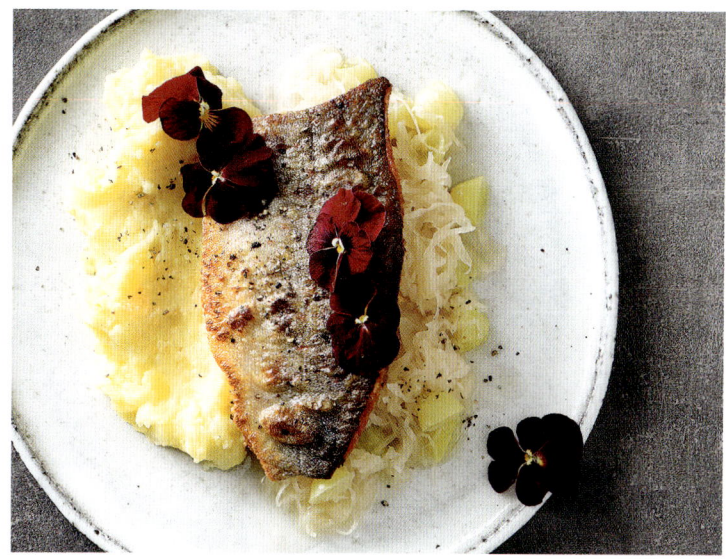

1   Kartoffeln und Steckrübe waschen, schälen und in gleich große Würfel schneiden. Den Ingwer schälen, fein hacken. Alles zusammen in kochendem Salzwasser in 15–20 Min. bei mittlerer Hitze zugedeckt weich garen. Inzwischen die Trauben waschen und halbieren. Trauben, Sauerkraut und Wein in einem Topf nach Packungsanweisung erhitzen.

2   Die Fischfilets trocken tupfen und eventuell vorhandene Gräten mit einer Pinzette herausziehen. Mit Salz und Pfeffer würzen. Das Öl in einer beschichteten Pfanne erhitzen und den Fisch zuerst auf der Hautseite in 3 Min. knusprig braten, dann wenden, die Pfanne vom Herd ziehen und die Filets in etwa 3 Min. gar ziehen lassen.

3   Die Milch in einem kleinen Topf auf dem Herd oder in einer Tasse in der Mikrowelle erhitzen. Kartoffeln und Steckrübe abgießen und mit einem Kartoffelstampfer fein zerkleinern. Die Milch nach und nach mit einem Rührbesen unterrühren, bis die gewünschte Konsistenz erreicht ist. Zum Schluss die Butter unterziehen und das Püree mit Salz und etwas Muskatnuss abschmecken. Fisch, Püree und Traubenkraut auf zwei Tellern anrichten und mit Blüten bestreut servieren.

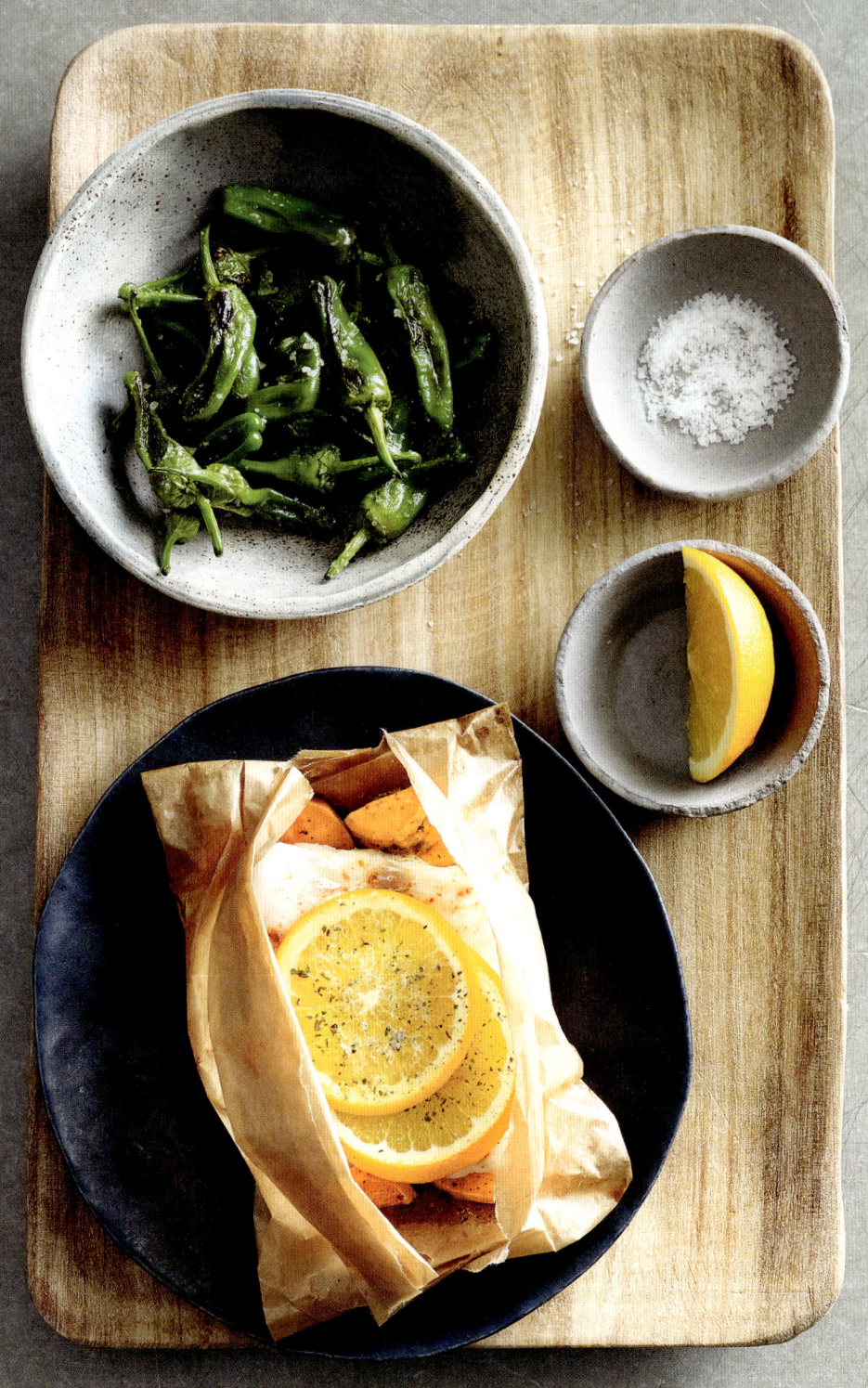

FISCHPÄCKCHEN MIT PIMIENTOS

LEICHTER MEDITERRANER GENUSS

FÜR 2 PERSONEN
ZUBEREITUNGSZEIT: *45 Min.*

ZUTATEN:
2 EL Butter
1 Süßkartoffel (ca. 300 g)
2 Kabeljaufilets (à ca. 150 g)
1 Bio-Orange
Salz
Pfeffer
Kräuter der Provence
1 Msp. gemahlene Chilischoten
300 g Pimientos de Padron (spa-
  nische Bratpaprika, aus dem
  gut sortierten Supermarkt)
2 EL Olivenöl
grobes Salz

AUSSERDEM:
Küchengarn

PRO PORTION
ca. 540 kcal
30 g Eiweiß
24 g Fett
43 g Kohlenhydrate
8 g Ballaststoffe

1 Den Backofen auf 200° vorheizen, dabei das Backblech auf der zweiten Einschubleiste von unten mit erhitzen. Die Butter in einen hitzebeständigen Tiegel geben und im Ofen schmelzen lassen.

2 Die Süßkartoffel schälen, längs halbieren und in dünne Scheiben schneiden. Mit einer Pinzette eventuell vorhandene Gräten aus den Fischfilets ziehen. Die Orange heiß waschen, abtrocknen und mitsamt der Schale in vier große Scheiben schneiden, die Randstücke halbieren.

3 Zwei Bogen Backpapier (38 × 42 cm) mittig mit etwas zerlassener Butter bestreichen und mit den Süßkartoffelscheiben belegen. Diese mit Salz und Pfeffer würzen und mit Kräutern der Provence bestreuen. Darauf den Kabeljau geben, mit Salz und Chili bestreuen und mit den Orangenscheiben belegen. Abschließend noch einmal mit Kräutern der Provence bestreuen und die restliche Butter darüberträufeln.

4 Die Fischpäckchen sehr gut verschließen und mit Küchengarn fest umwickeln, sodass kein Dampf entweichen kann. Dann auf das Backblech legen und im vorgeheizten Backofen in etwa 20 Min. garen, bei sehr dick geschnittenen Fischfilets noch weitere 5 Min. zugeben.

5 Inzwischen die Pimientos waschen und gründlich trocken reiben. Stiel und Kerne müssen nicht entfernt werden. Das Olivenöl in einer Pfanne erhitzen und die Schoten darin bei mittlerer Hitze etwa 5 Min. braten, bis sie rundum gut gebräunt sind.

6 Die Fischpäckchen auf zwei Teller legen, das Backpapier oben aufschneiden. Pimientos daneben anrichten und mit etwas grobem Salz bestreuen. Die Orangenscheiben dazu reichen, sodass jeder nach Belieben den Saft über die Filets träufeln kann.

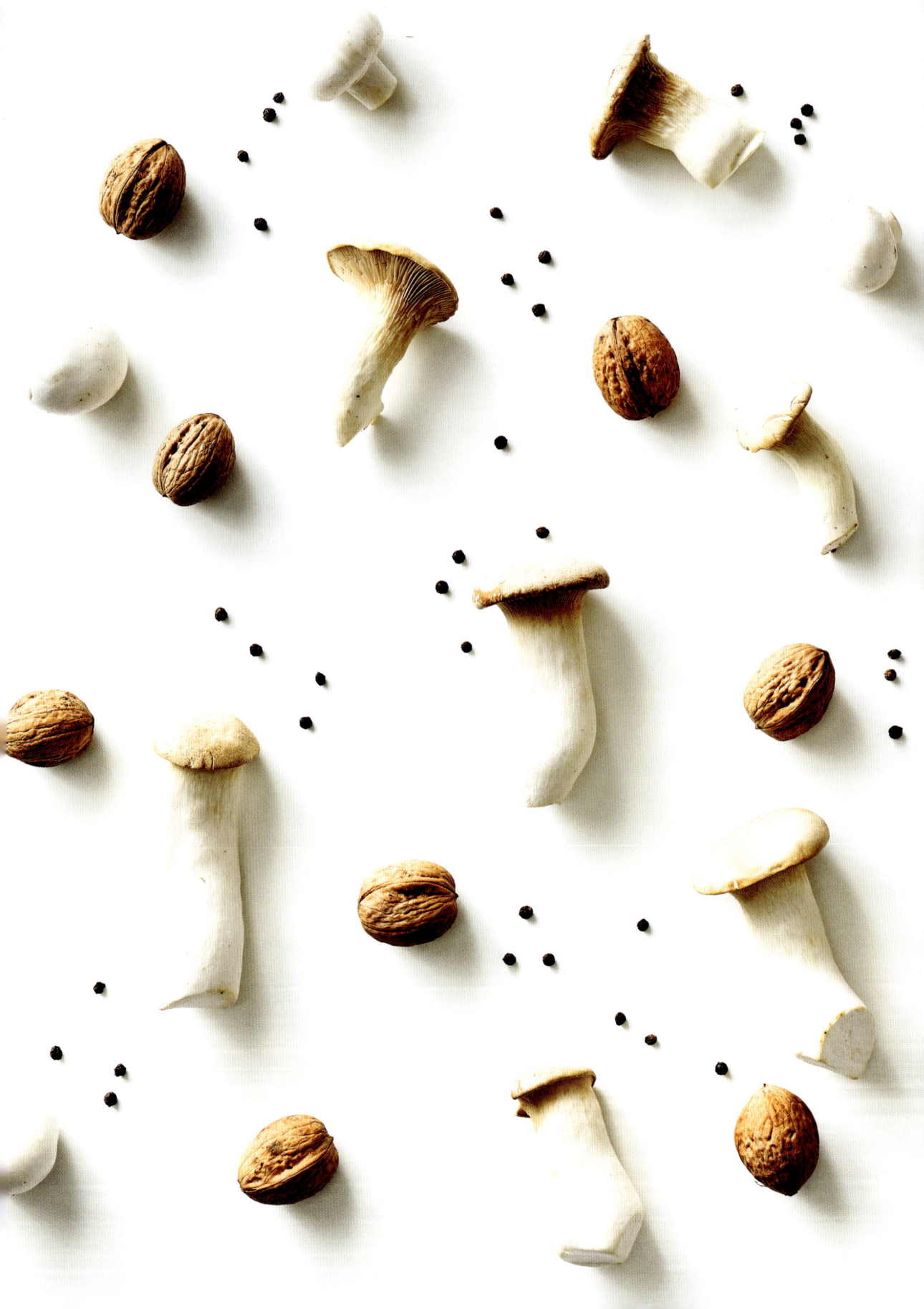

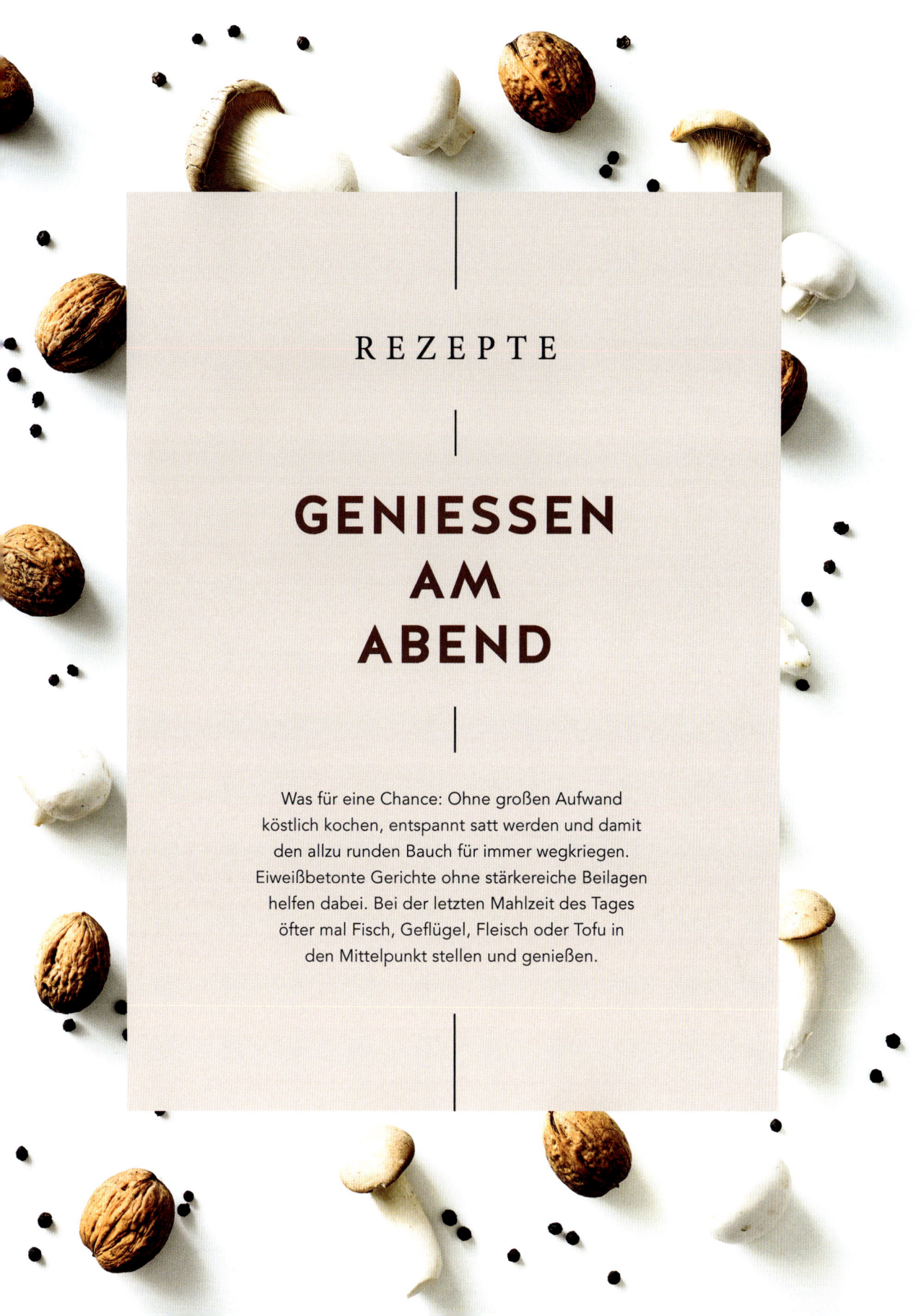

REZEPTE

GENIESSEN AM ABEND

Was für eine Chance: Ohne großen Aufwand köstlich kochen, entspannt satt werden und damit den allzu runden Bauch für immer wegkriegen. Eiweißbetonte Gerichte ohne stärkereiche Beilagen helfen dabei. Bei der letzten Mahlzeit des Tages öfter mal Fisch, Geflügel, Fleisch oder Tofu in den Mittelpunkt stellen und genießen.

PUTENSCHNITZEL MIT TOMATENSAUCE

ITALIENISCHER GENUSS AUF DIE SCHNELLE

ZUTATEN:

1 große Zwiebel
1 Knoblauchzehe
10 Anchovis (in Aufguss)
½ Bund Petersilie
3 EL Rapsöl
1 Dose stückige Tomaten (400 g)
1 TL getrockneter Oregano
3 TL Kapern
1 Dose Artischockenherzen
  (240 g Abtropfgewicht)
1 EL Mehl
1 TL Paprikapulver (nach Belie-
  ben edelsüß / rosenscharf)
2 Putensteaks (à ca. 150 g)
Salz
Pfeffer
gemahlene Chilischoten
30 g schwarze Oliven
  (z. B. Kalamata)

PRO PORTION

ca. 470 kcal
44 g Eiweiß
22 g Fett
14 g Kohlenhydrate
16 g Ballaststoffe

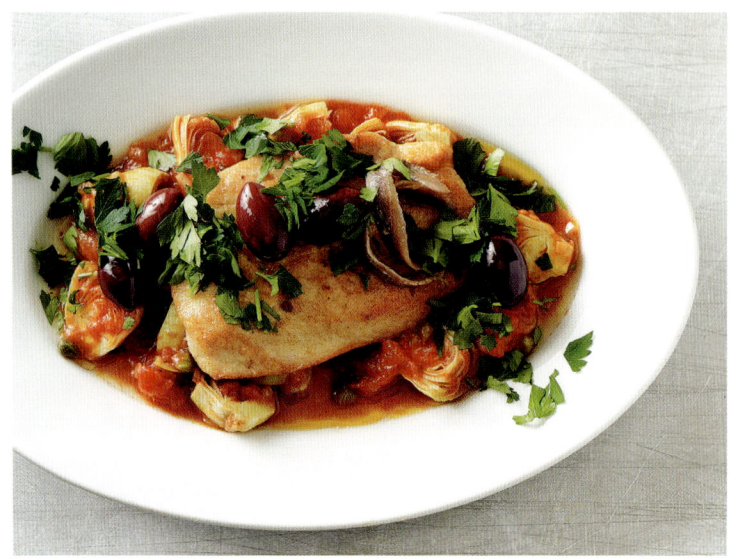

1   Zwiebel und Knoblauch schälen, fein hacken. Die Anchovis auf Küchenpapier abtropfen lassen. Vier kleine Fische beiseitelegen, die restlichen Anchovis grob zerkleinern. Petersilie abbrausen, trocken schütteln. Die Blättchen abzupfen und fein schneiden.

2   1 EL Öl in einem Topf erhitzen, Zwiebeln, Knoblauch und zerkleinerte Anchovis darin bei mittlerer Hitze 3–4 Min. andünsten. Die Fischstücke zerfallen dabei. Tomaten, Oregano und Kapern zugeben und alles 10 Min. bei kleiner Hitze offen köcheln. Artischocken abgießen, halbieren und bei kleiner Hitze zugedeckt in der Sauce erhitzen.

3   Mehl und Paprikapulver auf einem Teller mischen. Die Steaks mit Salz und Pfeffer würzen, im Mehl-Mix wenden und überschüssiges Mehl abklopfen. 2 EL Öl in einer beschichteten Pfanne erhitzen und das Fleisch darin bei mittlerer Hitze 2–3 Min. pro Seite braten.

4   Die Tomatensauce mit Chili und nach Belieben mit etwas Salz abschmecken. Mit den Putensteaks auf zwei Teller geben. Oliven, beiseitegelegte Anchovis und Petersilie darauf verteilen.

ORIENTALISCHE FRIKADELLEN

KLASSIKER NEU AUFGELEGT

ZUTATEN:

1 Knoblauchzehe
250 g Rinderhackfleisch
4 EL Semmelbrösel
1 Ei (M)
2 EL Berberitzen (aus dem
    Reformhaus, Bioladen)
Salz
¼ TL Zimt
1 TL gemahlener Kreuzkümmel
2 Msp. gemahlener Piment
schwarzer Pfeffer
1 EL Rapsöl
1 Bund Rucola (ca. 100 g)
2 Tomaten
150 g Joghurt (3,5 % Fettgehalt)
2 TL Olivenöl
gemahlene Chilischoten

PRO PORTION

ca. 530 kcal
36 g Eiweiß
32 g Fett
20 g Kohlenhydrate
5 g Ballaststoffe

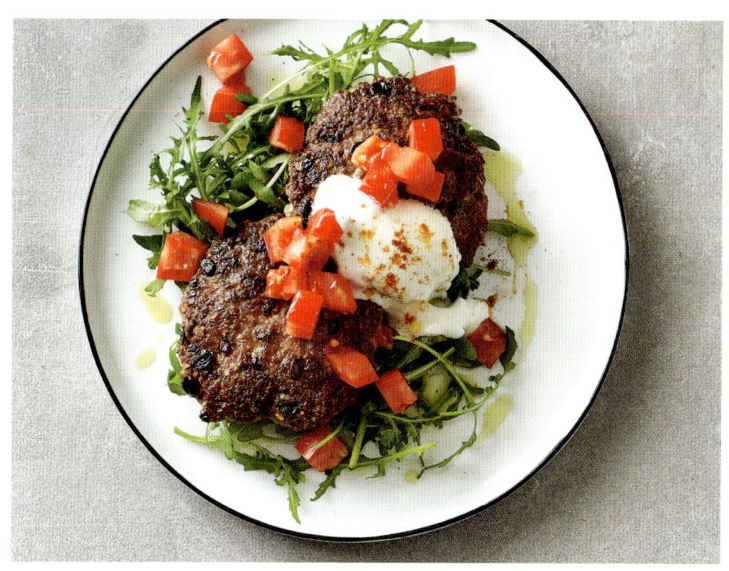

1   Knoblauch schälen, fein hacken. Zusammen mit Hackfleisch, Semmelbröseln, Ei, Berberitzen, ½ TL Salz und den Gewürzen in eine Schüssel geben und mit den Knethaken des Handrührgerätes zu einem glatten Teig verarbeiten. Aus der Masse vier flache Frikadellen formen. Das Öl in einer beschichteten Pfanne erhitzen und die Frikadellen bei mittlerer Hitze von jeder Seite etwa 6 Min. offen braten.

2   Den Rucola verlesen, waschen und trocken schütteln. Auf zwei Teller verteilen. Tomaten waschen, halbieren und von den Stielansätzen befreien. Die Tomatenhälften würfeln. Den Joghurt glatt rühren.

3   Die Frikadellen kurz auf Küchenpapier abtropfen lassen, danach auf den Rucola legen. Die Tomatenwürfel darüberstreuen. Auf jede Frikadelle 1 EL Joghurt geben, dann alles mit Olivenöl beträufeln und mit etwas Chili bestreuen. Restlichen Joghurt separat dazu reichen.

MEHR DARAUS MACHEN:
Mit einem Paprika-Chicorée-Salat (s. S. 159) als knackig-frische Beilage ist das Genießergericht komplett!

KALBSLEBER AUF SENF-SPITZKOHL

KLEINER LUXUS FÜR DEN ALLTAG

FÜR 2 PERSONEN
ZUBEREITUNGSZEIT: *30 Min.*

ZUTATEN:

2 Zwiebeln
½ Spitzkohl (ca. 350 g)
2 EL Rapsöl
1 EL körniger Senf
100 g Schmand
Salz
Pfeffer
gemahlene Chilischoten
1 EL Zitronensaft
1 kleiner Apfel
2 Zweige Salbei
1 EL Mehl
2 Scheiben Kalbsleber
(à ca. 150 g)
1 EL Butter

PRO PORTION

ca. 475 kcal
28 g Eiweiß
26 g Fett
26 g Kohlenhydrate
6 g Ballaststoffe

1 Zwiebeln schälen und in Streifen schneiden. Den Spitzkohl putzen, vierteln, vom Strunk befreien und waschen. Die Viertel in Streifen schneiden. 1 EL Öl in einem Topf erhitzen. Zwiebeln und Spitzkohl darin in 5 Min. bei mittlerer Hitze kräftig anbraten, dabei gelegentlich wenden. Senf und Schmand verrühren und hinzufügen. Das Gemüse zugedeckt bei milder Hitze etwa 5 Min. schmoren. Anschließend mit Salz, Pfeffer, Chili und Zitronensaft pikant abschmecken.

2 Den Apfel waschen und abtrocknen. Das Kerngehäuse herausstechen und den Apfel mitsamt der Schale in Scheiben schneiden. Salbei abbrausen, trocken schütteln. Die Blättchen abzupfen. Das Mehl auf einen flachen Teller geben. Die Leberscheiben mit Küchenpapier trocken tupfen und im Mehl wenden. Überschüssiges Mehl abklopfen.

3 1 EL Öl mit der Butter in einer beschichteten Pfanne erhitzen. Leber, Apfelscheiben und Salbeiblättchen zugeben und die Leber bei mittlerer Hitze von jeder Seite 2–3 Min. braten. Die Pfanne vom Herd nehmen und die Leber etwa 2 Min. nachziehen lassen. Erst dann von beiden Seiten mit Salz und Pfeffer würzen.

4 Die Kalbsleber und das Spitzkohlgemüse auf zwei Teller verteilen und die Leber mit Salbeiblättchen und Apfelscheiben garnieren.

TAUSCH-TIPP:
Eine preiswerte und saftige Alternative zur Kalbsleber ist frische Geflügelleber. Diese von jeder Seite ungefähr 1–2 Min. länger anbraten, da die Stücke deutlich dicker sind.

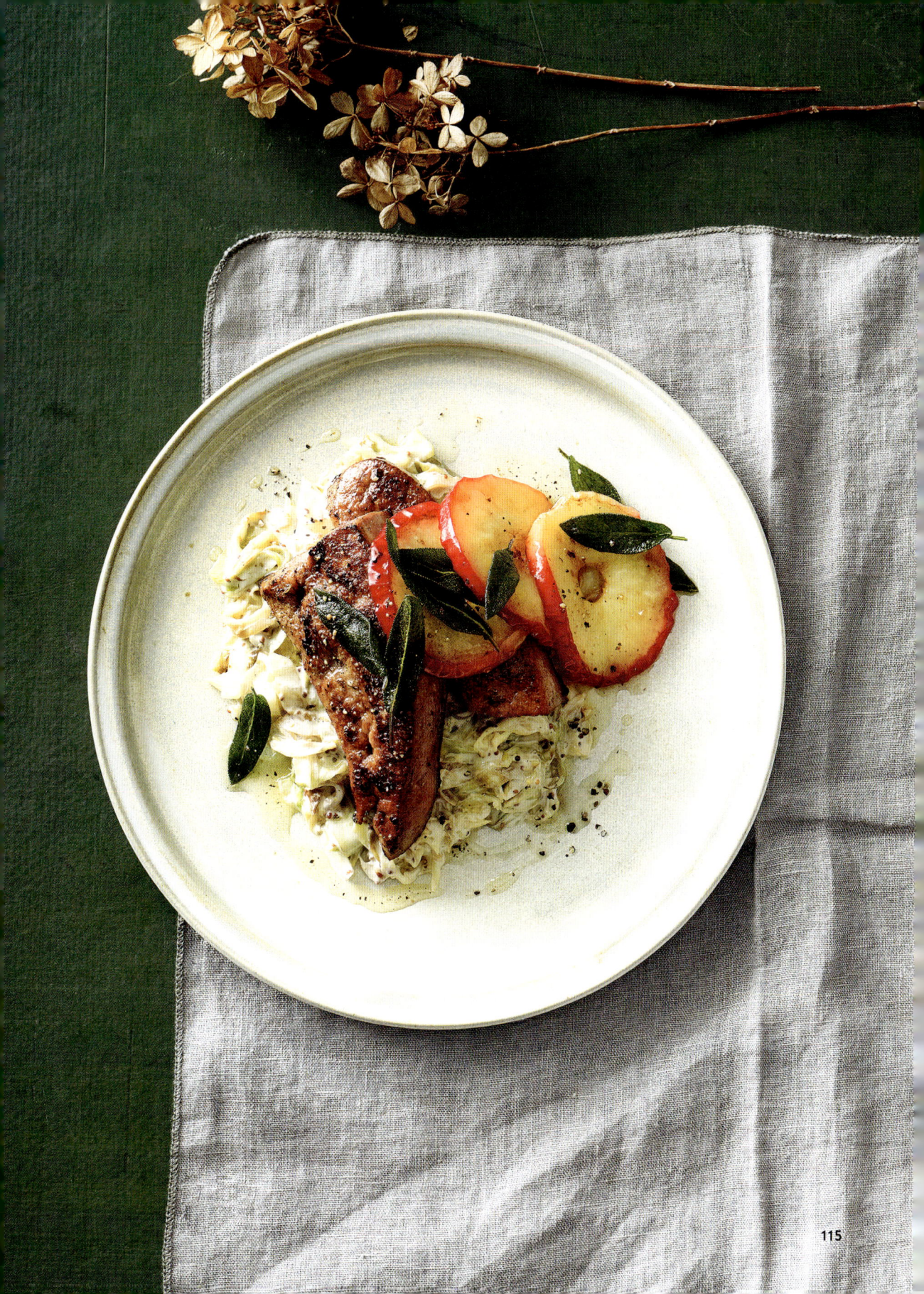

GESCHNETZELTES MIT KOHLRABI

RAFFINIERT KOMBINIERT

FÜR 2 PERSONEN
ZUBEREITUNGSZEIT: *35 Min.*

ZUTATEN:

2 Kohlrabi (à ca. 450 g)
Salz
2 EL Olivenöl
¼ TL gemahlener Kreuzkümmel
2 Msp. gemahlene Chilischoten
50 g geriebener Käse
　　(z. B. Gruyère, Bergkäse)
350 g Hähnchenbrustfilet
3 mittelgroße Zwiebeln
　　(ca. 200 g)
2 Knoblauchzehen
¼ Bund Rucola (ca. 25 g)
1 Tomate
1 EL Butterschmalz
Pfeffer

PRO PORTION

ca. 550 kcal
55 g Eiweiß
27 g Fett
17 g Kohlenhydrate
6 g Ballaststoffe

1 Den Backofen auf 200° vorheizen. Ein Backblech mit Backpapier auslegen. Die Kohlrabi von Stielansatz und Grün befreien und in ca. 1 cm dicke Scheiben schneiden. Die Scheiben schälen, auf das vorbereitete Blech legen und leicht salzen. Öl mit Kreuzkümmel und Chili verrühren. Die Kohlrabi damit bestreichen, mit Käse bestreuen und auf der mittleren Einschubleiste in 15–20 Min. bissfest garen.

2 Inzwischen das Hähnchenfleisch in schmale Streifen schneiden. Zwiebel und Knoblauch schälen, Zwiebel in Ringe, Knoblauch in Scheiben schneiden. Rucola verlesen, waschen und trocken schütteln. Die Tomate waschen, halbieren, vom Stielansatz befreien und würfeln.

3 Das Butterschmalz in einer beschichteten Pfanne erhitzen. Die Hähnchenstreifen darin in ca. 5 Min. bei mittlerer bis großer Hitze kräftig anbraten. Dann herausnehmen und warm stellen. Zwiebeln und Knoblauch im Bratfett in ca. 5 Min. bei mittlerer Hitze hellbraun anbraten. Die Fleischstreifen hinzufügen, salzen, pfeffern und einige Minuten ohne Wärmezufuhr durchziehen lassen.

4 Geschnetzeltes mit Kohlrabischeiben und Rucola auf zwei Tellern anrichten. Mit Tomatenwürfeln bestreuen und sofort servieren.

TAUSCH-TIPP:
Für die fleischlose Variante die Kohlrabi mit dem Radicchio-Salat mit gebratenen Champignons (s. S. 160) oder dem Schafskäse-Gurken-Dip (s. S. 140) kombinieren. Schmeckt ebenfalls extrem lecker!

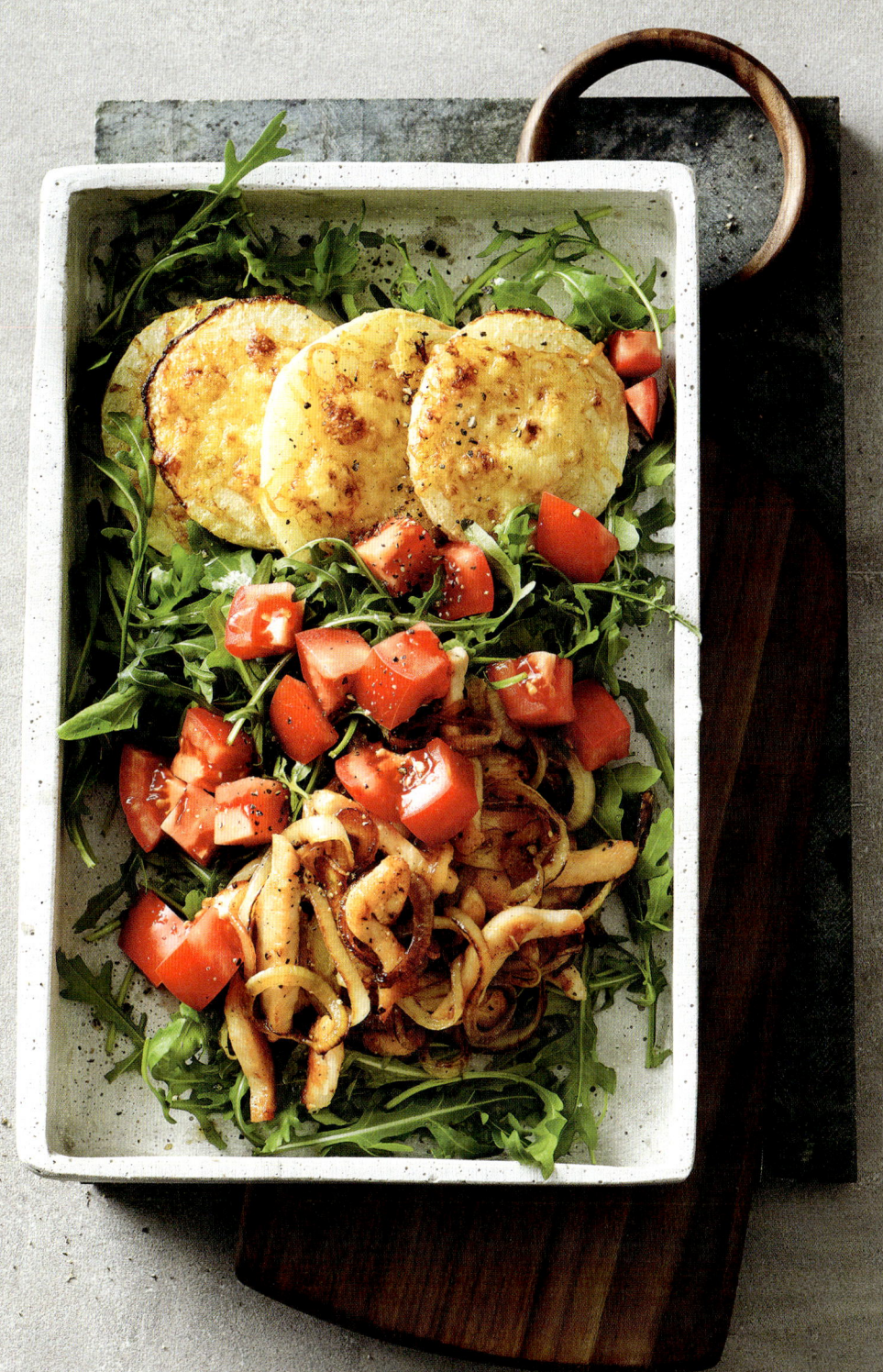

SALAT MIT HÄHNCHEN-NUSS-TOPPING

AUF ZU NEUEN GENUSSWELTEN!

ZUTATEN:

1 Chicorée
100 g Feldsalat
2 Topinambur
3 Stangen Staudensellerie
1 kleine Birne
250 g Rote Bete (vorgegart und
*   vakuumiert)*
250 g Hähnchenbrustfilet
2 EL Walnusskerne
6 Zweige Thymian
2 EL Rapsöl
Salz
Pfeffer
1 EL körniger Senf
8 EL Gemüsebrühe (ersatzweise
*   Knochenbrühe)*
1 Beet Kresse

PRO PORTION

ca. 485 kcal
38 g Eiweiß
22 g Fett
24 g Kohlenhydrate
15 g Ballaststoffe

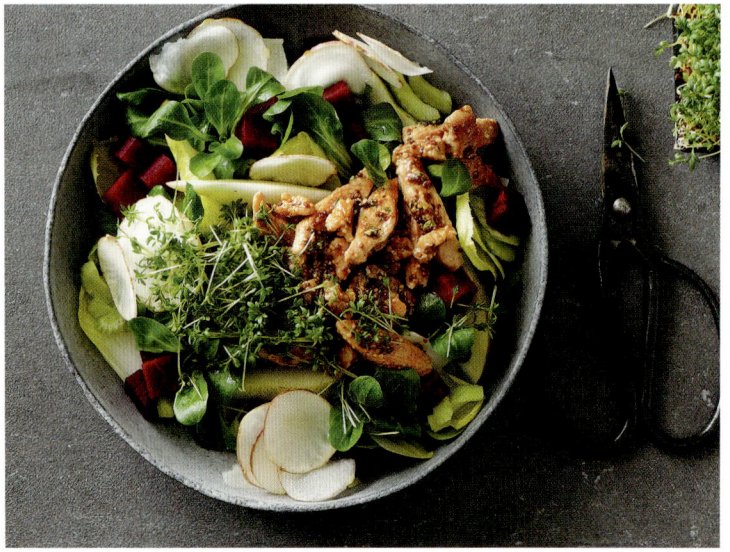

1 Die Salate putzen, waschen und trocken schleudern. In mundgerechte Stücke schneiden. Topinambur unter fließendem Wasser
gründlich abbürsten und ungeschält in dünne Scheiben hobeln.

2 Den Staudensellerie waschen, putzen und mit einem Sparschäler die Fäden an der gerundeten Seite abschälen. In dünne Scheiben
schneiden. Die Birne waschen, abtrocknen, vierteln und entkernen.
Die Viertel in Spalten schneiden. Die Roten Beten aus der Packung
nehmen und würfeln. Alle Salatzutaten auf zwei Tellern arrangieren.

3 Die Hähnchenbrust in Streifen schneiden. Die Nüsse grob hacken.
Thymian abbrausen, trocken schütteln. Die Blättchen abzupfen. Das Öl
in einer beschichteten Pfanne erhitzen und das Fleisch darin in etwa
4 Min. bei mittlerer Hitze braun anbraten. Mit Salz und Pfeffer würzen.

4 Nüsse, Thymian, Senf und Brühe zu den Hähnchenstreifen geben
und untermischen. Das Topping mit Salz und Pfeffer abschmecken und
auf dem Salat verteilen. Die Kresse in ein feines Sieb schneiden, kurz
abbrausen, trocken schütteln und über den Salat streuen.

LACHS-CEVICHE MIT AVOCADO

BUNT GEMISCHTER VITAMIN-KICK

ZUTATEN:

1 Bio-Orange
1 Limette
1 Msp. gemahlene Chilischoten
Salz
Pfeffer
250 g Lachsfilet
1 Avocado
2 Frühlingszwiebeln
½ rote Paprika
¼ Bund Rucola (ca. 25 g)
grobes Salz
1 EL Olivenöl

PRO PORTION

ca. 430 kcal
27 g Eiweiß
29 g Fett
10 g Kohlenhydrate
5 g Ballaststoffe

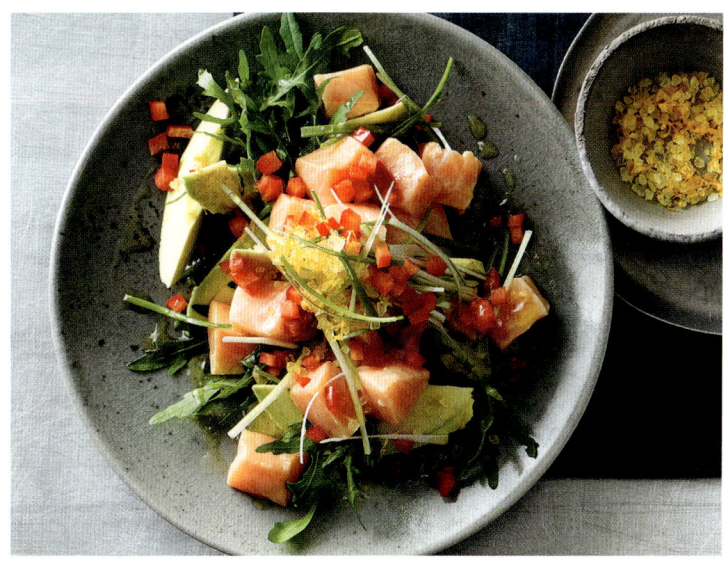

1 Orange heiß abwaschen, abtrocknen. 2 TL Schale fein abreiben und auf Küchenpapier antrocknen lassen. Orange und Limette auspressen. In einer Schüssel 6 EL Orangen- und 2 EL Limettensaft mit Chili und wenig Salz und Pfeffer mischen. Das Lachsfilet würfeln und 20 Min. im Zitrussaft marinieren, dabei ab und an wenden.

2 Die Avocado halbieren, entkernen, das Fruchtfleisch mit einem Löffel aus der Schale heben und in dünne Spalten schneiden. Frühlingszwiebeln putzen, waschen und halbieren. Erst in 4–5 cm lange Stücke, dann in feine Streifen schneiden. Die Paprika waschen, Stielansatz, weiße Trennwände und Kerne entfernen. Paprika fein würfeln. Rucola verlesen, waschen und trocken schütteln.

3 Die Orangenschale mit 1 TL grobem Salz mischen und in ein Schälchen füllen. Rucola und Avocadospalten auf zwei Teller verteilen. Die marinierten Lachswürfel auf den Avocados anrichten. Paprikawürfel und Frühlingszwiebelstreifen darauf verteilen. Das Öl unter die Zitrusmarinade schlagen und darüberträufeln. Die Lachs-Ceviche mit etwas Orangensalz bestreuen, den Rest als Tischwürze dazu reichen.

BROKKOLI-CURRY MIT GARNELEN

HOCHGENUSS AUF DIE GANZ SCHNELLE ART

ZUTATEN:

1 großer Brokkoli (ca. 600 g)
2 Zwiebeln
2 Knoblauchzehen
1 Stück Ingwer (2 cm lang)
2 EL Rapsöl
1 TL mildes Currypulver
½ TL gemahlene Kurkuma
1 gehäufter TL Mehl
200 ml Gemüsebrühe
200 g Kokosmilch
200 g rohe Garnelen (küchen-
  fertig, ersatzweise
  TK-Garnelen)
1 Aprikose
4 Stängel Koriander

PRO PORTION

ca. 490 kcal
30 g Eiweiß
29 g Fett
20 g Kohlenhydrate
8 g Ballaststoffe

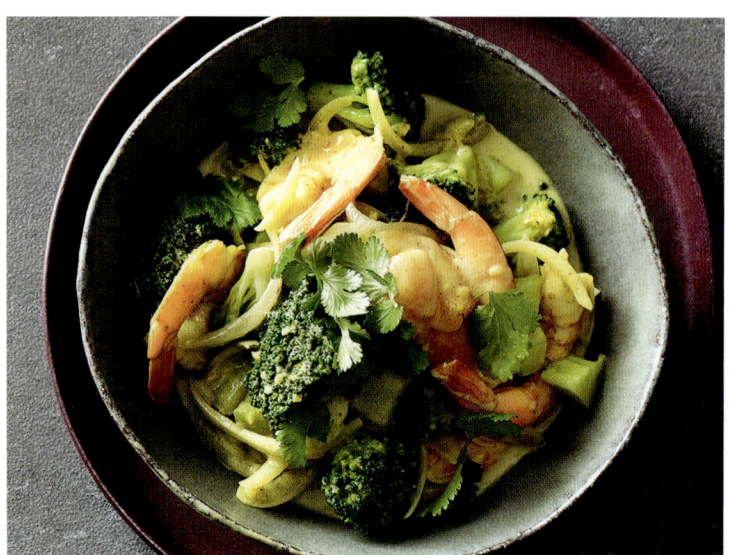

1 Brokkoli putzen, waschen und in kleine Röschen teilen, Stiele schälen und ca. 1 cm groß würfeln. Zwiebeln schälen, in Streifen schneiden. Knoblauch und Ingwer schälen, beides fein hacken.

2 Das Öl in einem Topf erhitzen. Zwiebeln, Knoblauch und Ingwer darin in etwa 2 Min. bei kleiner Hitze andünsten. Curry, Kurkuma und Mehl zugeben und kurz mitdünsten, bis die Gewürze aromatisch duften. Brokkoli zufügen, mit Brühe und Kokosmilch aufgießen. Das Curry ungefähr 6 Min. bei kleiner Hitze zugedeckt gar ziehen lassen.

3 Die Garnelen gegebenenfalls auftauen lassen. Die Aprikose waschen und in Spalten vom Stein schneiden. Koriander abbrausen, trocken schütteln. Die Blättchen abzupfen. Garnelen und Aprikosen zum Brokkoli geben und in 3 Min. bei kleiner Hitze zugedeckt garen. Das Curry auf zwei Teller verteilen und mit Korianderblättchen bestreuen.

TIPP:
Gewürze entfalten beim Anrösten ihr volles Aroma, verbrennen aber rasch. Darum die Flüssigkeit zum Angießen immer schon bereithalten.

MUSCHELTOPF MIT GREMOLATA

GENUSS VOM FEINSTEN

ZUTATEN:

1,5 kg Miesmuscheln

4 Stangen Staudensellerie

2 Möhren

2 Zwiebeln

2 Zweige Salbei

3 EL Olivenöl

1 Dose stückige Tomaten (400 g)

Salz

gemahlene Chilischoten

1 Bio-Zitrone

½ Bund Petersilie

1 Knoblauchzehe

PRO PORTION

ca. 420 kcal

28 g Eiweiß

21 g Fett

23 g Kohlenhydrate

8 g Ballaststoffe

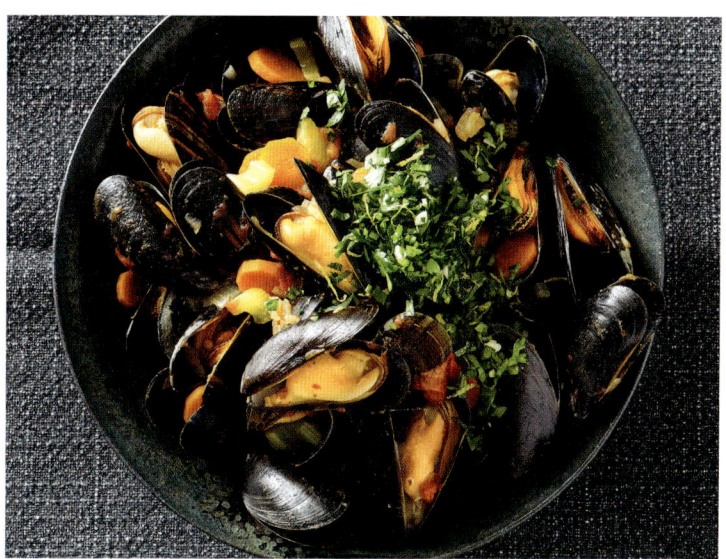

1 Muscheln in kaltem Wasser waschen, offene aussortieren. Den Staudensellerie waschen, putzen und mit einem Sparschäler die Fäden an der gerundeten Seite abschälen. Möhren putzen und dünn schälen. Beides in feine Scheiben schneiden. Zwiebeln schälen, würfeln. Salbei abbrausen, trocken schütteln. Blätter abzupfen und klein schneiden.

2 Olivenöl in einem Topf erhitzen. Gemüse und Salbei darin bei mittlerer Hitze 3–4 Min. dünsten. Tomaten, ½ TL Salz und Chili zugeben und das Gemüse etwa 10 Min. bei mittlerer Hitze zugedeckt garen. Muscheln hinzufügen und zugedeckt weitere 8 Min. garen.

3 Inzwischen die Zitrone heiß waschen und abtrocknen. Die Schale fein abreiben. Petersilie abbrausen, trocken schütteln. Die Blättchen abzupfen und fein schneiden. Knoblauch schälen, hacken. Zitronenschale, Petersilie und Knoblauch mischen und in ein Schälchen füllen.

4 Muscheln einmal kräftig mit dem Gemüse-Tomaten-Sud mischen, dabei geschlossene Muscheln aussortieren. Dann alles in tiefen Tellern anrichten, mit der Gremolata bestreuen und sofort servieren.

RADICCHIO-SALAT MIT GARNELEN

KRÄUTERFRISCH, FRUCHTIG, FARBENFROH

FÜR 2 PERSONEN
ZUBEREITUNGSZEIT: *30 Min.*

ZUTATEN:
1 kleine Papaya (ca. 300 g)
2 EL Pinienkerne
1 Radicchio (ca. 150 g)
1 Bund Koriander
1 Bund Minze
75 g Mungbohnensprossen
1 kleine rote Zwiebel
250 g rohe Garnelen (küchen-
*   fertig, ersatzweise*
*   TK-Garnelen)*
2 EL Rapsöl
Salz
Pfeffer
3 EL Gemüsebrühe
1 EL Weinessig (ersatzweise
*   Apfelessig)*
½ TL mittelscharfer Senf
2 EL Rapsöl
frisch geriebene Muskatnuss
*   (nach Belieben)*

PRO PORTION
ca. 425 kcal
29 g Eiweiß
27 g Fett
13 g Kohlenhydrate
5 g Ballaststoffe

1 Die Papaya längs halbieren und die Kerne mit einem Löffel herauslösen. Etwa 1 EL Papayakerne grob hacken und beiseitelegen. Das Fruchtfleisch von der Schale schneiden und würfeln. Die Pinien-kerne in einer beschichteten Pfanne ohne Fett in etwa 3 Min bei mitt-lerer Hitze anrösten, dann auf einen Teller geben und abkühlen lassen.

2 Vom Radicchio die Blätter lösen, putzen und waschen. Die Blätter trocken schleudern und in Streifen schneiden. Koriander und Minze abbrausen, trocken schütteln. Die Blättchen abzupfen und grob schnei-den. Die Sprossen in ein Sieb geben, mit heißem Wasser abbrausen und abtropfen lassen. Zwiebel schälen und in feine Spalten schneiden.

3 Garnelen gegebenenfalls auftauen lassen. Öl in einer Pfanne erhitzen. Die Garnelen mit Küchenpapier trocken tupfen und von jeder Seite 1–2 Min. bei mittlerer Hitze offen braten. Mit Salz und Pfeffer würzen.

4 Aus Gemüsebrühe, Weinessig, Senf und Rapsöl ein Dressing zubereiten und mit Salz und Pfeffer würzen. Nach Belieben mit Muskat abschmecken. Alle vorbereiteten Salatzutaten locker mischen und das Dressing unterheben. Den Salat mit den gerösteten Pinienkernen und grob gehackten Papayakernen bestreuen und sofort servieren.

MEHR DARAUS MACHEN:
Für einen besonders fruchtig-würzigen Geschmack das Orangen-Senf-Dressing (s. S. 145) verwenden. Bei großem Hunger eine kleine Avocado schälen, das Fruchtfleisch würfeln und zum Salat geben.

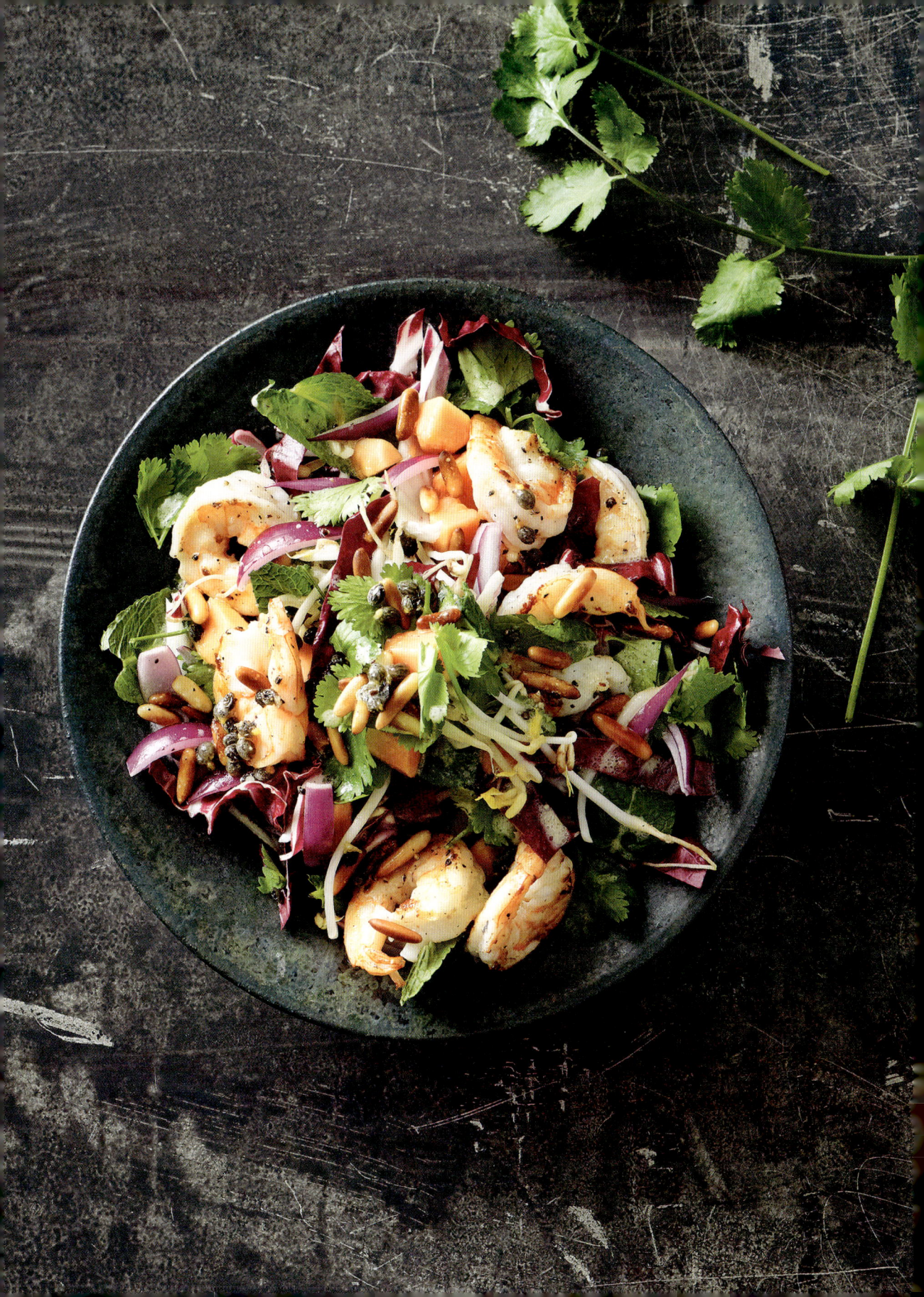

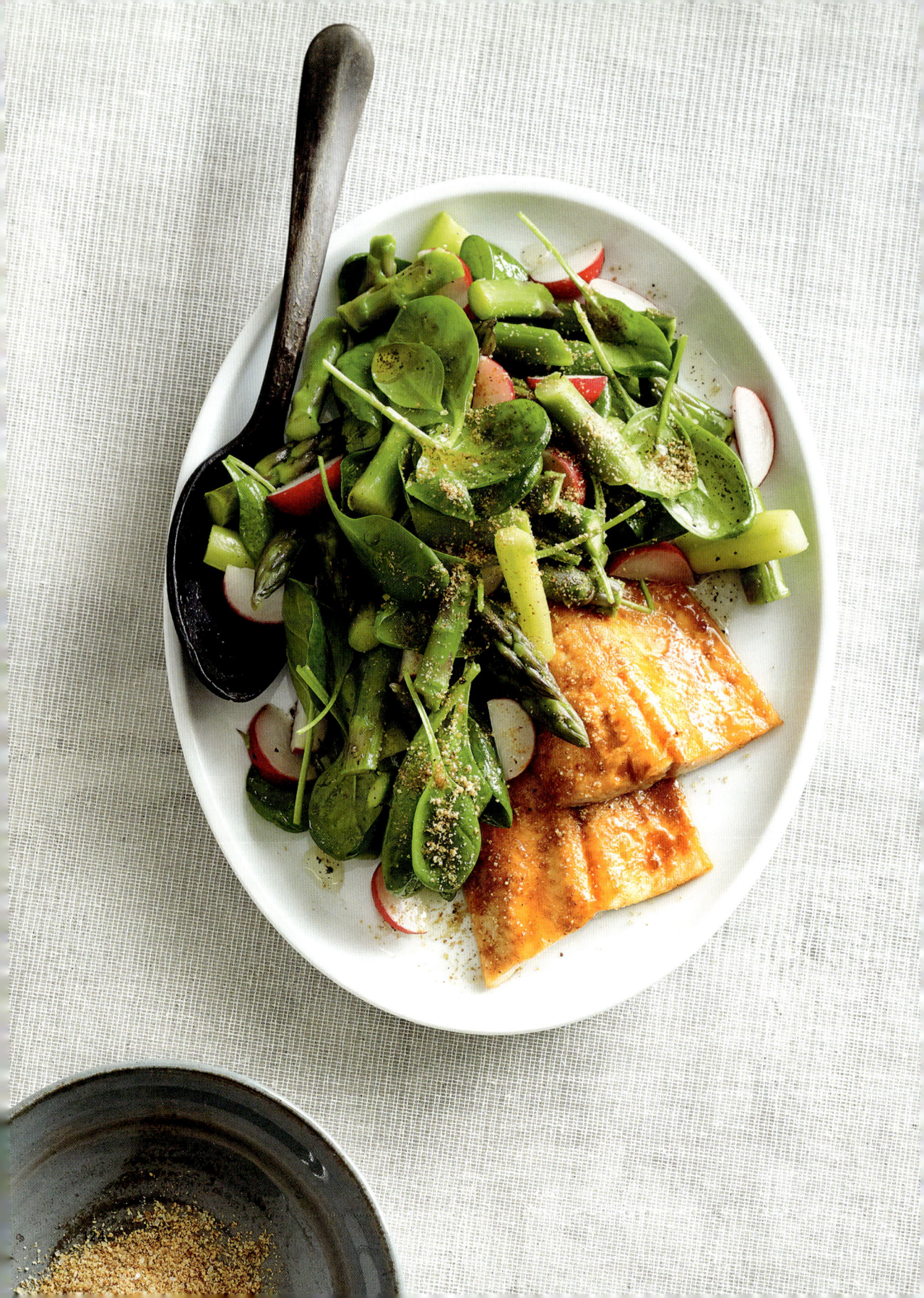

SPARGEL-SALAT MIT FEURIGEM OFENLACHS

MILDER SPARGEL TRIFFT SCHARFEN LACHS

1 Spargel waschen, die holzigen Enden entfernen. Die Stangen im unteren Drittel schälen und in mundgerechte Stücke schneiden. In kochendem Salzwasser zugedeckt bei schwacher Hitze in etwa 5 Min. knackig garen. Danach abgießen und abkühlen lassen, bis die anderen Zutaten vorbereitet sind. Den Backofen auf 180° vorheizen.

2 Harissa, Honig, Zitronensaft und Öl in einem kleinen Schälchen verrühren. Die Lachsfilets trocken tupfen und eventuell vorhandene Gräten mit einer Pinzette herausziehen. Mit wenig Salz würzen. Den Lachs auf einen ofenfesten Teller legen und mit der Harissa-Sauce bestreichen. Auf der mittleren Einschubleiste 15–18 Min. garen.

3 In der Zwischenzeit die Radieschen putzen, waschen und in Spalten schneiden. Den Spinat verlesen, waschen und trocken schleudern. Den Essig mit Gemüsebrühe, Raps- und Sesamöl verquirlen und mit wenig Salz und Pfeffer abschmecken.

4 Spargel, Spinat und Radieschen locker mit dem Dressing mischen und auf zwei Teller verteilen. Den Lachs daneben anrichten oder in grobe Stücke teilen und auf den Salat geben. Mit Gomasio bestreuen.

TIPP:
Nach 15 Min. Garzeit im Ofen ist der Lachs noch leicht glasig, nach 18 Min. komplett durchgegart, aber immer noch saftig.

FÜR 2 PERSONEN
ZUBEREITUNGSZEIT: *40 Min.*

ZUTATEN:
400 g grüner Spargel
Salz
½ TL Harissa
    (scharfe Würzpaste)
1 TL Honig
1 TL Zitronensaft
1 TL Rapsöl
2 Lachsfilets ohne Haut
    (à ca. 150 g)
½ Bund Radieschen
80 g Baby-Blattspinat
    (ersatzweise Frisée)
1 EL Sherryessig
    (ersatzweise Weinessig)
3 EL Gemüsebrühe
1 EL Rapsöl
2 TL geröstetes Sesamöl
Pfeffer
2 TL Gomasio (japanische
    Sesam-Salz-Mischung, aus
    dem Kräuterladen)

PRO PORTION
ca. 425 kcal
34 g Eiweiß
28 g Fett
6 g Kohlenhydrate
4 g Ballaststoffe

SALAT MIT KRÄUTERDRESSING UND EI

CREMIG-AROMATISCHER HERBST-MIX

ZUTATEN:

200 g grüne Bohnen
Salz
3 Eier (M)
150 g Feldsalat
1 Bund Brunnenkresse
100 g Champignons
1 Bund Schnittlauch
1 Bund Petersilie
1 Bund Kerbel
1 Stück Ingwer (1 cm lang)
1 EL Mayonnaise
150 g Joghurt (3,5 % Fettgehalt)
1 EL Leinöl
1 EL Limettensaft
Pfeffer
Zucker

PRO PORTION

ca. 395 kcal
20 g Eiweiß
27 g Fett
13 g Kohlenhydrate
5 g Ballaststoffe

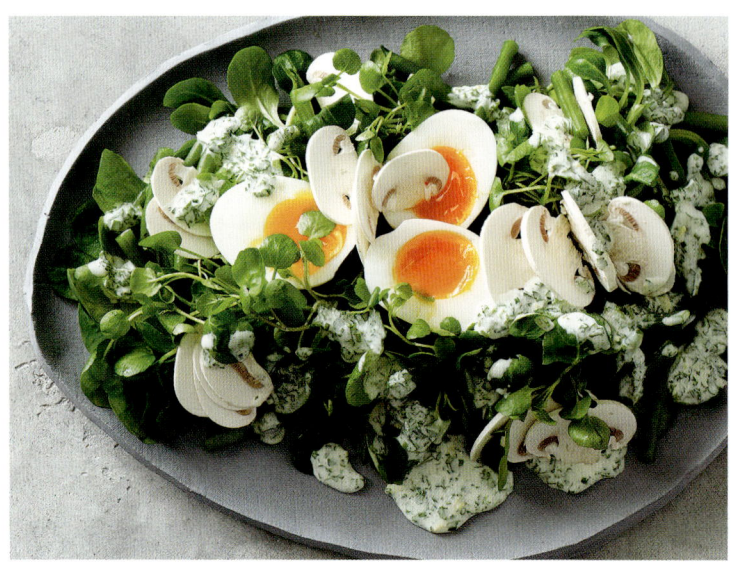

1 Bohnen waschen, putzen und in mundgerechte Stücke schneiden. In kochendem Salzwasser zugedeckt bei mittlerer Hitze in ungefähr 12 Min. bissfest garen. In ein Sieb abgießen und abkühlen lassen. Die Eier am stumpfen Pol anstechen und in siedendem Wasser zugedeckt bei mittlerer Hitze in 5 Min. wachsweich kochen. Anschließend in kaltem Wasser abkühlen lassen, dann schälen und halbieren.

2 Feldsalat vom Wurzelansatz, Brunnenkresse von den Stielen befreien. Die Blätter waschen und trocken schleudern. Champignons putzen, bei Bedarf mit einem Tuch abreiben und in dünne Scheiben schneiden. Den Schnittlauch waschen und in feine Röllchen schneiden. Petersilie und Kerbel abbrausen, trocken schütteln. Die Blättchen abzupfen und fein schneiden. Ingwer schälen und sehr fein hacken

3 Die Mayonnaise mit Joghurt, Öl und Kräutern verrühren. Das Dressing mit Ingwer, Limettensaft, Salz, Pfeffer und einer Prise Zucker abschmecken. Salat, Champignons, Bohnen und Eier auf einer großen Salatplatte arrangieren und mit dem Kräuterdressing beträufeln.

BLUMENKOHL MIT PILZRÜHREI

FEINE PILZAROMEN IN KNUSPRIG-WÜRZIGER BEGLEITUNG

ZUTATEN:

1 kleiner Blumenkohl

3 EL Rapsöl

1 TL Currypulver (nach Belieben
   mild / scharf)

Salz

150 g Pfifferlinge (ersatzweise
   Kräuterseitlinge, Austernpilze, Champignons)

1 kleine Zwiebel

2 Zweige Thymian

¼ Bund Rucola (ca. 25 g)

4 Eier (M)

4 EL Milch

Salz

Pfeffer

1 Msp. gemahlene Chilischoten

2 TL Butter

PRO PORTION

ca. 465 kcal

24 g Eiweiß

32 g Fett

12 g Kohlenhydrate

12 g Ballaststoffe

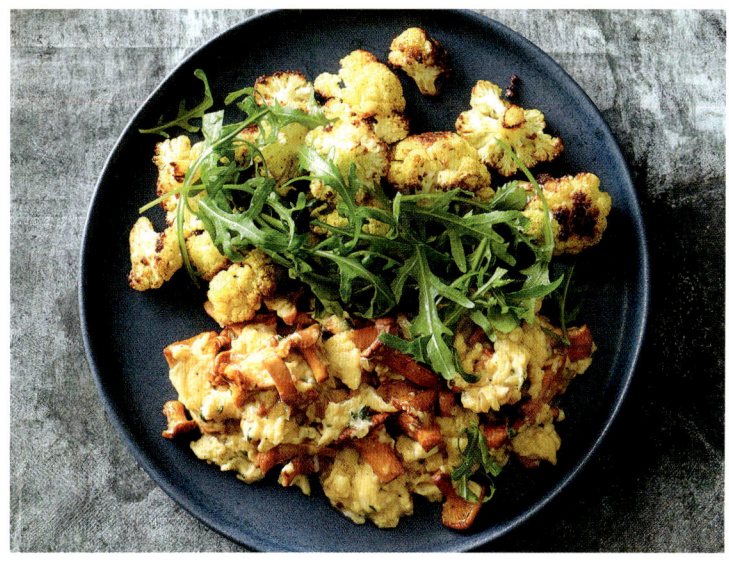

1   Den Backofen auf 225° vorheizen. Ein Backblech mit Backpapier auslegen. Blumenkohl waschen, putzen und die Röschen vom Strunk schneiden, den Strunk schälen und in grobe Stücke schneiden. Mit Öl, Currypulver und ¼ Teelöffel Salz mischen und auf das Backblech geben. Auf der mittleren Einschubleiste in etwa 25 Min. goldbraun rösten. Für die Garprobe mit einem spitzen Messer in den Stiel der Röschen stechen, gegebenenfalls weitere 5 Min. backen.

2   Inzwischen die Pfifferlinge putzen, bei Bedarf mit einem Tuch abreiben und große Pilze halbieren. Zwiebel schälen, fein würfeln. Thymian abbrausen, trocken schütteln. Die Blättchen abzupfen. Rucola verlesen, waschen, trocken schütteln. Die Eier mit Milch und Thymian verrühren. Mit etwas Salz, Pfeffer und Chili pikant abschmecken.

3   Die Butter in einer beschichteten Pfanne erhitzen, Zwiebeln und Pilze darin etwa 5 Min. bei mittlerer Hitze anbraten. Die Eiermasse zugeben und offen bei kleiner Hitze in 2 Min. stocken lassen. Dabei die Masse ab und an in großen Schollen zur Mitte schieben. Rührei und Blumenkohl auf zwei Tellern anrichten, mit Rucola bestreuen.

OMELETT MIT PILZ-ROSENKOHL-FÜLLUNG

MAGENSCHMEICHLER MIT FRUCHTIGER SÜSSNOTE

FÜR 2 PERSONEN
ZUBEREITUNGSZEIT: *35 Min.*

ZUTATEN:

8 Stängel Petersilie

100 g Tofu

4 Eier (M)

Salz

Pfeffer

300 g Rosenkohl

300 g Pilze (z. B. Kräuterseitlinge,
*   Austernpilze, Champignons)*

1 Zwiebel

4 EL Heidelbeeren

4 TL Rapsöl

2 TL Butter

1 TL Sesam

PRO PORTION

ca. 460 kcal

32 g Eiweiß

28 g Fett

11 g Kohlenhydrate

10 g Ballaststoffe

1   Petersilie abbrausen, trocken schütteln. Die Blätter abzupfen und klein schneiden. Tofu trocken tupfen und fein hacken. Eier mit Tofu, Salz und Pfeffer verquirlen, die Hälfte der Petersilie untermischen.

2   Den Rosenkohl waschen, Stielansätze und unansehnliche Blätter entfernen. Die Röschen vierteln. Pilze putzen, bei Bedarf mit einem Tuch abreiben und in Scheiben schneiden. Zwiebel schälen, fein würfeln. Heidelbeeren verlesen, kurz abbrausen und abtropfen lassen.

3   Das Öl in einer beschichteten Pfanne erhitzen, den Rosenkohl darin etwa 5 Min. bei mittlerer Hitze offen braten. Pilze und Zwiebeln zugeben und alles weitere 2–3 Min. braten. In der letzten Minute die Heidelbeeren zugeben und erhitzen. Das Gemüse zwischen zwei Tellern warm halten. Die Pfanne mit Küchenpapier auswischen.

4   Die Butter in der Pfanne erhitzen und die Eiermasse hineingeben. Die Masse bei mittlerer Hitze in etwa 4 Min. offen stocken lassen, bis die Unterseite gebräunt und die obere Seite beinahe fest ist. Pilze und Rosenkohl auf die eine Hälfte des Omeletts geben, die andere Hälfte darüberklappen. Das Omelett halbieren, auf zwei Tellern anrichten und mit der übrigen Petersilie und Sesam bestreut servieren.

TAUSCH-TIPP:
Anstelle von Heidelbeeren setzen auch Brombeeren, Johannisbeeren oder halbierte Weintrauben einen fruchtigen Akzent. Für noch mehr Abwechslung statt Tofu Feta zerkrümeln und in das Omelett geben.

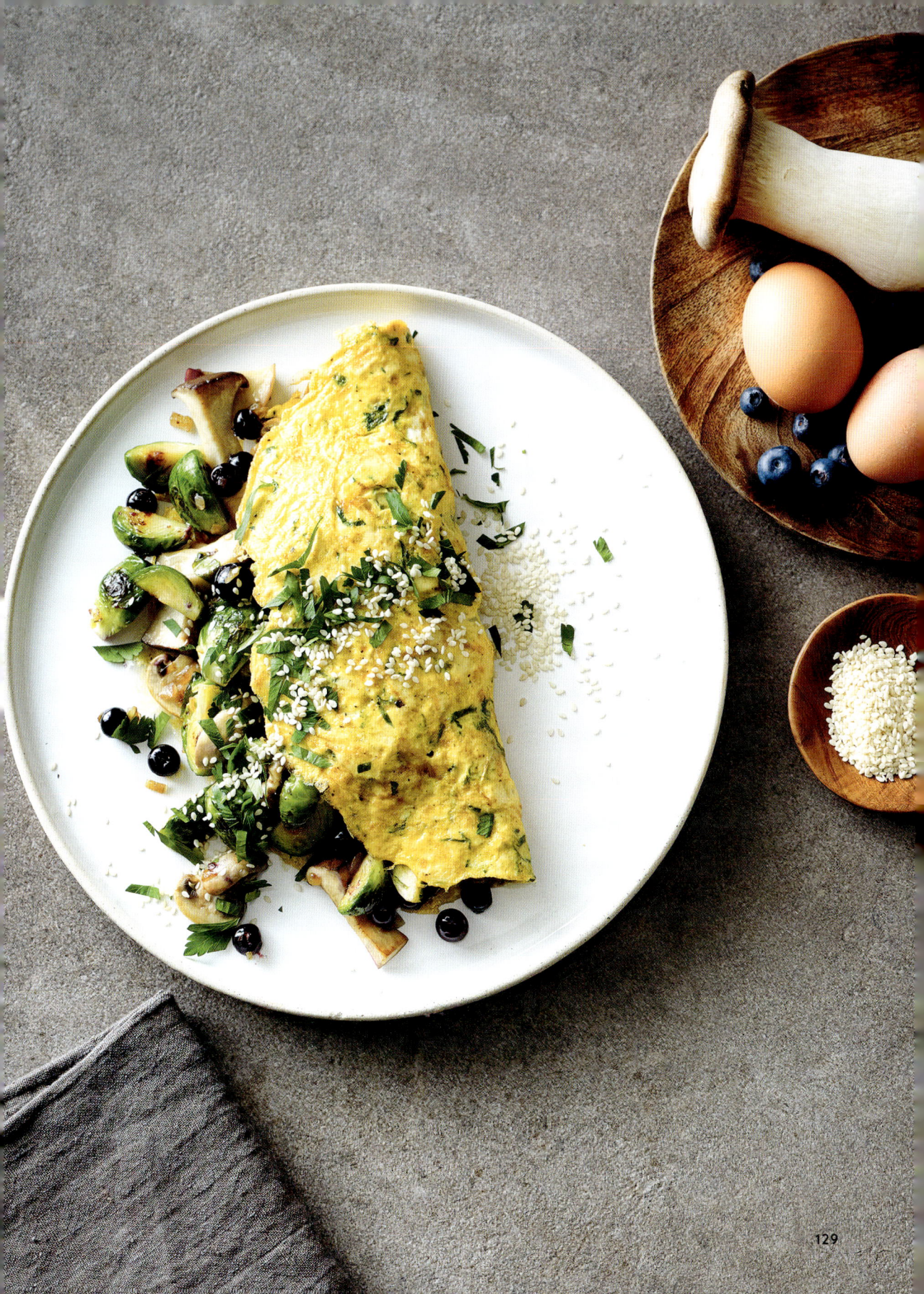

TOFU AUF FENCHEL-GEMÜSE

FRUCHTIGES RAHM-GEMÜSE MIT KNUSPER-TOFU

FÜR 2 PERSONEN
ZUBEREITUNGSZEIT: *30 Min.*

ZUTATEN:

2 kleine Fenchel
  (à ca. 200 g)
2 Clementinen
2 Zwiebeln
200 g Tofu
Salz
Pfeffer
1 EL Mohnsamen
1 EL Sesam
2 EL Rapsöl
1 TL Fenchelsamen
100 g Kochsahne
5 EL Gemüsebrühe
1 Msp. gemahlene Chilischoten
½ TL rosa Beeren

PRO PORTION

ca. 470 kcal
23 g Eiweiß
30 g Fett
21 g Kohlenhydrate
9 g Ballaststoffe

1   Den Fenchel putzen, waschen und halbieren. Die Fenchelhälften vom Strunk befreien und in dünne Spalten schneiden. Clementinen schälen und die Früchte quer in Scheiben schneiden. Die Zwiebel schälen, halbieren und in dünne Scheiben schneiden.

2   Tofu trocken tupfen und in zwei Scheiben schneiden. Mit Salz und reichlich Pfeffer würzen. Mohn und Sesam mischen, auf einen flachen Teller geben und den Tofu darin wenden, die Panade gut andrücken.

3   1 EL Öl in einem Topf erhitzen. Zwiebel, Fenchelstreifen und Fenchelsamen darin 3 Min. bei mittlerer Hitze offen dünsten. Sahne und Brühe angießen, mit etwas Salz und Chili würzen. Den Fenchel offen in etwa 5 Min. bei mittlerer Hitze bissfest garen. Gleichzeitig das restliche Öl in einer kleinen beschichteten Pfanne erhitzen und die Tofuscheiben darin bei mittlerer Hitze 3 Min. von jeder Seite anbraten.

4   Clementinen zum Fenchel geben und kurz erhitzen. Das Gemüse nach Belieben nochmals abschmecken und auf zwei Tellern anrichten. Die rosa Beeren zwischen den Fingerspitzen grob zerdrücken und über das Gemüse geben, den Tofu daneben anrichten. Sofort servieren.

MEHR DARAUS MACHEN:
Das zarte Fenchelgrün frischer Knollen kurz abbrausen, abtropfen lassen und fein hacken. Zum Schluss über das Gemüse streuen.

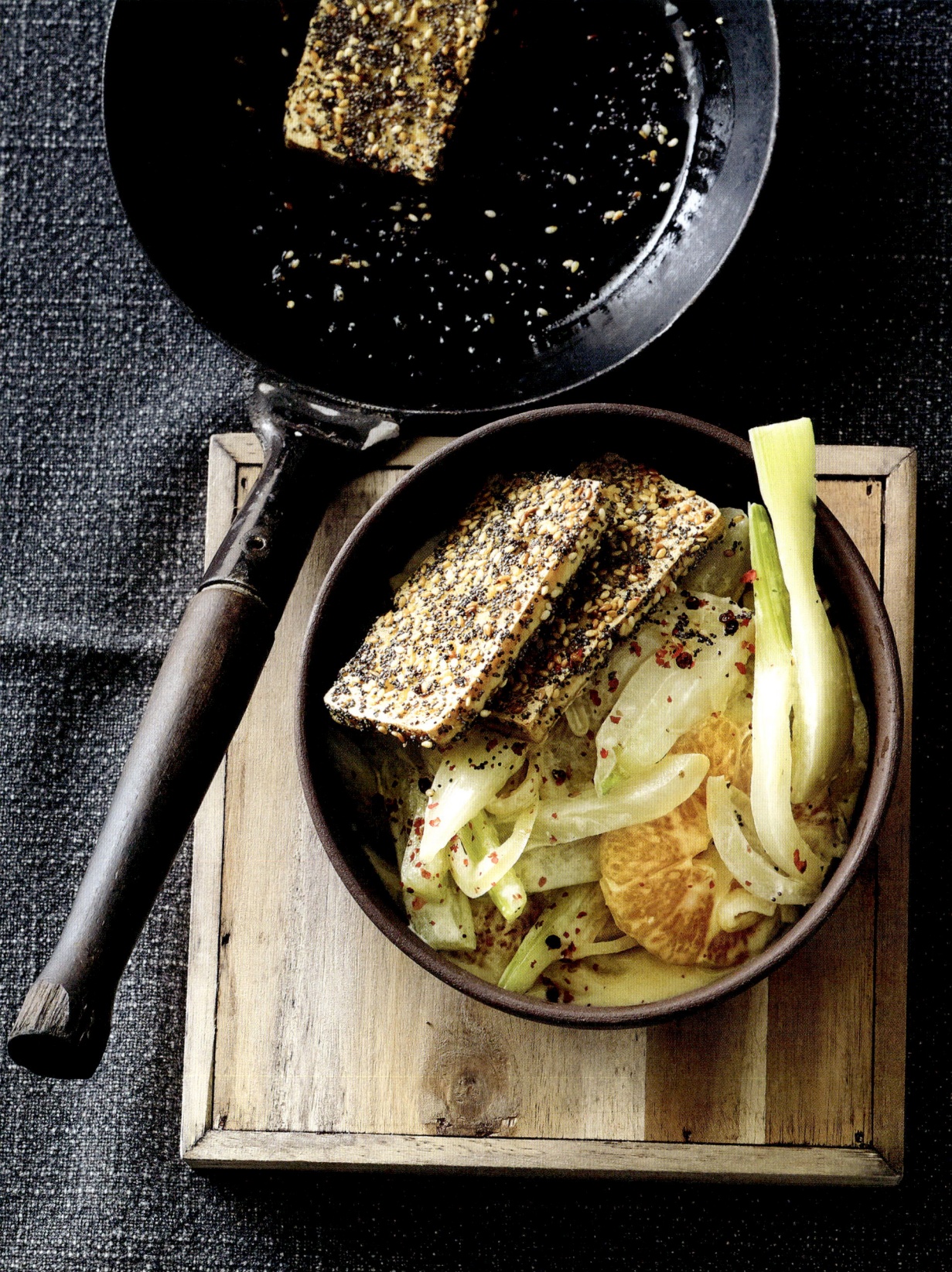

CAESAR-TOFU-SALAD

GENIESSER-VARIANTE DES AMERIKANISCHEN SALATKLASSIKERS

ZUTATEN:

150 g Tofu

*1 EL Gomasio (japanische
    Sesam-Salz-Mischung, aus
    dem Kräuterladen)*

1 EL geröstetes Sesamöl

4 Anchovis

1 Knoblauchzehe

½ TL mittelscharfer Senf

2 TL Worcester-Sauce

1 EL Zitronensaft

20 g Parmesan

100 g Seidentofu

gemahlene Chilischoten

Salz

2 Römersalatherzen

150 g Dicke Bohnen (Glas)

150 g Kirschtomaten

1 Avocado

2 Zweige Minze

PRO PORTION

ca. 510 kcal

32 g Eiweiß

29 g Fett

20 g Kohlenhydrate

17 g Ballaststoffe

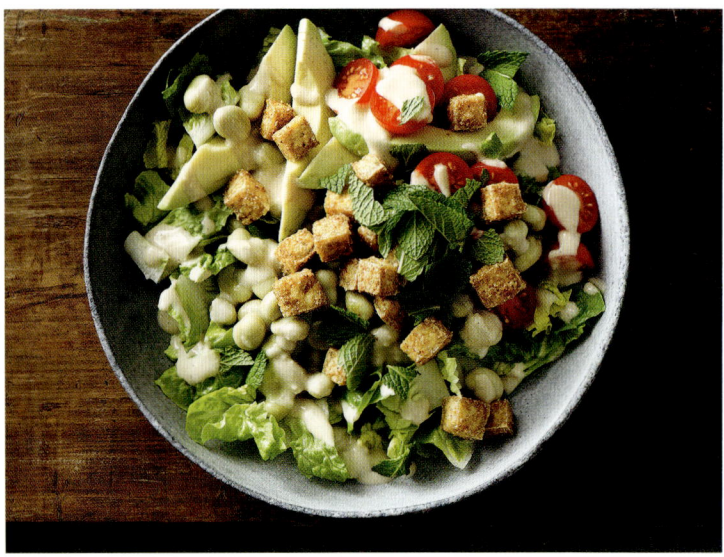

1 Den Backofen auf 200° vorheizen, ein Backblech mit Backpapier auslegen. Tofu trocken tupfen und würfeln. Gomasio und Öl in einer Schüssel verrühren, die Tofuwürfel untermengen. Den Tofu auf das Backblech geben und auf der zweiten Einschubleiste von unten in etwa 25 Min. knusprig backen. Nach der Hälfte der Backzeit wenden.

2 Inzwischen die Anchovis abtropfen lassen. Den Knoblauch schälen und mit den abgetropften Anchovis fein hacken. Beides mit Senf, Worcester-Sauce, Zitronensaft, Parmesan in Stücken und Seidentofu in einen hohen Rührbecher geben und mit dem Pürierstab cremig-fein pürieren. Mit Chili und nach Belieben etwas Salz abschmecken.

3 Den Römersalat waschen, trocken schleudern. In mundgerechte Stücke schneiden. Die Bohnen in ein Sieb geben und abtropfen lassen. Tomaten waschen, halbieren. Die Avocado halbieren, entkernen, das Fruchtfleisch mit einem Löffel aus der Schale heben und in Spalten schneiden. Minze abbrausen, trocken schütteln. Die Blättchen abzupfen und grob schneiden. Alle Salatzutaten auf zwei Tellern arrangieren, die Salatsauce darüberträufeln. Mit Tofuwürfeln und Minze bestreuen.

TOFU-WOK MIT ZUCKERSCHOTEN

BEGEISTERT NICHT NUR VEGETARIER

ZUTATEN:

200 g Tofu

5 EL Sojasauce

2 EL Reisessig

1 TL Zucker

½ TL 5-Gewürz-Pulver

1 Msp. gemahlene Chilischoten

1 TL Speisestärke

4 schlanke Möhren (ca. 250 g)

1 große rote Zwiebel

150 g Zuckerschoten

1 Stück Ingwer (2 cm lang)

2 Knoblauchzehen

2 schlanke Frühlingszwiebeln

3 EL Rapsöl

Gemüsebrühe (nach Belieben)

PRO PORTION

ca. 420 kcal

21 g Eiweiß

22 g Fett

27 g Kohlenhydrate

9 g Ballaststoffe

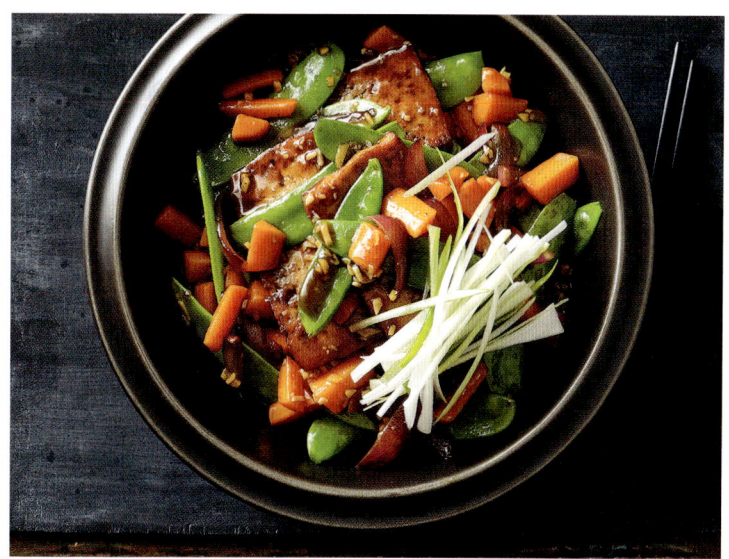

1   Tofu trocken tupfen, in dünne Scheiben schneiden. Sojasauce mit Reisessig, Zucker, 5-Gewürz-Pulver, Chili und Stärke in einer Schüssel vermischen, den Tofu etwa 15 Min. lang darin marinieren.

2   Möhren putzen, dünn schälen und in Würfel schneiden. Zwiebel schälen, in Spalten teilen, die Zuckerschoten waschen und abtropfen lassen. Ingwer und Knoblauch schälen, beides fein hacken. Frühlingszwiebeln putzen, waschen und in feine Streifen schneiden. In einer großen Pfanne 1,5 EL Öl erhitzen. Möhren, Zwiebeln, Knoblauch und Ingwer darin bei großer Hitze etwa 3 Min. unter Schwenken anbraten. Zuckerschoten zugeben und zugedeckt in etwa 3 Min. bei mittlerer Hitze knackig garen, dann das Gemüse auf einen Teller geben.

3   Restliches Öl in der Pfanne erhitzen. Die Tofuscheiben mit einer Schaumkelle aus der Marinade heben und im heißen Öl etwa 3 Min. bei mittlerer Hitze anbraten, dabei ab und an die Pfanne schwenken. Gemüse und Marinade zugeben, alles erhitzen. Nach Belieben mit 5-Gewürz-Pulver abschmecken und noch etwas Gemüsebrühe unterrühren. Mit den Frühlingszwiebeln bestreuen und servieren.

RICOTTA MIT SPARGEL UND TOMATEN

SPARGEL AUF MEDITERRANE ART

FÜR 2 PERSONEN
ZUBEREITUNGSZEIT: *45 Min.*

ZUTATEN:

500 g weißer Spargel
2 Zweige Kirschtomaten
(ca. 150 g)
¼ Bund Rucola (ca. 25 g)
20 g Parmesan
250 g Ricotta
1 Ei (M)
½ TL Kräuter der Provence
Salz
Pfeffer
1 TL zimmerwarme Butter
3 EL Rapsöl
2 EL Kapern (Glas)
1 Msp. gemahlene Chilischoten

AUSSERDEM:

4 kleine Souffléförmchen à
ca. 150 ml
Zahnstocher

PRO PORTION

ca. 450 kcal
21 g Eiweiß
33 g Fett
12 g Kohlenhydrate
4 g Ballaststoffe

1   Den Spargel waschen, die Stangen von oben nach unten schälen und die holzigen Enden entfernen. Dann die Spargelstangen schräg in mundgerechte Stücke schneiden. Die Kirschtomaten waschen, abtrocknen und mit einem Zahnstocher einige Male einstechen. Den Rucola verlesen, waschen und trocken schütteln.

2   Den Backofen auf 200° vorheizen. Parmesan reiben. Ricotta mit Parmesan, Ei und Kräutern der Provence verrühren. Mit Salz und Pfeffer würzen. Die Förmchen mit der Butter ausstreichen, dann die Eimasse einfüllen. Im vorgeheizten Backofen auf der mittleren Einschubleiste in etwa 20 Min. goldbraun herausbacken.

3   Inzwischen das Öl in einer beschichteten Pfanne erhitzen. Die Kapern mit Küchenpapier sehr gut trocken tupfen und etwa 1 Min. bei mittlerer Hitze im Öl anbraten. Mit einer Schaumkelle herausnehmen und auf Küchenpapier abtropfen lassen. Den Spargel im Bratfett bei mittlerer Hitze 8 Min. offen braten. In den letzten 3 Min. die Tomaten zugeben und mitgaren. Das Gemüse mit Salz und Chili würzen.

4   Rucola auf zwei Teller verteilen. Den Ricotta mit einem spitzen Messer vom Förmchenrand lösen und auf den Rucola stürzen. Das Gemüse daneben anrichten und mit den frittierten Kapern bestreuen.

TIPP:

Frittierte Kapern schmecken sehr mild – selbst Skeptiker, die keine Kapern mögen, sollten den frittierten Knospen eine Chance geben.

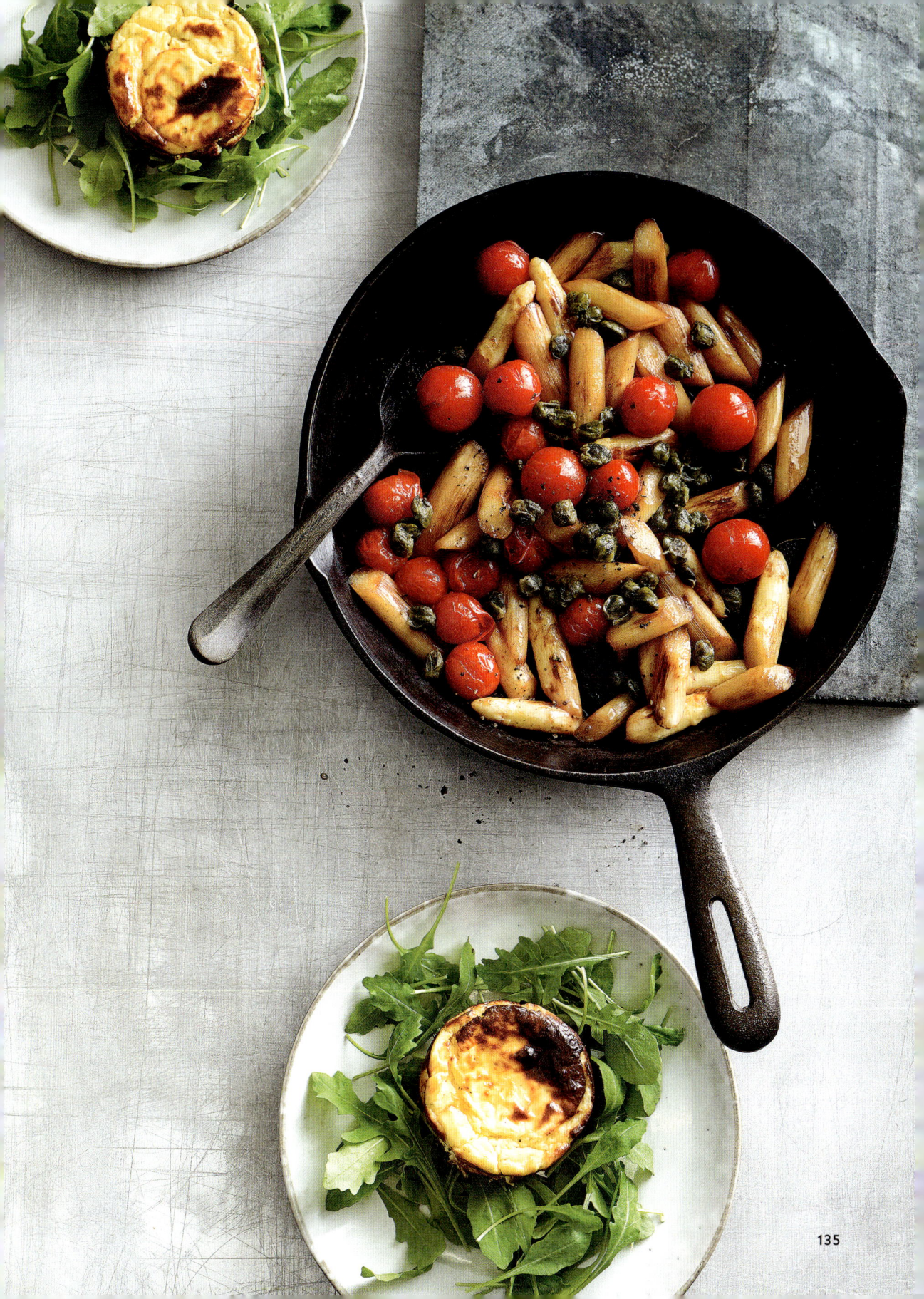

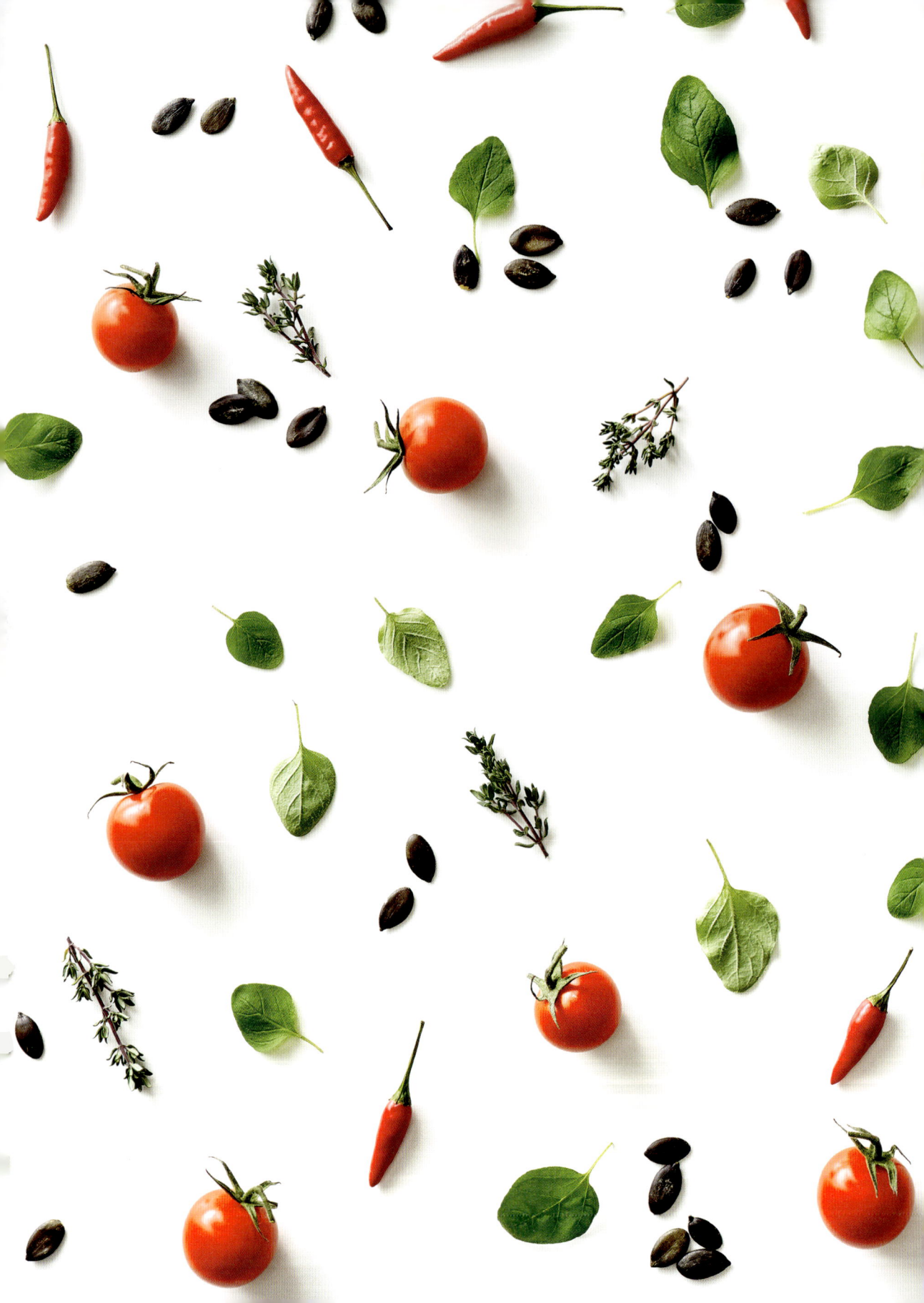

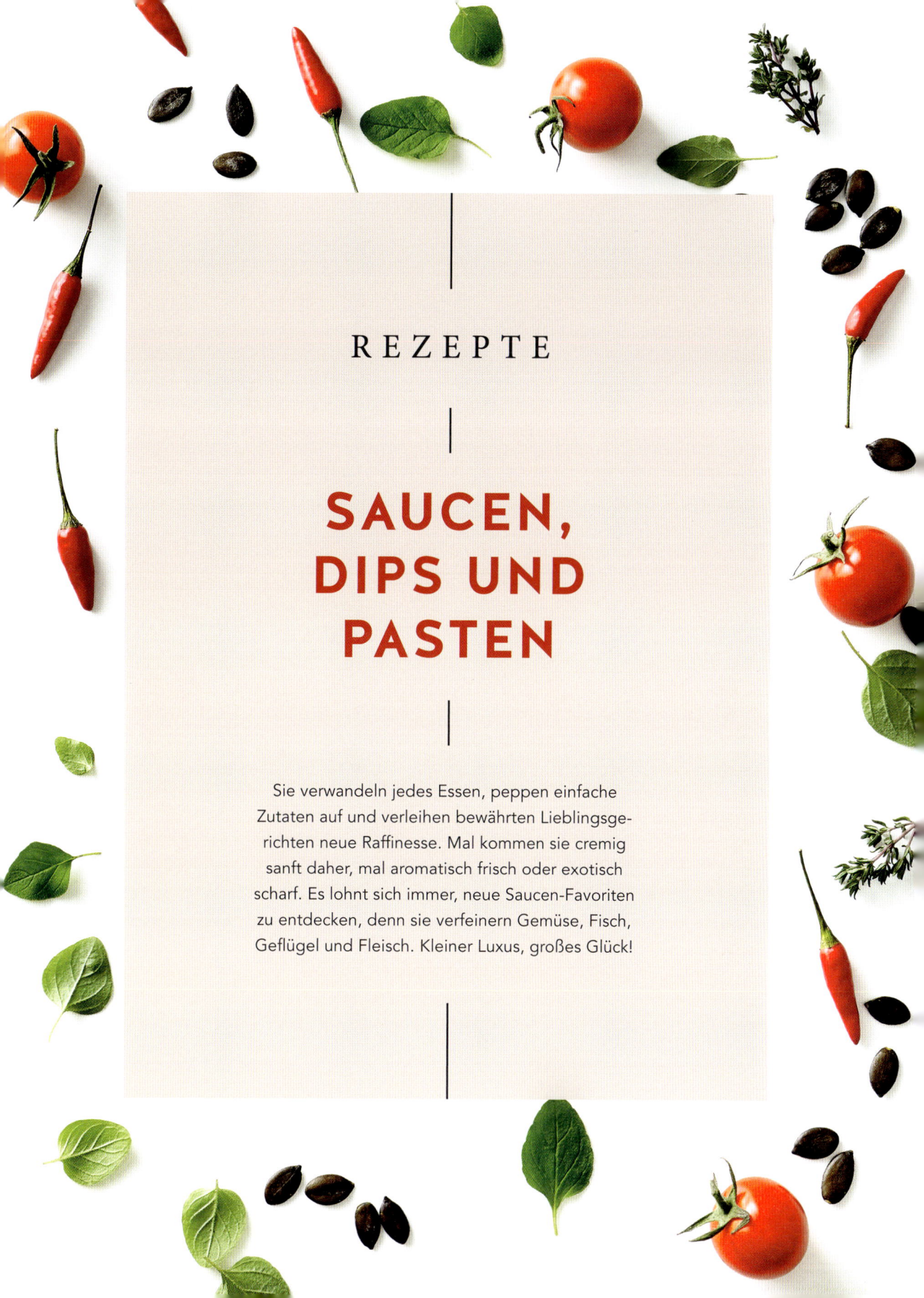

REZEPTE

SAUCEN, DIPS UND PASTEN

Sie verwandeln jedes Essen, peppen einfache Zutaten auf und verleihen bewährten Lieblingsgerichten neue Raffinesse. Mal kommen sie cremig sanft daher, mal aromatisch frisch oder exotisch scharf. Es lohnt sich immer, neue Saucen-Favoriten zu entdecken, denn sie verfeinern Gemüse, Fisch, Geflügel und Fleisch. Kleiner Luxus, großes Glück!

EXTRAKTREICHE KNOCHENBRÜHE

FÜR MAXIMALES AROMA LANGE GEKÖCHELT

**FÜR CA. 12 TWIST-OFF-GLÄ-
SER À 250 ML
ZUBEREITUNGSZEIT:** *3 Std.*
ABKÜHLZEIT: *8 Std.*

ZUTATEN:

2 EL Rapsöl

*1,5 kg gemischte Knochen in
Stücken (z. B. Sand-, Mark-,
Roastbeefknochen)*

½ TL Nelken

½ TL Pimentkörner

½ TL schwarze Pfefferkörner

1 getrocknete Chilischote

2 Lorbeerblätter

4 EL Apfelessig

2 Zwiebeln

2 Knoblauchzehen

2 Möhren

1 Bund gemischte Kräuter

AUSSERDEM:

12 Twist-off-Gläser à 250 ml

Küchengarn

Pro Liter ca. 30 kcal

3 g Eiweiß

1 g Fett

2 g Kohlenhydrate

0 g Ballaststoffe

1 Das Öl in einem großen Bräter erhitzen und die Knochen darin offen und bei großer Hitze rundherum kräftig anrösten, bis sie schön braun sind und gut duften. Das dauert etwa 5 Min.

2 Nun die Gewürze zugeben und mit 4 l kaltem Wasser aufgießen. Den Essig hinzufügen und alles mindestens 2 Std. bei kleiner Hitze offen köcheln lassen. Wer Zeit hat, kann die Brühe auch bis zu 8 Std. ziehen lassen. Dabei die aufsteigenden Trübstoffe ab und an mit einer Schaumkelle abschöpfen und verkochtes Wasser nachgießen. Die Knochen sollen jederzeit mit Wasser bedeckt sein.

3 Etwa 1 Std. vor Ende der Garzeit Zwiebeln und Knoblauch schälen, in Scheiben schneiden. Möhren putzen, dünn schälen und gleichfalls in Scheiben schneiden. Die Kräuter abbrausen, trocken schütteln und mit Küchengarn zusammenbinden. Gemüse und Kräuter in die Brühe geben und mitgaren. Die fertige Brühe durch ein Sieb in einen Topf gießen und mindestens 8 Std. (am besten über Nacht) kalt stellen.

4 Anschließend die Twist-off-Gläser mit kochend heißem Wasser ausspülen und auf einem sauberen Geschirrtuch abtropfen lassen. Das erstarrte Fett von der Oberfläche der Brühe abheben und diese erneut aufkochen. Dann kochend heiß in die vorbereiteten Gläser füllen.

HALTBARKEITS-TIPP:
Die Brühe hält im Kühlschrank etwa 6 Wochen lang. Als aromatische Zutat für Saucen die Brühe in Eiswürfelbehälter füllen und einfrieren.

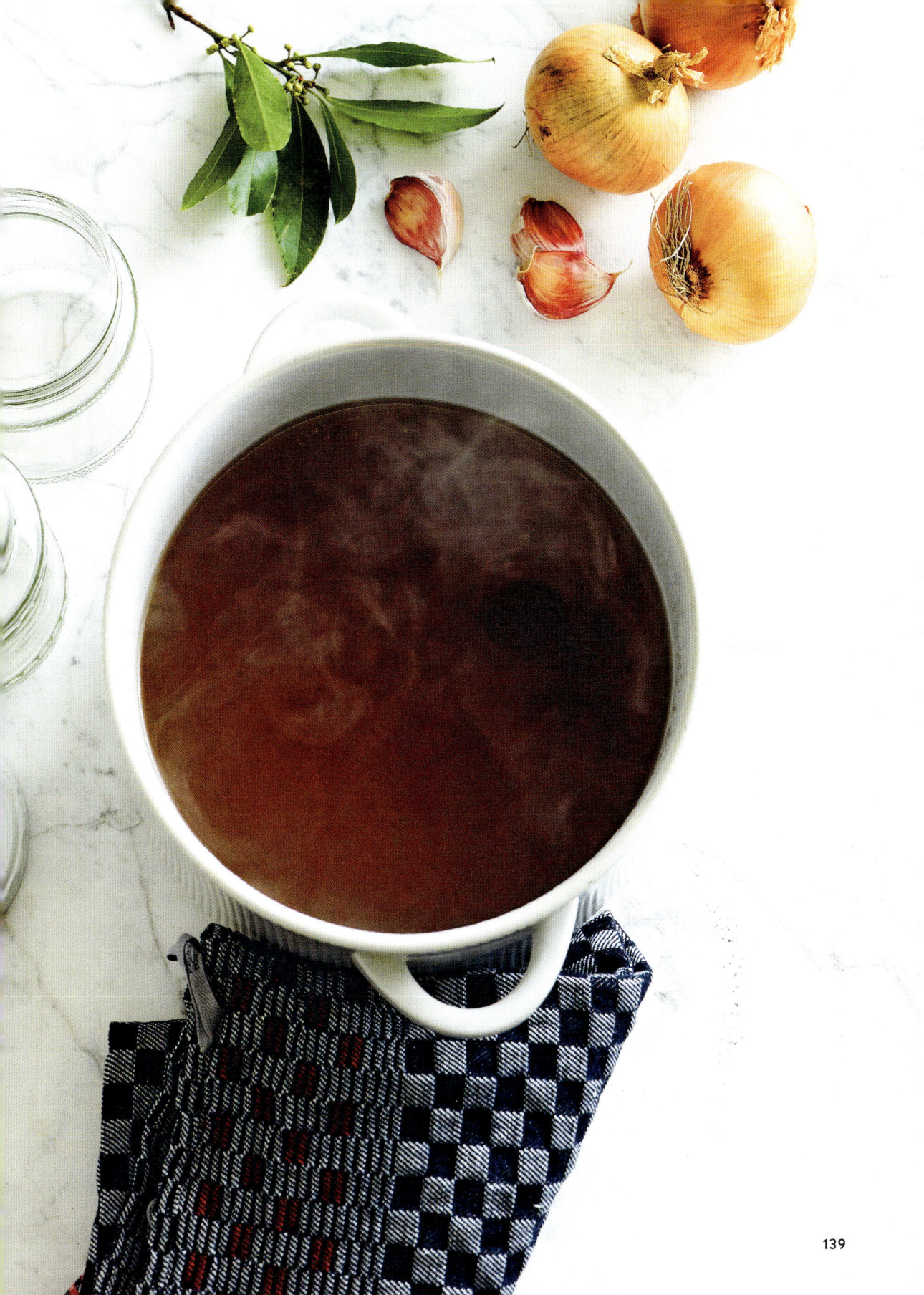

SCHAFSKÄSE-GURKEN-DIP

WIE TZATZIKI, NUR VIEL KÖSTLICHER

ZUTATEN:

1 kleine Salatgurke (ca. 350 g)
Salz
½ Bund Petersilie
200 g Schafskäse (Feta)
200 g Joghurt (3,5 % Fettgehalt)
1 Msp. gemahlene Chilischoten
1 TL Schwarzkümmel
Pro Portion ca. 195 kcal
11 g Eiweiß
14 g Fett
4 g Kohlenhydrate
1 g Ballaststoffe

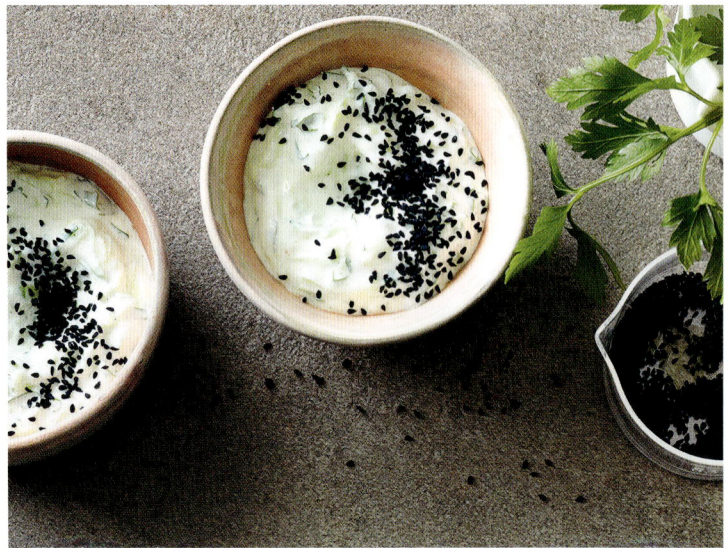

1   Die Gurke schälen und grob raspeln. Gurkenraspel und ½ TL Salz mischen, in ein Sieb geben und 10 Min. abtropfen lassen. Dann mit einem Löffelrücken oder einer kleinen Kelle gut ausdrücken.

2   In der Zwischenzeit die Petersilie abbrausen, trocken schütteln. Die Blättchen abzupfen und fein schneiden. Den Schafskäse mit Joghurt cremig verrühren und mit Chili würzen.

3   Die Gurkenraspel unter den Dip rühren. Nach Belieben mit Salz und Chili abschmecken und mit Schwarzkümmel bestreut servieren.

MEHR DARAUS MACHEN:
Für eine schnelle Vorspeise die Blätter von 1 Chicorée ablösen, waschen, trocken tupfen und auf einer Platte auslegen. Jedes Blatt mit 1 TL Dip belegen und mit Schwarzkümmel bestreuen.

KÜRBISKERNCREME

SCHÖN GRÜN, SCHÖN CREMIG, SCHÖN AROMATISCH

ZUTATEN:

2 EL Kürbiskerne
250 g Magerquark
1 TL Zitronensaft
1 EL Kürbiskernöl und etwas
    zum Beträufeln
3 EL Milch
Salz
Pfeffer
gemahlene Chilischoten
    (nach Belieben)
Pro Portion ca. 100 kcal
11 g Eiweiß
5 g Fett
2 g Kohlenhydrate
1 g Ballaststoffe

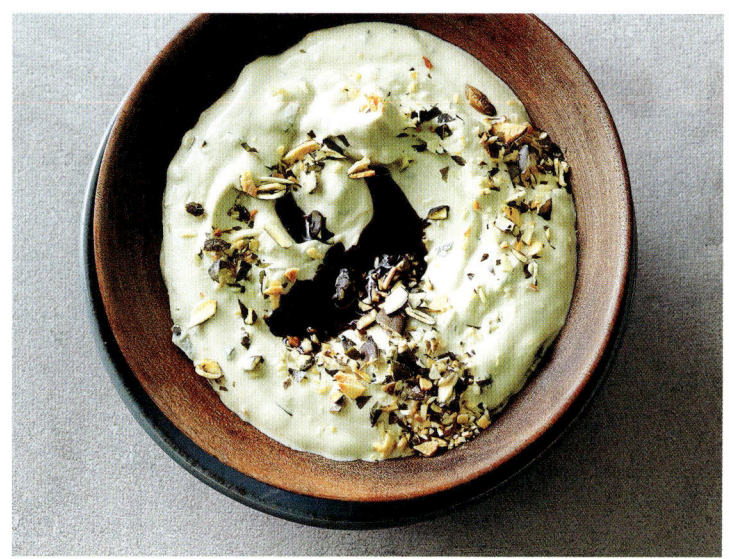

1   Die Kürbiskerne fein hacken und in einer beschichteten Pfanne ohne Fett etwa 3 Min. bei mittlerer Hitze rösten, bis sie aromatisch duften. Auf einen flachen Teller geben und etwas abkühlen lassen.

2   Den Quark mit Zitronensaft, Kürbiskernöl und Milch bis zur gewünschten Cremigkeit verrühren und mit wenig Salz, Pfeffer und Chili abschmecken. Die Kürbiskerne bis auf 1 TL unterheben.

3   Die Creme in ein Schälchen füllen und mit ein paar Tropfen Kürbiskernöl und den restlichen Kürbiskernen garnieren.

MEHR DARAUS MACHEN:
Die hübsche grüne Creme schmeckt besonders gut zu rohen Gemüsestiften. Am besten eine bunte Mischung aus Möhren, Paprika, Gurken und Staudensellerie bereitstellen.

PAPRIKA-ERDNUSS-AUFSTRICH

SÜSSE PAPRIKA MIT FEINHERBER LORBEERNOTE UND SALZIGEN NÜSSEN

ZUTATEN:

1 rote Paprika

1 kleine Zwiebel

1 Lorbeerblatt

5 EL Gemüsebrühe

1,5 EL Erdnusskerne
  (gesalzen, ersatzweise
  1 EL Erdnusscreme)

100 g Frischkäse

1 EL saure Sahne

Pfeffer

½ TL Panch Phoron (indische
  5-Gewürz-Mischung, aus
  dem Gewürzladen)

Pro Portion ca. 150 kcal

5 g Eiweiß

12 g Fett

3 g Kohlenhydrate

2 g Ballaststoffe

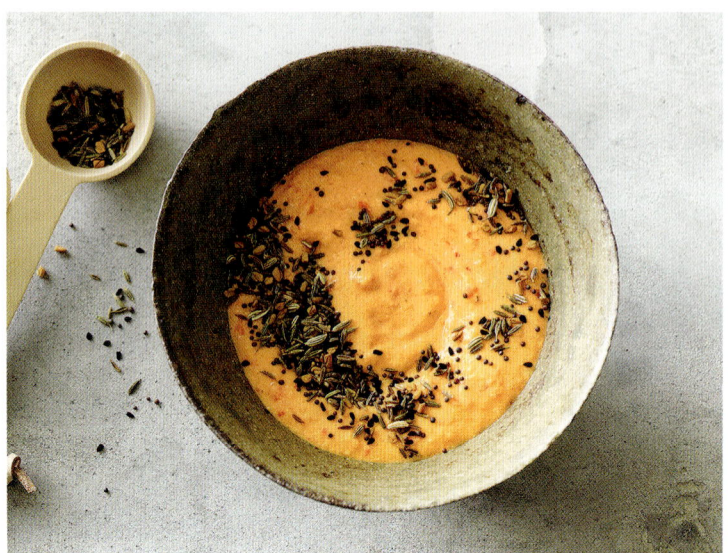

1   Paprika waschen, halbieren, Stielansatz, weiße Trennwände und Kerne entfernen. Die Hälften in Würfel schneiden. Zwiebel schälen und würfeln. Das Lorbeerblatt mehrmals bis zur Mittelrippe einreißen.

2   Die Brühe in einem kleinen Topf aufkochen, Paprika und Zwiebel mit dem Lorbeerblatt darin zugedeckt bei mittlerer Hitze in etwa 10 Min. weich schmoren. Das Gemüse ca. 10 Min. abkühlen lassen.

3   Anschließend das Lorbeerblatt herausnehmen. Den Paprika-Zwiebel-Mix samt Erdnüssen, Frischkäse und saurer Sahne mit einem Pürierstab glatt pürieren. Mit Pfeffer und Panch Phoron abschmecken.

PASST ZU:
Besonders lecker zu den Rosinenklöben mit Ingwer (s. S. 77)! Die Brötchen unterstreichen den würzig-frischen Geschmack der Creme.

FRUCHTIGES EIER-SPREAD

MACHT SICH ALS BROTAUFSTRICH GENAUSO GUT WIE ALS REMOULADE

ZUTATEN:

3 Eier (M)
½ Bund Schnittlauch
1 Gewürzgurke (Glas)
½ Apfel
1 EL Salatmayonnaise (ca. 30 g)
2 EL Joghurt (3,5 % Fettgehalt,
  ca. 60 g)
1 TL mittelscharfer Senf
½ TL Worcester-Sauce
Salz
1 Msp. gemahlene Chilischoten
Pro Portion ca. 125 kcal
6 g Eiweiß
8 g Fett
5 g Kohlenhydrate
1 g Ballaststoffe

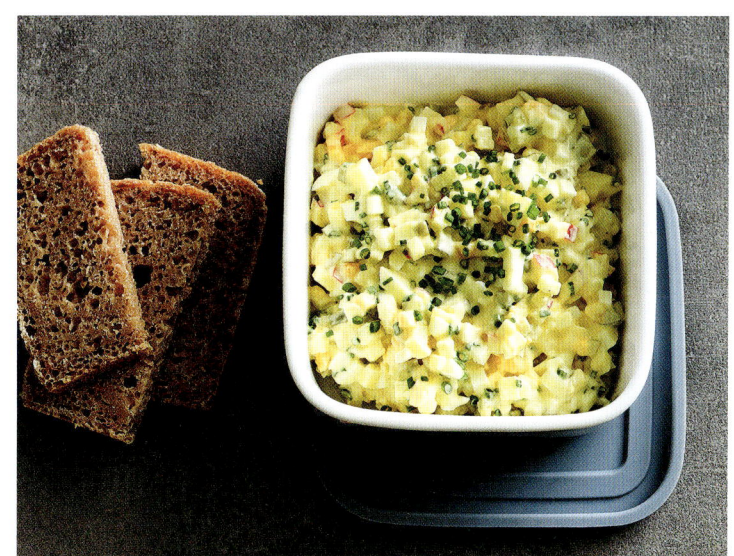

1   Eier am stumpfen Pol anstechen und in kochendem Salzwasser in 10 Min. hart kochen, dann abießen. In kaltem Wasser abkühlen lassen.

2   Schnittlauch waschen und in Röllchen schneiden. Gewürzgurke abtropfen lassen, fein würfeln. Den Apfel waschen, abtrocknen, vierteln und entkernen. Die Viertel ebenfalls fein würfeln.

3   Die Mayonnaise mit Joghurt und Senf verrühren, dann mit Worcester-Sauce, wenig Salz und Chili pikant abschmecken. Die Apfel-, Gurkenwürfel und Schnittlauchröllchen unterheben.

4   Eier schälen und würfeln, hierzu die Eier einmal längs und danach quer im Eierschneider zerteilen. Die Würfel vorsichtig unter die Remoulade heben. Eier-Spread in eine Schüssel füllen und servieren.

CREMIGES TAHIN-DRESSING

NUSSIG UND EIN BISSCHEN HERB

ZUTATEN:

3 getrocknete Soft-Aprikosen
100 g Seidentofu
1 EL Tahin (Sesampaste)
3 EL Zitronensaft
8 EL Gemüsebrühe
1 Msp. gemahlene Chilischoten
1 Msp. Kardamom
Salz
Pfeffer
gemahlener Kreuzkümmel
Pro Portion ca. 70 kcal
3 g Eiweiß
4 g Fett
4 g Kohlenhydrate
2 g Ballaststoffe

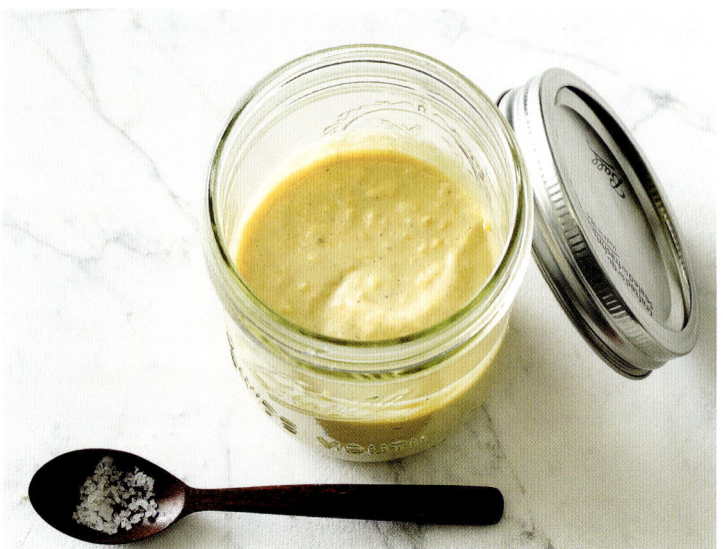

1 Aprikosen grob zerkleinern. Den Seidentofu mit Aprikosen, Tahin, Zitronensaft, Gemüsebrühe, Chili und Kardamom in einen hohen Rührbecher geben und mit dem Pürierstab cremig fein pürieren.

2 Falls das Dressing zu fest geraten ist, esslöffelweise Wasser oder weitere Gemüsebrühe untermixen, bis die gewünschte Konsistenz erreicht ist. Mit Salz, Pfeffer und Kreuzkümmel abschmecken.

3 Das Dressing in einer Flasche oder einem Twist-off-Glas im Kühlschrank aufbewahren. Es bleibt etwa 1 Woche frisch. Vor jedem Gebrauch einmal kräftig durchschütteln.

PASST ZU:
Das Dressing schmeckt zu allen Blattsalaten und über Rohkost.

ORANGEN-SENF-DRESSING

SCHMECKT JEDEM UND PASST IMMER

ZUTATEN:

1 Orange

*2 EL Weinessig (ersatzweise
    Apfelessig)*

5 EL Gemüsebrühe

1 EL mittelscharfer Senf

4 EL Leinöl

¼ TL Paprikapulver

¼ TL Zimtpulver

*1 Msp. frisch geriebene
    Muskatnuss*

1 Msp. gemahlene Chilischoten

Salz

Zucker

Pro Portion ca. 110 kcal

1 g Eiweiß

10 g Fett

3 g Kohlenhydrate

0 g Ballaststoffe

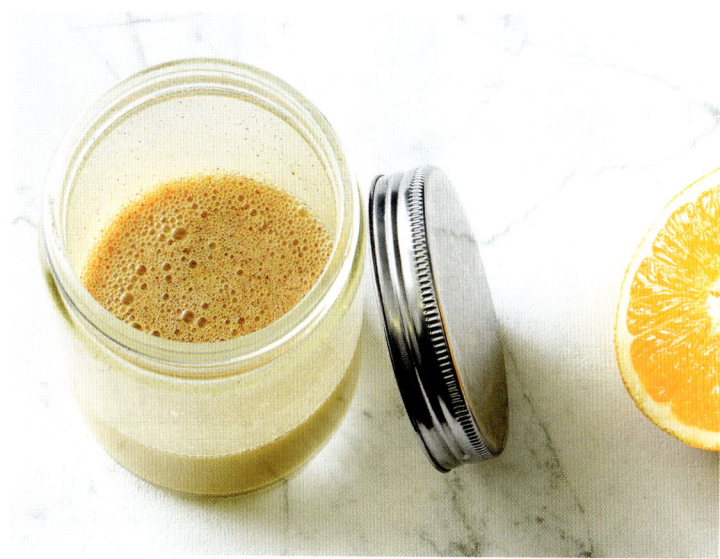

1   Die Orange halbieren, den Saft auspressen. Orangensaft mit Essig, Gemüsebrühe, Senf, Öl, Paprika, Zimt, Muskatnuss und Chili in eine Flasche oder ein Schraubglas geben und gut schütteln. Dressing mit Salz und einer winzigen Prise Zucker abschmecken.

2   Das Dressing in einer Flasche oder einem Twist-off-Glas im Kühlschrank aufbewahren. Es bleibt etwa 1 Woche frisch. Vor jedem Gebrauch einmal kräftig durchschütteln.

GUT ZU WISSEN:

Leinöl am besten in sehr kleinen Mengen in dunklen Flaschen ein-kaufen und schnell verbrauchen. Das hochwertige Öl ist licht- und hitzeempfindlich, daher auch nur für kalte Saucen verwenden.

MEHR DARAUS MACHEN:

Für einen besonders feinen Geschmack statt der Gemüsebrühe die aromatische Pilzbrühe (s. S. 58) verwenden.

KOKOS-SAMBAL

FÜR LIEBHABER MILDER ASIEN-WÜRZE

ZUTATEN:

150 g Kokosnussfruchtfleisch

1 Fleischtomate

3 Frühlingszwiebeln

½ Limette

Salz

2 Msp. gemahlene Chilischoten

Pro Portion ca. 160 kcal

2 g Eiweiß

13 g Fett

5 g Kohlenhydrate

4 g Ballaststoffe

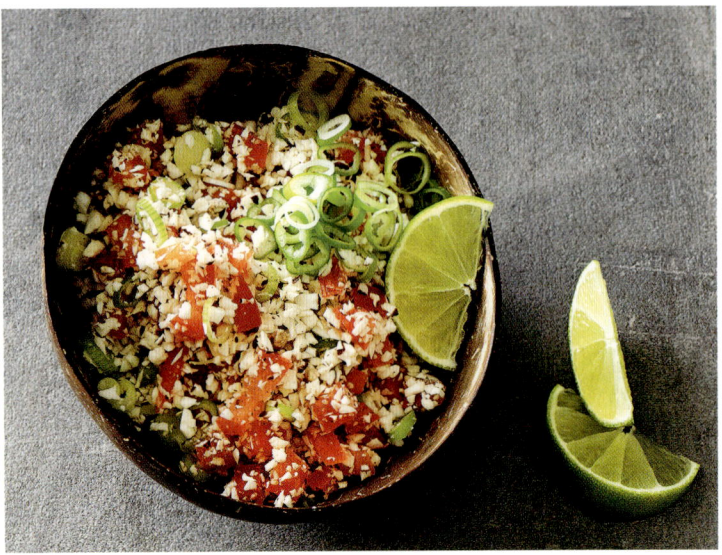

1 Das Kokosnussfruchtfleisch in einem Standmixer fein zerkleinern und in eine Schüssel geben. Tomate waschen, halbieren, vom Stielansatz befreien und fein würfeln. Die Frühlingszwiebeln putzen, waschen, die weißen und hellgrünen Anteile in feine Ringe schneiden. Die Limette halbieren und den Saft auspressen.

2 Tomatenwürfel, drei Viertel der Frühlingszwiebeln, Limettensaft, ¼ TL Salz und Chili zu den Kokosraspeln geben und mit einer Gabel gut vermengen. Mit den übrigen Frühlingszwiebeln bestreut servieren.

TIPP:

Kokosnussfruchtfleisch gibt es häufig in der Kühltheke der Gemüseabteilung. Wer keines bekommt, lässt 100 g Kokosflocken in der gleichen Menge lauwarmem Wasser etwa 1 Std. quellen und drückt die Flocken dann gut aus. Das ausgepresste Wasser nicht wegwerfen, es kann z. B. für Gemüse-Currys (s. S. 120) verwendet werden.

MINZFRISCHES GURKEN-CHUTNEY

MILD-WÜRZIGE ERGÄNZUNG FÜR CURRYGERICHTE UND FISCH

ZUTATEN:

1 Salatgurke

Salz

1 kleine Zwiebel

2 Zweige Minze

1 EL Weinessig

1 EL Rapsöl

Zucker

1 Msp. gemahlene Chilischoten

1 Msp. gemahlener Kardamom

1 Handvoll essbare Blüten
  (z. B. Gänseblümchen, Kapu-
  zinerkresse, Borretsch)

Pro Portion ca. 40 kcal

1 g Eiweiß

2 g Fett

3 g Kohlenhydrate

1 g Ballaststoffe

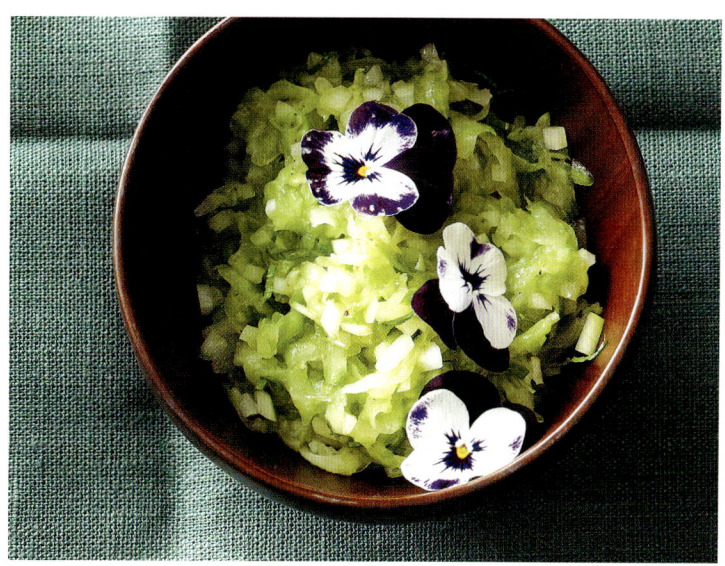

1   Die Gurke schälen, längs halbieren und die Kerne mit einem Löffel herausschaben. Das Gurkenfruchtfleisch grob raspeln, mit ¼ TL Salz mischen und zum Abtropfen in ein Sieb geben.

2   Die Zwiebel schälen und fein würfeln. Minze abbrausen, trocken schütteln. Die Blättchen abzupfen und in feine Streifen schneiden.

3   Die Gurkenraspel mit einem Löffelrücken oder einer kleinen Kelle gut ausdrücken. In einer Schüssel mit Zwiebel, Minze, Essig, Öl, 1 Prise Zucker, Chili sowie Kardamom mischen und nach Belieben mit etwas Salz abschmecken. Das Chutney mit essbaren Blüten garnieren.

TIPP:

Perfekt für Gäste: Gedämpftes oder gedünstetes Gemüse mit gegrilltem oder gedünstetem Fischfilet auf einer großen Platte anrichten. Kokos-Sambal und Gurken-Chutney dazu servieren.

SENF-DILL-SAUCE

SAUCENKLASSIKER MIT FEINEM ORANGEN-AROMA

ZUTATEN:

1 kleine Bio-Orange
½ EL süßer Senf
½ EL mittelscharfer Senf
½ EL Weinessig
2 Tropfen Angostura
    (Cocktailbitter, aus dem
    Getränkemarkt)
¼ TL Zucker
2 EL Rapsöl
2 EL Olivenöl
1 EL Joghurt (3,5 % Fettgehalt)
½ Bund Dill
Salz
Pfeffer
Pro Portion ca. 105 kcal
1 g Eiweiß
10 g Fett
2 g Kohlenhydrate
0 g Ballaststoffe

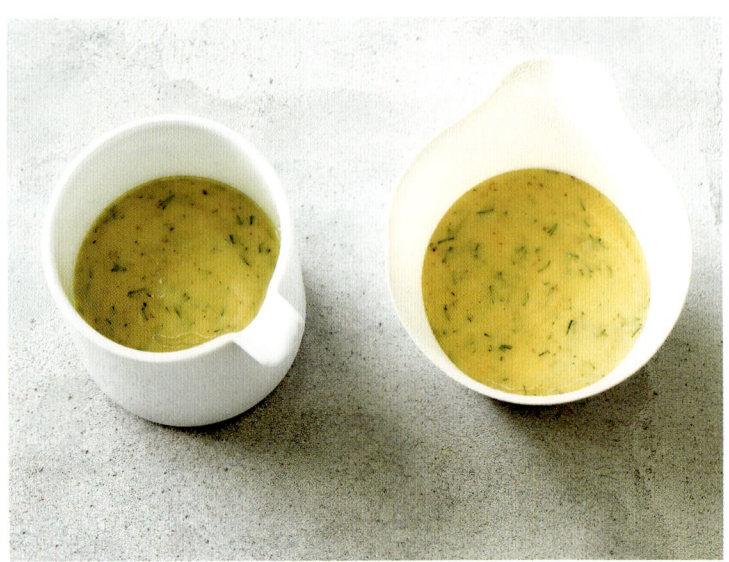

1　Die Orange heiß waschen, abtrocknen und ½ TL Schale fein abreiben. Orange halbieren und 2 EL Saft auspressen.

2　Beide Senfsorten mit Orangensaft, Essig, Angostura und Zucker in einer Rührschüssel vermischen. Das Öl in dünnem Strahl zugeben und sämtliche Zutaten mit den Rührbesen des Handrührgerätes zu einer glatten Sauce verrühren. Joghurt nach und nach untermengen.

3　Dill abbrausen, trocken schütteln. Die Dillspitzen abzupfen, klein schneiden und mit der abgeriebenen Orangenschale unter die Sauce heben. Mit Salz und Pfeffer pikant abschmecken.

TIPP:
Dieser Klassiker wird traditionell zu Graved Lachs (s. S. 162) gereicht, schmeckt aber auch prima zu geräucherten Forellenfilets oder Fondue.

MOHN-AILLADE

PIKANTE SAUCE MIT HERB-NUSSIGEM AROMA

ZUTATEN:

1 Bio-Zitrone

2 Stängel Basilikum

50 g Mohnsamen (ungemahlen)

1 Knoblauchzehe

30 ml Mohnöl
    (ersatzweise Nussöl)

70 ml Rapsöl

Salz

Pfeffer

Zucker

Pro Portion ca. 275 kcal

3 g Eiweiß

27 g Fett

1 g Kohlenhydrate

3 g Ballaststoffe

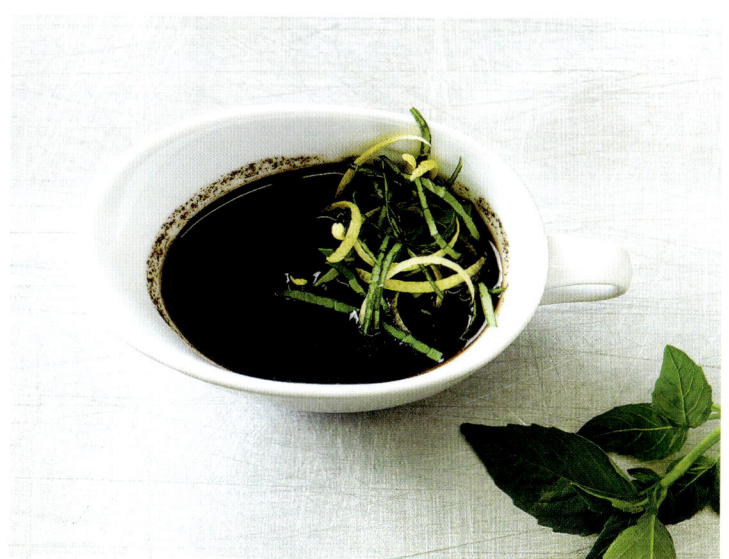

1   Die Zitrone heiß waschen, abtrocknen und die Schale mit einem Zestenreißer oder Sparschäler in feinen Streifen ablösen. Zitrone halbieren und 1–2 EL Saft auspressen. Basilikum abbrausen, trocken schütteln. Die Blättchen abzupfen und in feine Streifen schneiden.

2   Die Mohnsamen in einer beschichteten Pfanne ohne Fett unter stetigem Wenden erhitzen, bis sie kräftig duften. Zum Abkühlen auf einen Teller geben. Knoblauch schälen und mit dem Mohn in einem Blitzhacker oder Standmixer zerkleinern. Mohn- und Rapsöl in dünnem Strahl zugeben und weitermixen. Dabei wird die Mischung heller.

3   Die Sauce mit Salz, Pfeffer, 1 Prise Zucker und Zitronensaft abschmecken. Bei Bedarf esslöffelweise Wasser bis zur gewünschten Konsistenz untermixen. Mit Basilikum und Zitronenschale garnieren.

PASST ZU:

Die Mohn-Aillade schmeckt zu gegrilltem Fisch oder Hähnchenfleisch. Auch frischem Stangenspargel, grünen Bohnen, Blumenkohl oder Kohlrabi schmeichelt der feine Geschmack dieser Aioli-Variante.

WANDELBARE HELLE SAUCE

SCHMECKT IMMER WIEDER ANDERS

FÜR CA. 5 TWIST-OFF-GLÄSER
À 200 ML
ZUBEREITUNGSZEIT: *30 Min.*

ZUTATEN:
2 Zwiebeln
1 Knoblauchzehe
1 Zucchino (ca. 300 g)
2 EL Rapsöl
400 ml Gemüsebrühe
2 leicht gehäufte EL Mehl
(ca. 40 g)
300 ml Milch
Salz
Pfeffer
gemahlene Chilischoten
frisch geriebene Muskatnuss
1 EL Zitronensaft

AUSSERDEM:
5 Twist-off-Gläser à 200 ml
Pro 100 ml ca. 65 kcal
2 g Eiweiß
3 g Fett
6 g Kohlenhydrate
1 g Ballaststoffe

1 Twist-off-Gläser mit kochend heißem Wasser ausspülen und auf einem sauberen Geschirrtuch abtropfen lassen.

2 Zwiebeln und Knoblauch schälen, fein würfeln. Zucchino dünn schälen und das Fruchtfleisch würfeln. Das Öl in einem Topf erhitzen, Zwiebeln und Knoblauch darin offen in etwa 3 Min. glasig dünsten. 300 ml Brühe hinzufügen und aufkochen. Die Zucchinowürfel darin zugedeckt bei geringer Hitze in etwa 10 Min. weich garen.

3 Die restliche kalte Brühe mit dem Mehl in einen Schüttelbecher füllen und gut durchschütteln, damit sich keine Klümpchen bilden. Mehlwasser und Milch zum Gemüse geben und alles aufkochen.

4 Die Sauce mit dem Pürierstab cremig-fein pürieren und bei geringer Wärmezufuhr etwa 5 Min. köcheln lassen, dabei immer wieder umrühren, damit sie nicht am Topfboden ansetzt.

5 Zum Schluss mit Salz, Pfeffer, Chili, Muskat und Zitronensaft abschmecken und kochend heiß in die vorbereiteten Gläser füllen. Die Gläser verschließen und 5 Min. auf den Deckel stellen. Dann umdrehen, abkühlen lassen und im Kühlschrank aufbewahren.

MEHR DARAUS MACHEN:
Diese Sauce ist wandelbar: Mit Senf und (TK-)Dill schmeckt sie zu Fisch oder hart gekochten Eiern. Mit Thai-Curry-Paste gerät sie zur Basis für ein Gemüsecurry, mit Tomatenmark und ein paar Kapern bekommt sie einen italienischen Touch. Pur verwendet verwandelt sie Möhren, Spitzkohl oder Kohlrabi in cremiges Rahm-Gemüse. Für eine üppige Beilagen-Sauce etwa 100 ml pro Portion abfüllen, als Basis für ein Curry oder Ragout etwa 200 ml pro Portion berechnen.

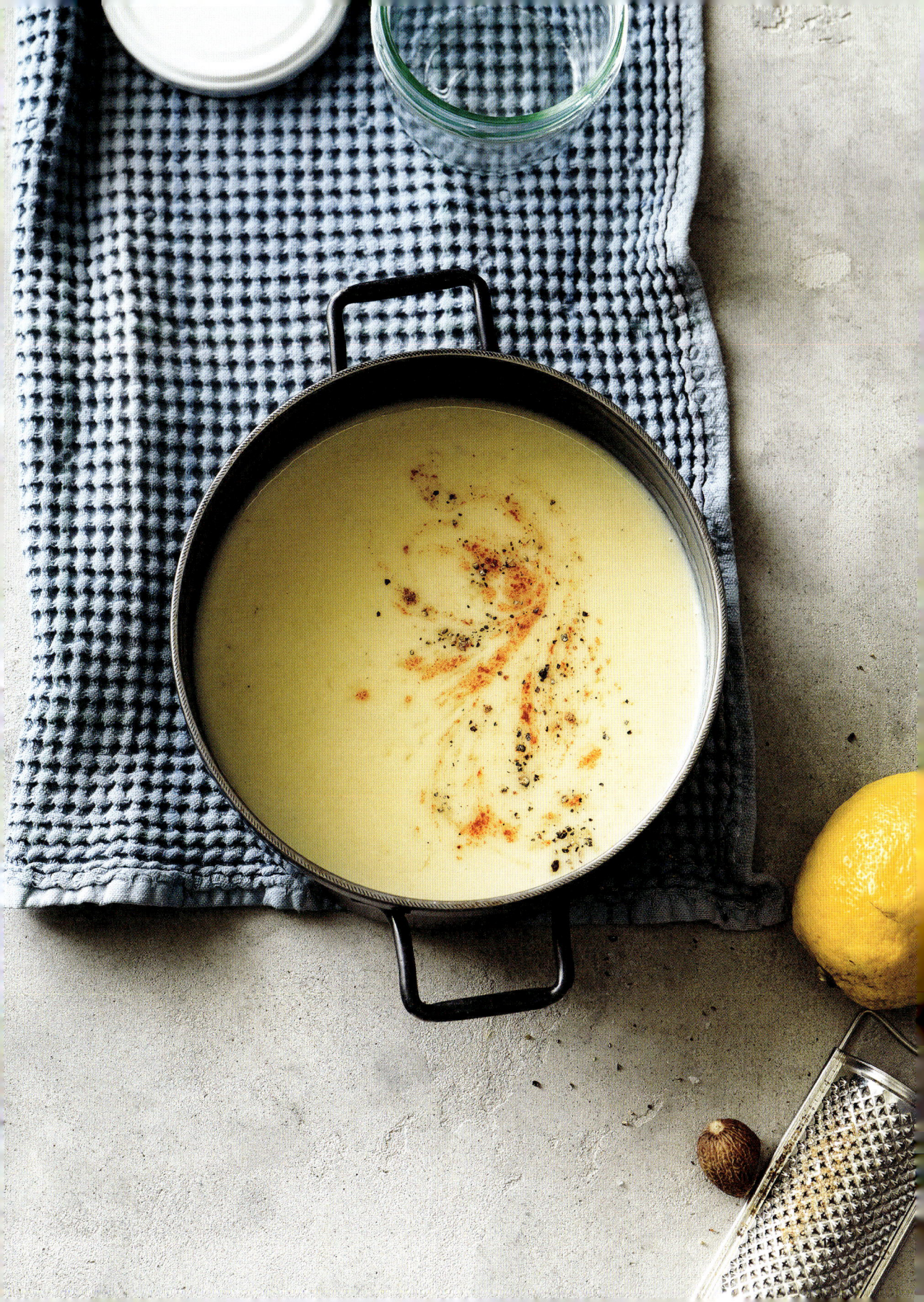

BUTTERMILCHSCHAUM MIT ESTRAGON

SUPERSCHNELL GEMACHT UND RICHTIG EDEL

ZUTATEN:

¼ TL getrockneter Estragon

½ TL mittelscharfer Senf

3 EL Gemüsebrühe

5 EL Kochsahne

200 g Buttermilch

Salz

Pfeffer

gemahlene Chilischoten

1 Msp. frisch geriebene Muskatnuss (ersatzweise gemahlener
   Kümmel)

Pro Portion ca. 80 kcal

4 g Eiweiß

4 g Fett

5 g Kohlenhydrate

0 g Ballaststoffe

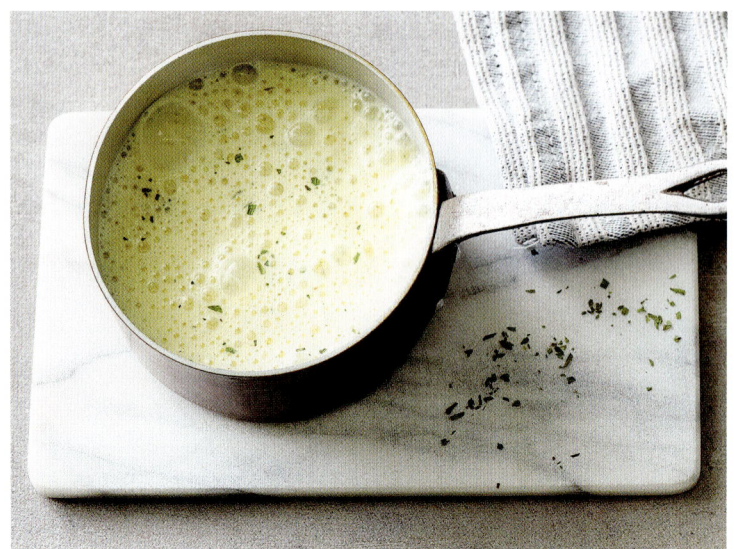

1   Estragon mit Senf, Brühe und Sahne in einem Topf erhitzen. Die Buttermilch zugeben. Die lauwarme Sauce mit Salz, Pfeffer und Chili, nach Belieben auch mit etwas Muskatnuss oder Kümmel abschmecken.

2   Die Sauce erhitzen, aber nicht mehr aufkochen, sonst flockt die Buttermilch aus. Dann alles mit dem Pürierstab oder im Standmixer aufschäumen und sofort mit der Hauptspeise servieren.

PASST ZU:

Die Sauce passt perfekt zu feinem Fischfilet und Meeresfrüchten wie Jakobsmuscheln oder Garnelen. Auch mit frischem Estragon, Dill oder Kerbel ein Genuss! Frische Kräuter erst mit der Buttermilch zugeben.

FRUCHTIGE CURRYSAUCE

CREMIGER GENUSS MIT EINER EXTRAPORTION EIWEISS

ZUTATEN:

1 Zwiebel

1 Knoblauchzehe

½ Apfel

1 EL Rapsöl

½ TL Panch Phoron

100 ml Orangensaft

1 TL mildes Currypulver

150 g Seidentofu

Salz

Pfeffer

Pro Portion ca. 80 kcal

3 g Eiweiß

4 g Fett

7 g Kohlenhydrate

1 g Ballaststoffe

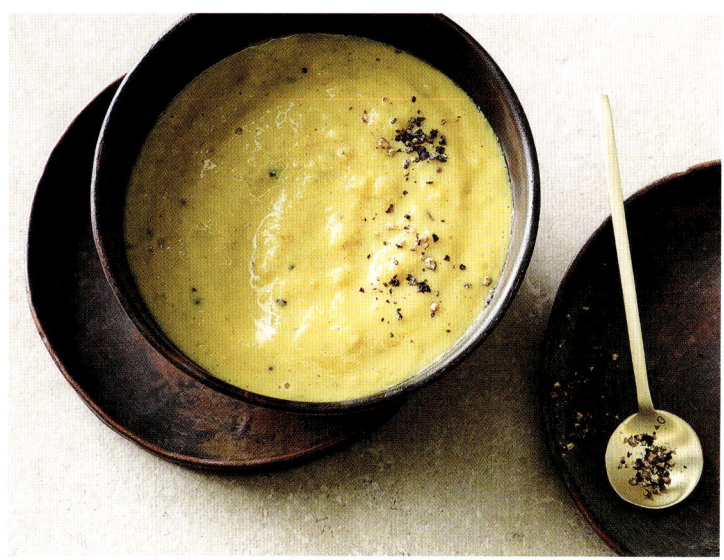

1   Zwiebel und Knoblauch schälen, fein hacken. Den Apfel waschen, abtrocknen, vierteln und entkernen. Die Apfelviertel würfeln.

2   Das Öl in einem Topf erhitzen. Zwiebeln, Knoblauch und Panch Phoron darin offen bei kleiner Hitze in 5 Min. andünsten. Dann die Apfelwürfel, den Orangensaft und das Currypulver zugeben und alles zugedeckt bei kleiner Hitze in 5 Min. garen.

3   Den Tofu hinzufügen und die Sauce mit dem Pürierstab oder im Standmixer cremig-fein pürieren. Mit Salz und Pfeffer abschmecken.

AUF DIE SCHNELLE:
Für ein schnelles Essen TK-Gemüse nach Packungsanweisung erhitzen und mit der Currysauce mischen. Eventuell ein paar Kichererbsen aus der Dose zugeben und alles mit (TK-)Kräutern bestreuen.

PASST ZU:
Als Sauce zu gedünstetem Fisch, gegrilltem Geflügel oder Gemüse reicht die Menge für vier, als schnelles Currygericht für zwei Personen.

SCHARFE TOMATEN-LINSEN-SAUCE

MACHT AUS JEDEM GEMÜSE EINE INDISCHE SPEZIALITÄT

ZUTATEN:

1 Zwiebel

1 Stück Ingwer (2 cm lang)

1 EL Rapsöl

¼ TL gemahlene Kurkuma

¼ TL gemahlener Kreuzkümmel

¼ TL gemahlener Koriander

1 Msp. gemahlene Chilischoten

*100 ml Gemüsebrühe (ersatz-
    weise Knochenbrühe)*

50 g rote Linsen

1 Dose stückige Tomaten (400 g)

1 EL Tomatenmark

1 TL Tamarindenpaste

Salz

Zucker

3 Stängel Koriander

Pro Portion ca. 90 kcal

4 g Eiweiß

3 g Fett

9 g Kohlenhydrate

3 g Ballaststoffe

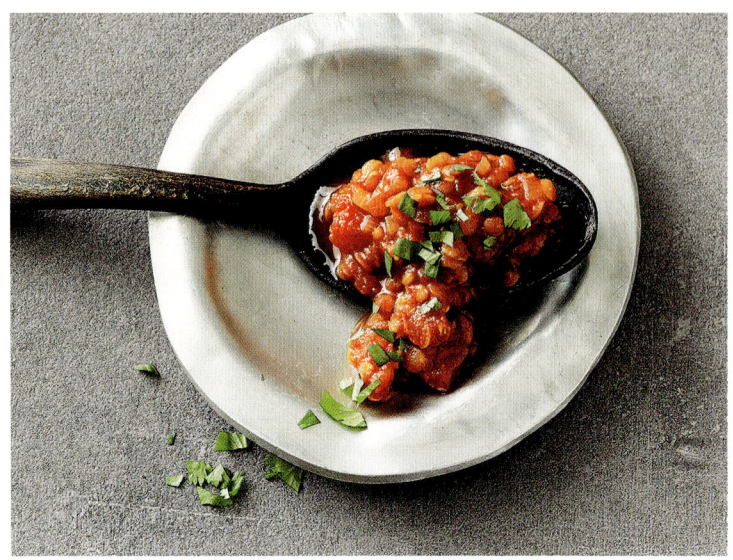

1 Zwiebel und Ingwer schälen, die Zwiebel würfeln, den Ingwer fein reiben oder hacken. Das Öl in einem Topf erhitzen. Zwiebel und Ingwer darin offen bei mittlerer Hitze in etwa 3 Min. glasig dünsten. Kurkuma, Kreuzkümmel, Koriander und Chili zugeben und ca. 1 Min. mitdünsten, bis die Gewürze duften. Mit Brühe aufgießen. Die Linsen hinzufügen und zugedeckt bei mittlerer Hitze in 10 Min. weich garen.

2 Anschließend stückige Tomaten, Tomatenmark und Tamarinden-paste zugeben und die Sauce zugedeckt weitere 5 Min. garen. Mit Salz und 1 Prise Zucker, nach Belieben auch mit den anderen Gewürzen abschmecken. Koriander abbrausen, trocken schütteln. Die Blättchen abzupfen, fein hacken und über die Sauce streuen.

TIPP:

Wer es fruchtig mag, schneidet 1 Scheibe Ananas oder 1 Stück Mango in Würfel und erwärmt das Obst in der Sauce.

MEDITERRANER TOMATENSUGO

SOMMERFEELING AUF VORRAT

ZUTATEN:

4 mittelgroße Zwiebeln
  (ca. 250 g)
5 Knoblauchzehen
4 Stangen Staudensellerie
  (ca. 250 g)
1,5 kg Tomaten
4 Zweige Rosmarin
4 Zweige Oregano
4 Zweige Thymian
2 Lorbeerblätter
6 EL Olivenöl
1 Bio-Zitrone
Salz
Pfeffer
gemahlene Chilischoten

AUSSERDEM:

8 Twist-off-Gläser à 250 ml
Pro 125 ml ca. 60 kcal
1 g Eiweiß
4 g Fett
4 g Kohlenhydrate
2 g Ballaststoffe

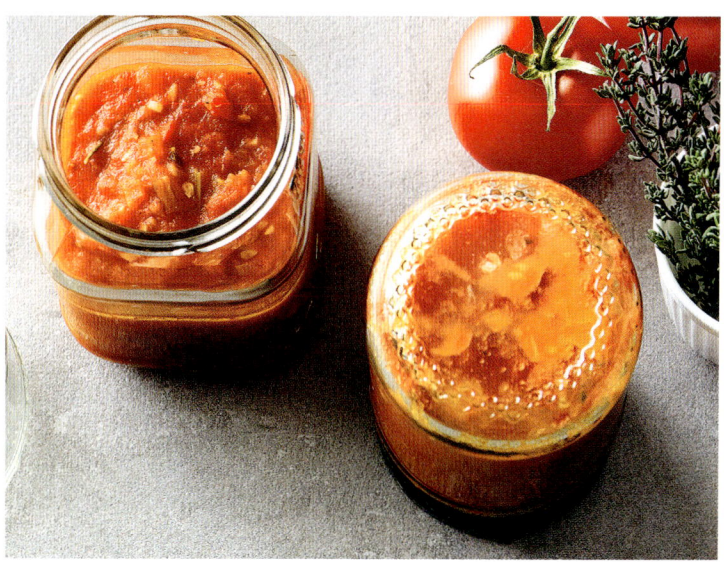

1 Twist-off-Gläser mit kochend heißem Wasser ausspülen und auf einem sauberen Geschirrtuch abtropfen lassen. Zwiebeln und Knoblauch schälen, würfeln. Den Staudensellerie waschen, putzen und fein würfeln. Tomaten waschen, halbieren, vom Stielansatz befreien und würfeln. Frische Kräuter abbrausen und mit Küchengarn zusammenbinden. Die Lorbeerblätter mehrmals bis zur Mittelrippe einreißen.

2 Das Öl in einem Topf erhitzen. Zwiebeln, Knoblauch und Staudensellerie darin in etwa 5 Minuten bei mittlerer Hitze dünsten. Tomaten und Kräuter zugeben und die Sauce offen bei kleiner Hitze etwa 1 Std. lang köcheln. Dabei ab und an umrühren, damit nichts ansetzt.

3 Zitrone heiß waschen, abtrocknen und die Schale fein abreiben. Zitrone halbieren, den Saft auspressen. Die frischen Kräuter und die Lorbeerblätter aus der Sauce nehmen und den Sugo mit Zitronenschale und -saft, Salz, Pfeffer und Chili abschmecken. Nach Belieben pürieren oder leicht stückig lassen. Den Sugo kochend heiß in die vorbereiteten Gläser füllen. Diese verschließen und 5 Min. auf den Deckel stellen. Dann umdrehen, abkühlen lassen und im Kühlschrank aufbewahren.

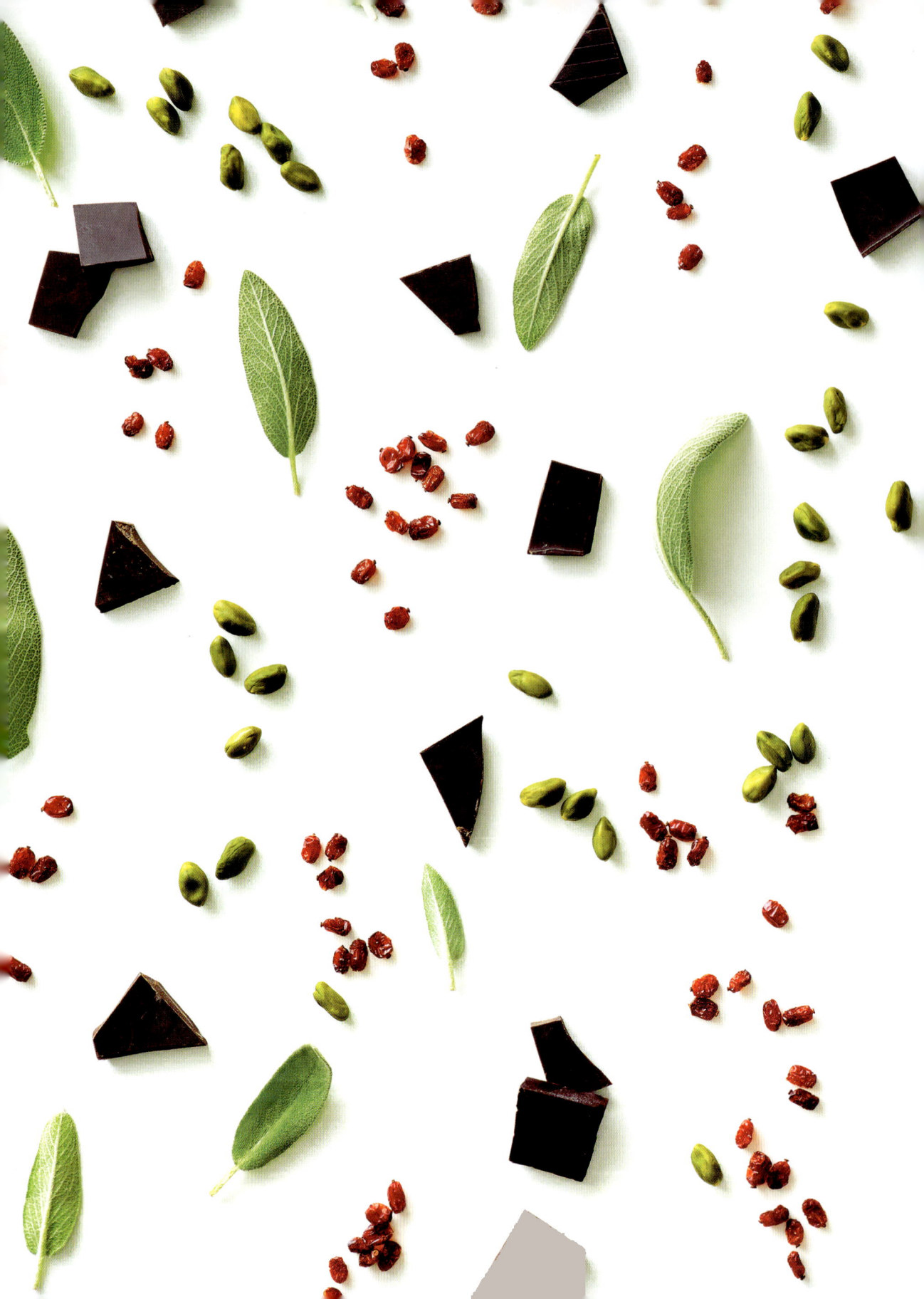

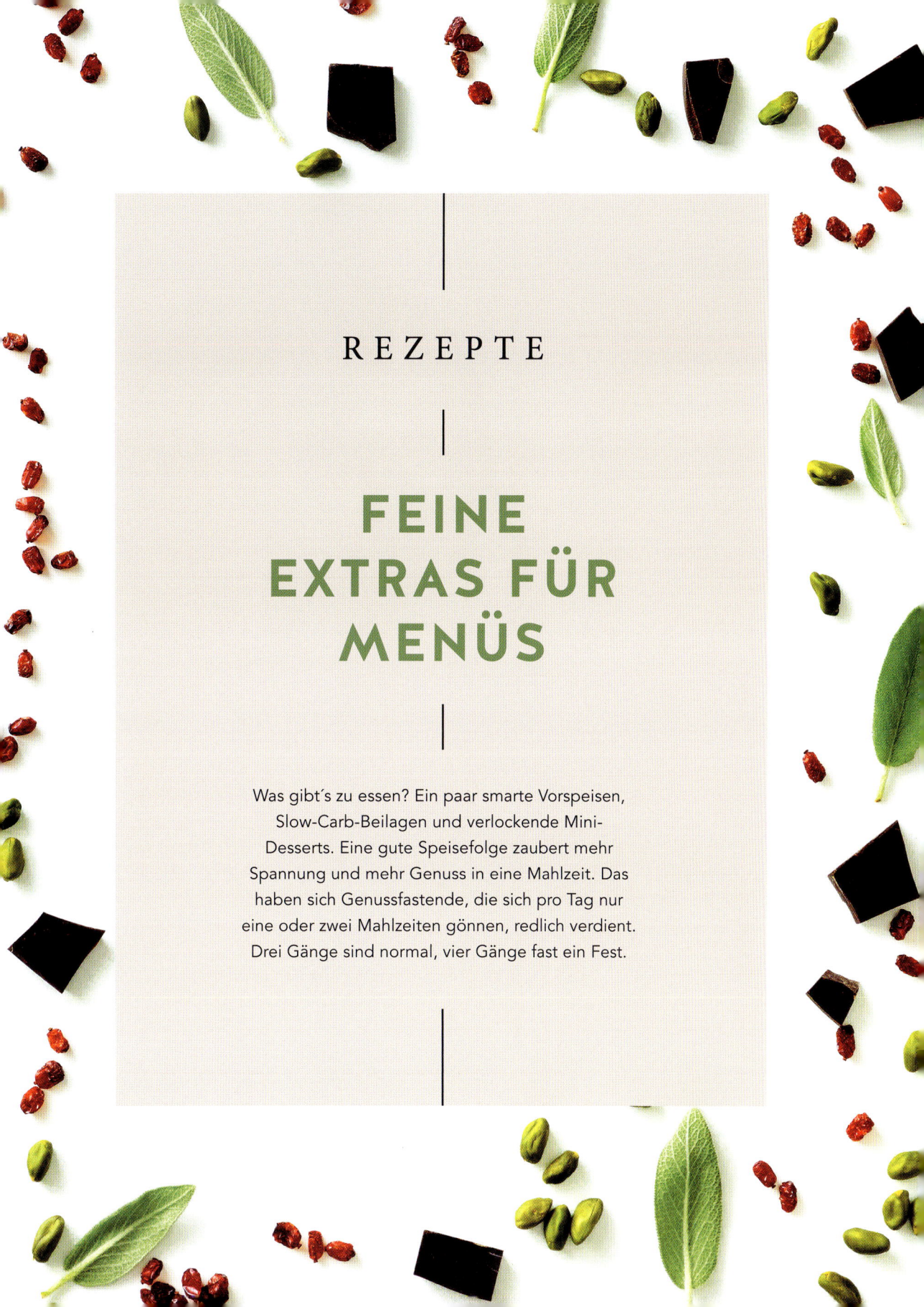

REZEPTE

FEINE EXTRAS FÜR MENÜS

Was gibt´s zu essen? Ein paar smarte Vorspeisen, Slow-Carb-Beilagen und verlockende Mini-Desserts. Eine gute Speisefolge zaubert mehr Spannung und mehr Genuss in eine Mahlzeit. Das haben sich Genussfastende, die sich pro Tag nur eine oder zwei Mahlzeiten gönnen, redlich verdient. Drei Gänge sind normal, vier Gänge fast ein Fest.

APFEL-SELLERIE-ROHKOST MIT MEERRETTICH

KNACKIGER MENÜ-AUFTAKT MIT KRESSE-TOPPING

ZUTATEN:

1 Zitrone

2 TL Meerrettich (Glas)

Salz

2 TL Haselnussöl (ersatzweise Rapsöl)

1 Apfel

1 Stück Sellerie (ca. 250 g)

6 Blätter Radicchio

2 Beete Kresse

PRO PORTION

ca. 130 kcal

3 g Eiweiß

3 g Fett

17 g Kohlenhydrate

7 g Ballaststoffe

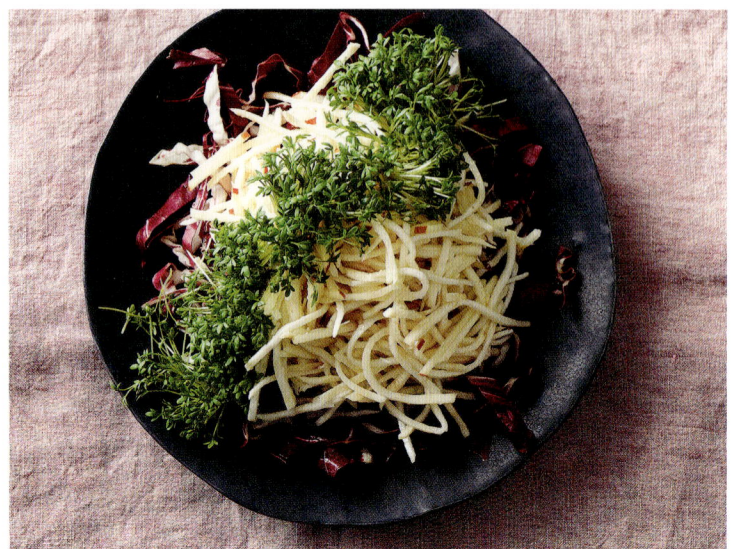

1 Die Zitrone halbieren, den Saft auspressen. Zitronensaft mit Meerrettich, 1 Prise Salz und Öl verrühren und in eine Schüssel geben.

2 Den Apfel waschen, abtrocknen und mitsamt der Schale auf einer Reibe rund um das Kerngehäuse in grobe Stücke raspeln. Apfelraspel sofort unter das Meerrettich-Dressing heben. Danach den Sellerie schälen, grob raspeln und ebenfalls unter den Salat mischen.

3 Radicchio waschen, trocken schleudern und in feine Streifen schneiden. Auf zwei Teller verteilen und die Rohkost darauf anrichten. Die Kresse mit einer Schere vom Beet in ein feines Sieb schneiden, kurz abbrausen, trocken schütteln und über den Salat streuen.

GUT ZU WISSEN:

In der Saison von September bis November lohnt es sich, ein Stück frische Meerrettichwurzel im Gemüsefach des Kühlschranks zu lagern. Sie hält sich mindestens zwei Wochen. Immer nur so viel von der Wurzel schälen, wie man verbrauchen möchte, und frisch auf Salate, gekochtes Fleisch oder in den Kräuterquark reiben.

PAPRIKA-CHICORÉE-SALAT

FRUCHTIGE SÜSSE MIT ZART-BITTERER NOTE

ZUTATEN:

1 kleine rote Paprika

1 Chicorée

1 EL milder Essig (z. B. Apfelessig)

2 EL Gemüsebrühe (ersatzweise Gemüsefond)

2 EL Olivenöl

Salz

grob gemahlener Tellicherry-Pfeffer (ersatzweise schwarzer Pfeffer)

1 TL gehackte Haselnusskerne

PRO PORTION

ca. 135 kcal

2 g Eiweiß

11 g Fett

4 g Kohlenhydrate

2 g Ballaststoffe

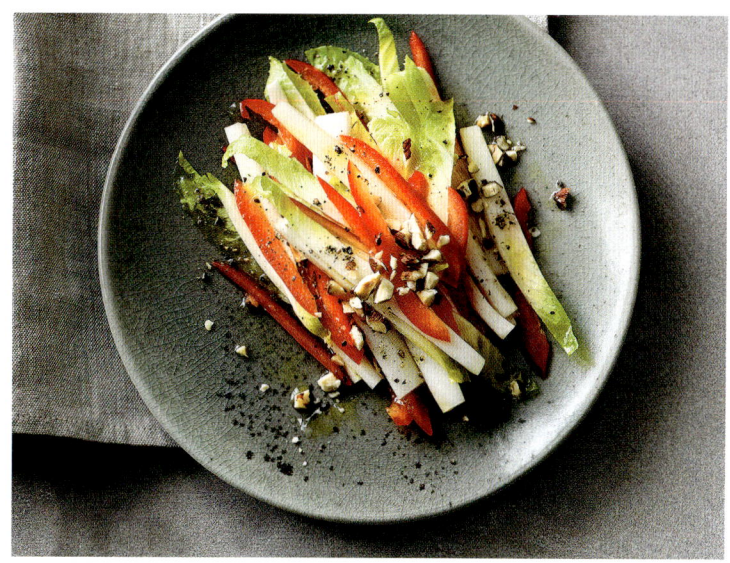

1   Paprika waschen, halbieren, Stielansatz, weiße Trennwände und Kerne entfernen. Die Hälften in feine Streifen schneiden. Vom Chicorée die Blätter lösen, waschen, trocken tupfen und grob schneiden.

2   Essig, Brühe und Öl verrühren und mit Salz und grob gemahlenem Pfeffer abschmecken. Paprika und Chicorée unter das Dressing heben. Mit gehackten Haselnusskernen bestreut servieren.

RADICCHIO-SALAT MIT CHAMPIGNONS

LAUWARMER GENUSS MIT WÜRZIGEM NUSS-TOPPING

ZUTATEN:

1 kleiner Radicchio (ca. 80 g)

2 Knoblauchzehen

150 g braune Champignons

1 EL Rapsöl

Salz

Pfeffer

1 Msp. gemahlene Chilischoten

*2 TL Weinessig (ersatzweise
    Apfelessig)*

75 ml Gemüsebrühe

*1 EL Haselnussöl (ersatzweise
    Olivenöl)*

*½ TL Preiselbeerkonfitüre
    (ersatzweise Johannisbeer-
    konfitüre)*

*1 EL Dukkah (arabische
    Nuss-Gewürz-Mischung, aus
    dem Gewürzladen)*

PRO PORTION

ca. 175 kcal

4 g Eiweiß

15 g Fett

4 g Kohlenhydrate

3 g Ballaststoffe

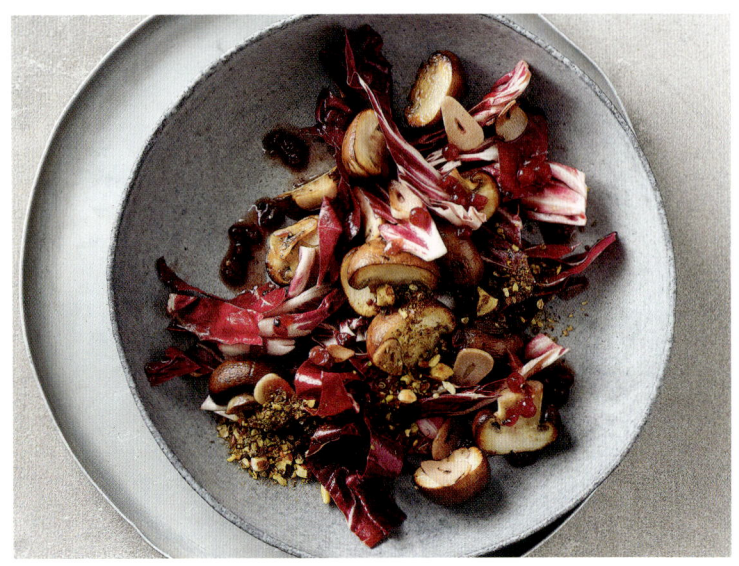

1   Radicchio putzen, in Streifen schneiden und waschen. Die Streifen trocken schleudern und in eine Salatschüssel geben. Knoblauch schälen, in Scheibchen schneiden. Die Champignons putzen, bei Bedarf mit einem Tuch abreiben und je nach Größe halbieren oder vierteln.

2   Das Öl in einer beschichteten Pfanne erhitzen. Champignons und Knoblauch in etwa 5 Min. bei mittlerer Hitze braun anbraten, mit Salz, Pfeffer und Chili würzen. Essig, Brühe, Nussöl und Konfitüre verrühren, zu den Pilzen geben und kurz erhitzen. Die Pilze samt der Flüssigkeit über den vorbereiteten Radicchio gießen und unterheben. Den Salat mit Dukkah bestreuen und sofort servieren.

GUT ZU WISSEN:

Die afrikanisch-orientalische Würze Dukkah besteht aus gerösteten Nüssen, Sesam und Gewürzen. Ein Rezept dafür gibt es auf Seite 49.

TOMATEN-WASSERMELONEN-SALAT

FRISCH-FRUCHTIGER SOMMERSALAT MIT KÜHLER MINZNOTE

ZUTATEN:

200 g Kirschtomaten (vorzugs-
weise gelb und rot gemischt)
1 dicke Scheibe Wassermelone
(ca. 300 g)
1 kleine rote Zwiebel
1 Bio-Limette
3 Zweige Minze
2 EL Olivenöl
2 TL Kapern
Salz
Pfeffer
½ TL Kräuter der Provence

PRO PORTION

ca. 155 kcal
1 g Eiweiß
11 g Fett
11 g Kohlenhydrate
2 g Ballaststoffe

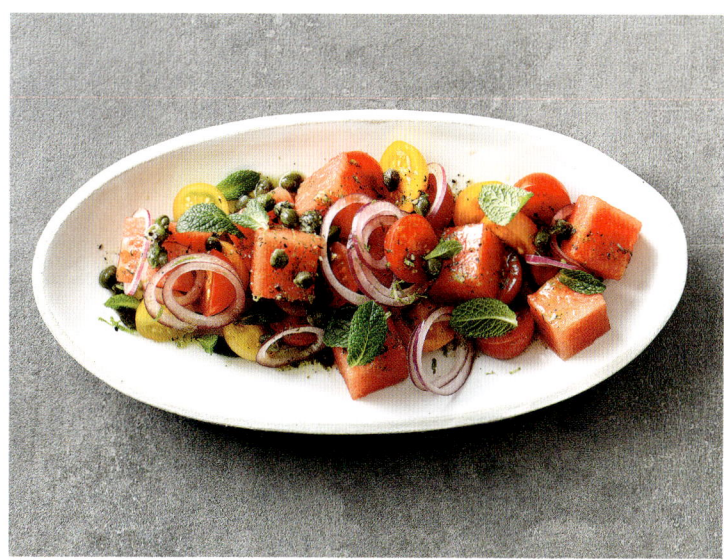

1 Die Tomaten waschen und halbieren. Die Melone aus der Schale lösen und die Kerne entfernen. Dann das Fruchtfleisch in mundgerechte Würfel schneiden. Die Zwiebel schälen und in hauchdünne Ringe schneiden. Die Limette heiß waschen, abtrocknen und etwa 1 TL Schale fein abreiben. Limette halbieren, den Saft auspressen. Die Minze abbrausen, trocken schütteln und die Blättchen abzupfen.

2 Limettensaft und -schale mit Öl verquirlen, die Kapern untermischen. Mit Salz, Pfeffer und Kräutern der Provence abschmecken. Tomaten, Wassermelone und Zwiebelringe unter das Dressing heben. Zum Schluss den Salat mit Minzeblättchen bestreuen und servieren.

GRAVED LACHS

ROH MARINIERTER LACHS NACH SCHWEDENART

ZUTATEN:

2 Bund Dill
2 Blätter Salbei
25 g Salz
15 g Zucker
1 TL Pfeffer (frisch gemahlen)
2 Msp. gemahlene Chilischoten
600 g Lachsfilet im Stück mit
  Haut

AUSSERDEM:

Frischhaltefolie
Gefrierbeutel

PRO PORTION

ca. 160 kcal
18 g Eiweiß
10 g Fett
0 g Kohlenhydrate
0 g Ballaststoffe

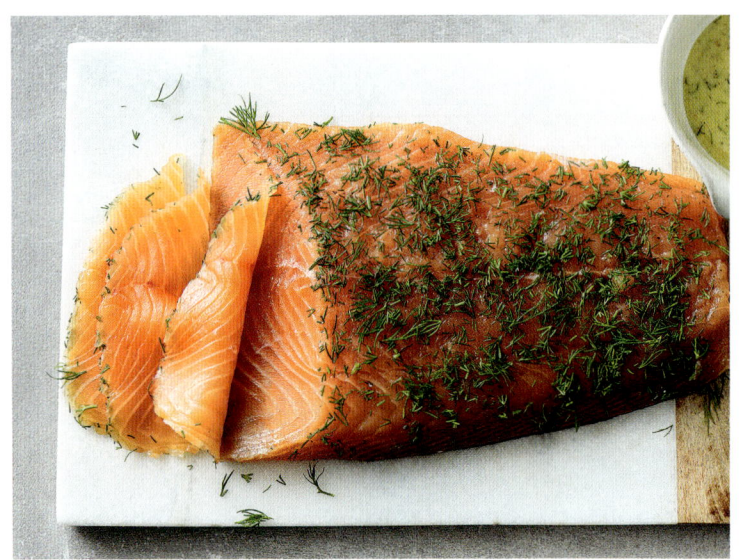

1 Den Dill abbrausen, trocken schütteln und mitsamt den Stielen mittelfein hacken. Salbeiblätter waschen, trocken tupfen und fein schneiden, dann mit dem Dill mischen. Salz, Zucker, Pfeffer und Chili in einer kleinen Schüssel sehr gut durchmischen.

2 Den Fisch trocken tupfen und eventuell vorhandene Gräten mit einer Pinzette herausziehen. Die Gewürzmischung gleichmäßig auf der Fleischseite des Lachses verteilen, mit Kräutern abdecken. Das Lachsfilet fest in Frischhaltefolie wickeln und zusätzlich in einen ausreichend großen Gefrierbeutel geben. Diesen mit einem Band oder Clip sehr fest verschließen und dabei die Luft herausdrücken.

3 Den Beutel in eine Auflaufform legen und mit einem Schneidebrett und einem Gewicht (z. B. 2 Konservendosen) beschweren. Den Fisch 2–3 Tage im Kühlschrank beizen, dabei morgens und abends den Beutel wenden und wieder beschweren. Anschließend den Fisch aus dem Gefrierbeutel nehmen, die Beize abschaben und das Filet in dünnen Scheiben schräg von der Haut schneiden. Nach Entfernung der Beize kann der Fisch einige Tage im Kühlschrank aufbewahrt werden.

ROSMARIN-SOLEIER

NOCH KÖSTLICHER ALS DAS ORIGINAL IN SALZLAKE

ZUTATEN:

2 Lorbeerblätter
60 g Salz
1 TL Zucker
2 EL Senfkörner
1 TL Pimentkörner
1 TL Wacholderbeeren
12 Eier (M)
2 Zweige Rosmarin

PRO PORTION

ca. 65 kcal
6 g Eiweiß
4 g Fett
1 g Kohlenhydrate
0 g Ballaststoffe

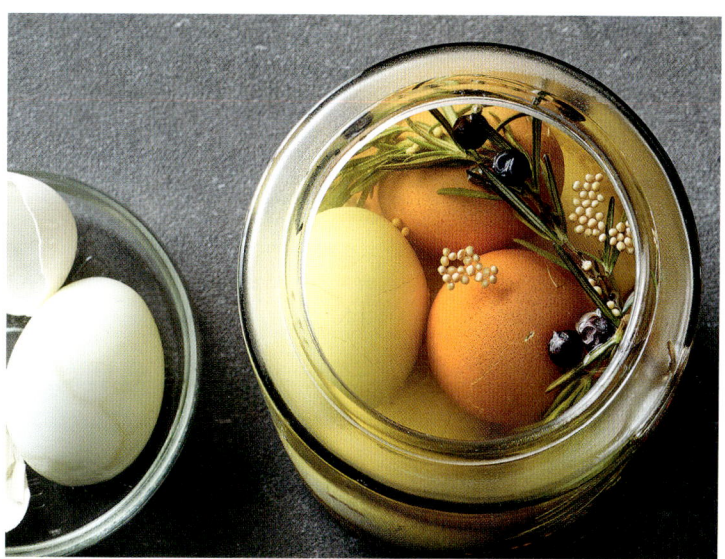

1 Die Lorbeerblätter zweimal bis zur Mittelrippe einreißen. Etwa 1,5 l Wasser mit Lorbeer, Salz, Zucker, Senf- und Pimentkörnern sowie Wacholderbeeren aufkochen. Den Topf von der Herdplatte ziehen und den Sud bis zur weiteren Verwendung abkühlen lassen.

2 Die Eier am stumpfen Pol anstechen und in siedendem Wasser zugedeckt bei mittlerer Hitze in 10 Min. hart kochen. Anschließend abgießen und in kaltem Wasser abkühlen lassen. Die Eierschalen rundum etwas anschlagen, damit der Sud ins Ei dringen kann.

3 Die Rosmarinzweige gut abbrausen und mit den Eiern in ein hohes Gefäß füllen. Den warmen Sud zugießen und das Gefäß verschließen. Die Soleier im Keller oder im Kühlschrank mindestens 3 Tage ziehen lassen und bei Bedarf einzeln mit einem sauberen Löffel entnehmen.

TAUSCH-TIPP:
Wer es scharf mag, gibt ½ Chilischote mit in den Sud. Eine frisch-würzige Note bekommen die Eier durch Dill und Bio-Zitronenschale.

THAI-SOMMERROLLEN

DEKORATIVER MENÜAUFTAKT MIT AROMATISCHEM INNENLEBEN

ZUTATEN:

¼ Salatgurke (ca. 100 g)

½ Paprika

4 Blätter Salat (z. B. Römersalat)

30 g Alfalfasprossen (ersatzweise andere feine Sprossen)

3 Stängel Koriander

1 TL geröstetes Sesamöl

1 EL Limettensaft

2 Msp. Tamarindenpaste

1 Msp. gemahlene Chilischoten

1 Msp. Matcha-Pulver

1 EL Erdnusskerne (gesalzen)

10 Blätter Reispapier

4 EL Sojasauce

PRO PORTION

ca. 165 kcal

6 g Eiweiß

6 g Fett

17 g Kohlenhydrate

4 g Ballaststoffe

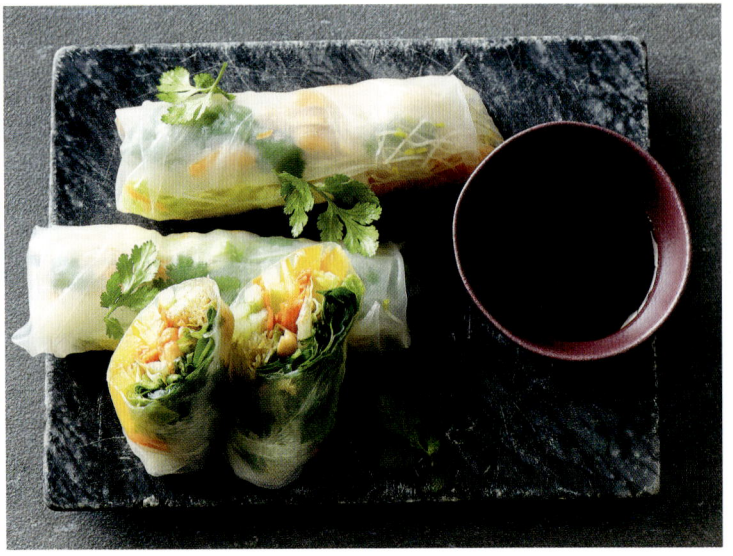

1 Die Gurke schälen, längs halbieren und die Kerne mit einem Löffel herausschaben. Paprika waschen, halbieren, Stielansatz, weiße Trennwände und Kerne entfernen. Salatblätter waschen, trocken schleudern. Gurke, Paprika und Salat in dünne Streifen schneiden. Die Sprossen in ein Sieb geben, kurz abbrausen und abtropfen lassen. Koriander abbrausen, trocken schütteln. Die Blättchen abzupfen. Ein paar Sprossen und Korianderblättchen für die Garnierung beiseitelegen.

2 Sesamöl, Limettensaft, Tamarindenpaste, Chili und Matcha in einer Schüssel verrühren. Vorbereitete Zutaten und Nüsse unterheben.

3 Eine Schüssel mit Wasser füllen und ein feuchtes Küchentuch bereitlegen. Je 1 Reispapier einige Sekunden in das Wasser tauchen und auf das Küchentuch legen. Mit 1–2 EL Füllung mittig belegen, die Seiten einschlagen und das Reispapier von unten nach oben aufrollen.

4 Die Sommerrollen auf eine Platte legen, mit einigen Korianderblättchen oder Sprossen bestreuen. Die Sojasauce in kleinen Schälchen zum Dippen anrichten und mit den Sommerrollen servieren.

AUBERGINENPÜREE MIT FRISCHEN FEIGEN

STAMMT AUS ARABIEN UND NENNT SICH DORT BABA GANOUSH

ZUTATEN:

2 kleine Auberginen (ca. 500 g)
½ Bio-Zitrone
2 Zweige Minze
1 reife Feige
½ EL Tahin (Sesampaste)
Salz
1 Msp. gemahlene Chilischoten

PRO PORTION

ca. 115 kcal
4 g Eiweiß
5 g Fett
11 g Kohlenhydrate
4 g Ballaststoffe

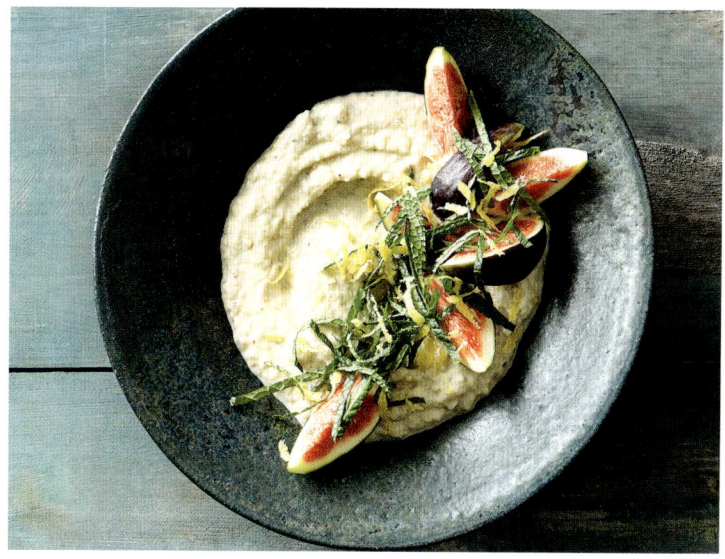

1 Die Auberginen waschen, vom Stielansatz befreien und die Haut mit einem spitzen Messer einige Male einstechen. Im Backofen bei 200° etwa 30 Min. backen, bis die Haut fast schwarz und das Innere ganz weich ist. Dann halbieren und etwas abkühlen lassen.

2 Inzwischen die Zitrone heiß waschen und abtrocknen. Etwa ½ TL Schale fein abreiben. Den Saft auspressen. Die Minze abbrausen, trocken schütteln. Blättchen abzupfen und in feine Streifen schneiden. Die Feige waschen, abtrocknen, putzen und in Spalten schneiden.

3 Das Auberginenfruchtfleisch mit einem Löffel aus der Schale heben und in einen Standmixer geben. 1 EL Zitronensaft und Tahin hinzufügen und alle Zutaten fein pürieren. Bei Bedarf 1–2 EL Wasser bis zur gewünschten Konsistenz zugeben. Mit Salz, Zitronensaft und Chili abschmecken. Das Püree in eine Schüssel geben, mit Zitronenschale und Minze bestreuen und mit den Feigenspalten anrichten.

ENERGIESPAR-TIPP:
Die Auberginen beim Brotbacken (s. S. 74) mit in den Ofen geben.

MATJES-TATAR

LIEBLINGSKLASSIKER VON DER KÜSTE

FÜR 2 PERSONEN
ZUBEREITUNGSZEIT: *20 Min.*

ZUTATEN:

2 Matjesfilets
1 kleiner Apfel
¼ Salatgurke
2 Frühlingszwiebeln
1 TL Kapern
1 EL Zitronensaft
1 TL mittelscharfer Senf
3 Tropfen Angostura
    (Cocktailbitter, aus dem
    Getränkemarkt)
2 Stängel Dill
1 Handvoll feine Salatblätter
    (ca. 25 g, z. B. Frisée oder
    Baby Leaf)
2 TL saure Sahne

PRO PORTION

ca. 230 kcal
13 g Eiweiß
13 g Fett
11 g Kohlenhydrate
3 g Ballaststoffe

1   Die Matjesfilets mit Küchenpapier trocken tupfen. Den Apfel waschen, abtrocknen, vierteln und entkernen. Gurke schälen, längs halbieren und die Kerne mit einem Löffel herausschaben. Matjes, Apfelviertel und Gurke fein würfeln. Die Frühlingszwiebeln putzen und waschen. Die weißen und hellgrünen Anteile in feine Ringe schneiden. Kapern abtropfen lassen und fein hacken.

2   Den Zitronensaft mit Senf und Angostura verrühren und die vorbereiteten Zutaten vorsichtig unterheben. Den Dill abbrausen, trocken schütteln. Dillspitzen abzupfen. Den Salat waschen, trocken schleudern und die Blättchen in mundgerechte Stücke schneiden.

3   Salatblätter auf zwei Teller verteilen. Das Tatar mittels Servierring auf dem Salat anrichten oder mit zwei Esslöffeln Nocken aus der Masse abstechen. Mit je einem Klecks saurer Sahne und Dill garnieren.

VARIANTE:

Für eine asiatische Version den Apfel und die Kapern weglassen und doppelt so viel Gurke verwenden. Zum Würzen Limettensaft mit einem gehackten Nori-Blatt verrühren und Fisch, Gurke und Frühlingszwiebeln unterheben. Die saure Sahne mit etwas Wasabipaste abschmecken und als Garnierung lila Shisokresse verwenden.

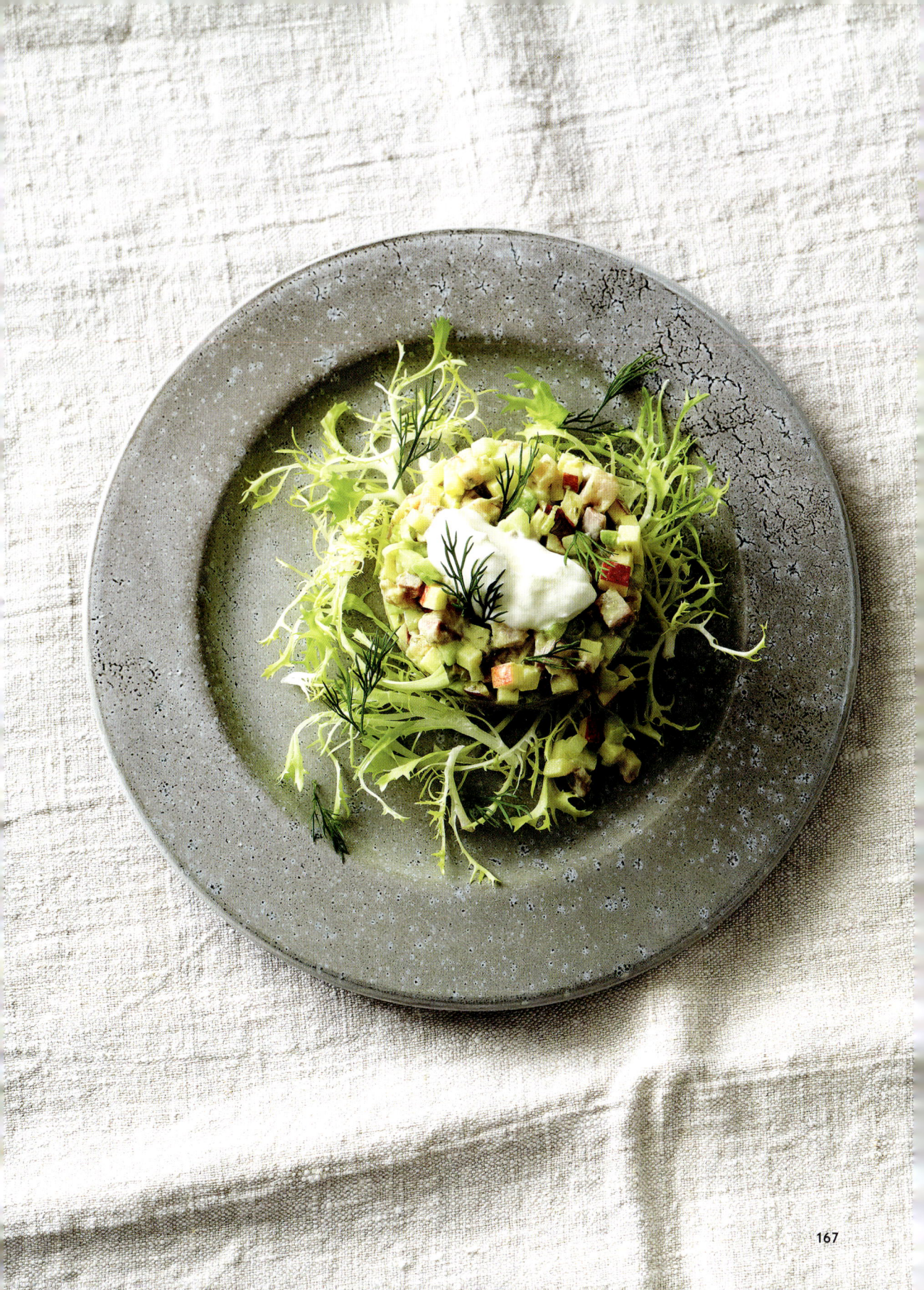

PASTINAKENSUPPE

COMEBACK DER AROMATISCHEN WURZEL IN DER GENUSSKÜCHE

ZUTATEN:

300 g Pastinaken
1 Zwiebel
1 Knoblauchzehe
1 kleine Birne
20 g Gorgonzola
2 Blätter Radicchio
2 TL Rapsöl
400 ml Gemüsebrühe
1 EL Crème fraîche
Salz
1 Msp. gemahlene Chilischoten

PRO PORTION

ca. 240 kcal
5 g Eiweiß
13 g Fett
23 g Kohlenhydrate
5 g Ballaststoffe

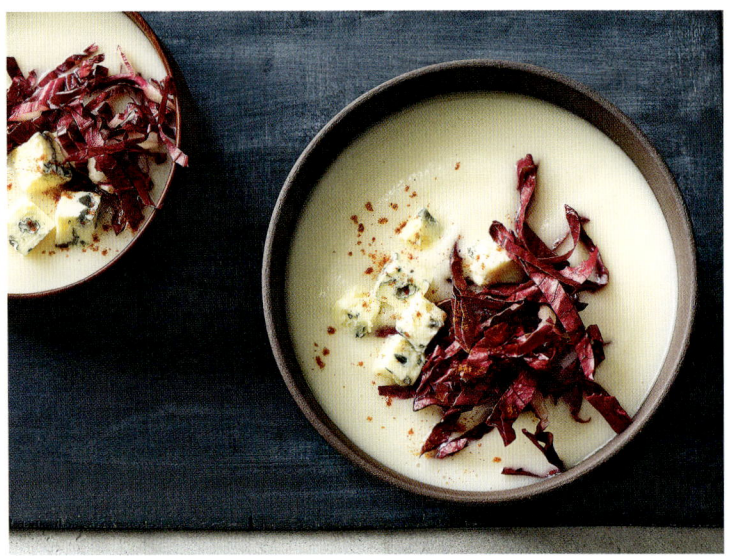

1   Die Pastinaken putzen, schälen und in Scheiben schneiden. Zwiebel und Knoblauch schälen, würfeln. Birne waschen, abtrocknen, vierteln und entkernen. Die Birnenviertel in grobe Stücke schneiden. Den Gorgonzola würfeln. Die Radicchioblätter waschen, trocken schütteln und in sehr feine Streifen schneiden.

2   Das Öl in einem Topf erhitzen. Zwiebeln, Knoblauch und Pastinaken zugeben und offen bei mittlerer Hitze in 3–4 Min. glasig dünsten. Nun noch die Birnenstücke und die Brühe hinzufügen und alles zugedeckt bei kleiner Hitze etwa 25 Min. köcheln lassen.

3   Anschließend die Crème fraîche einrühren und die Suppe mit dem Pürierstab fein pürieren. Bei Bedarf etwas Brühe oder Wasser zugeben, bis die gewünschte Konsistenz erreicht ist. Die Suppe mit Salz und Chili abschmecken und mit Gorgonzola und Radicchio garnieren.

KÜRBISSUPPE

AROMATISCHER HERBSTKLASSIKER MIT ERDNUSS-CRUNCH

ZUTATEN:

300 g Kürbis
(z. B. Butternut-Kürbis)
2 Knoblauchzehen
1 Stück Ingwer (2 cm lang)
300 ml Gemüsebrühe
100 g Kokosmilch
4 Stängel Koriander
1 EL Erdnusskerne (geröstet)
2 EL Limettensaft
Salz
Kubebenpfeffer (ersatzweise
schwarzer Pfeffer)

PRO PORTION

ca. 195 kcal
5 g Eiweiß
13 g Fett
11 g Kohlenhydrate
3 g Ballaststoffe

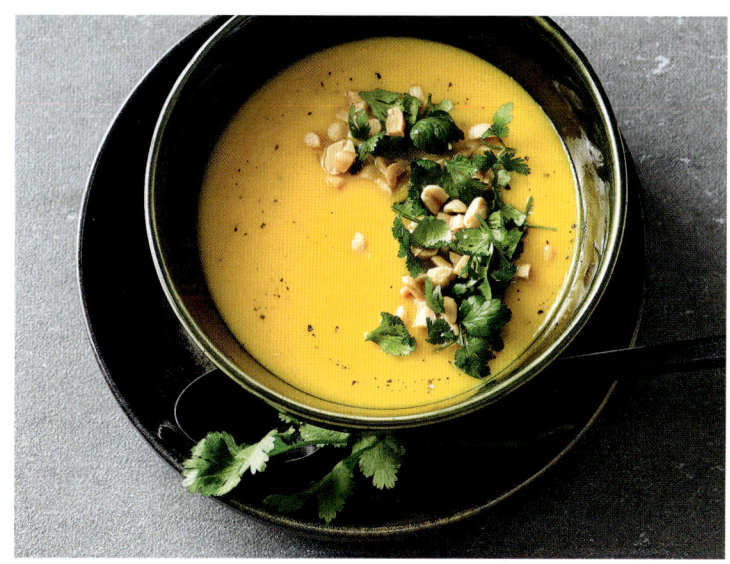

1   Den Kürbis schälen, Kerne und Fasern entfernen und das Frucht-fleisch würfeln. Knoblauch und Ingwer schälen, grob hacken. Kürbis, Knoblauch und Ingwer mit Brühe und Kokosmilch in einen Topf geben und zugedeckt bei mittlerer Hitze in etwa 20 Min. weich garen.

2   In der Zwischenzeit den Koriander abbrausen, trocken schütteln. Die Blättchen abzupfen und klein schneiden. Die Erdnusskerne grob hacken und mit den zerkleinerten Korianderblättchen mischen.

3   Die Suppe mit dem Pürierstab cremig-fein pürieren und mit Limettensaft, Salz und Pfeffer abschmecken. Auf zwei Teller verteilen und mit dem Koriander-Erdnuss-Mix bestreuen. Nach Belieben noch etwas grob gemahlenen Pfeffer auf die Suppe geben.

MEHR DARAUS MACHEN:

Mit einem Topping aus Nordseekrabben und fein geschnittenem Dill wird die Kürbissuppe zu einem Gericht der Luxusklasse.

SAUER-SCHARF EINGELEGTER CHINAKOHL

NICHT GANZ SO SCHARF WIE DAS KOREANISCHE ORIGINAL

FÜR 9 PORTIONEN À CA. 125 G
ZUBEREITUNGSZEIT: *20 Min.*
ZIEHZEIT: *3–6 Tage*

ZUTATEN:
30 g Salz
1 Chinakohl (ca. 1 kg)
3 Möhren (ca. 180 g)
1 Stück Ingwer (4 cm lang)
2 Chilischoten

AUSSERDEM
3 Twist-off-Gläser à ca. 500 ml

PRO PORTION
ca. 23 kcal
1 g Eiweiß
0 g Fett
3 g Kohlenhydrate
2 g Ballaststoffe

1   Twist-off-Gläser mit kochend heißem Wasser ausspülen und auf einem sauberen Geschirrtuch abtropfen lassen. Das Salz in 1 l kochendem Wasser auflösen. Bis zur Verwendung beiseitestellen.

2   Chinakohl waschen, putzen und in Streifen schneiden. Möhren putzen, schälen und in feine Streifen schneiden. Ingwer ungeschält in feine Scheiben schneiden. Chilischote waschen und mit den Kernen in Ringe schneiden (vorzugsweise mit Einmalhandschuhen arbeiten, damit die Hände nicht mit den Chilischoten in Kontakt geraten).

3   Das Gemüse mischen und in die ausgespülten Gläser pressen, dabei 3–4 cm Platz zum oberen Rand lassen. Das Gemüse komplett mit dem vorbereiteten Salzwasser bedecken, es darf keinen Luftkontakt haben. Hierzu Murmeln oder kleine Kiesel in einen Gefrierbeutel füllen, den Beutel fest verschließen und auf das Gemüse geben. Die Gläser in eine Auflaufform stellen (falls etwas von der Gärflüssigkeit überläuft) und mit dem Deckel lose abdecken, nicht zudrehen!

4   Das Gemüse 3–6 Tage bei Zimmertemperatur ruhen lassen, bis in den Gläsern kleine Luftbläschen nach oben steigen. Ab dem 3. Tag täglich davon kosten. Wenn der Kohl säuerlich und pikant schmeckt, ist er fertig. Dann die Gläser fest verschließen und in den Kühlschrank geben. So ist das Gemüse bis zu 2 Monaten haltbar.

PASST ZU:
Der fermentierte Kohl schmeckt nicht nur gut zu Eierspeisen oder Gemüsegerichten, er ist auch eine schnelle Alternative zu Rohkost oder Blattsalaten, wenn nicht genug Zeit für die Zubereitung frischer Zutaten bleibt. Einfach 1 TL gutes Öl über den abgetropften Kohl geben und diesen mit Sesam oder Sonnenblumenkernen bestreuen.

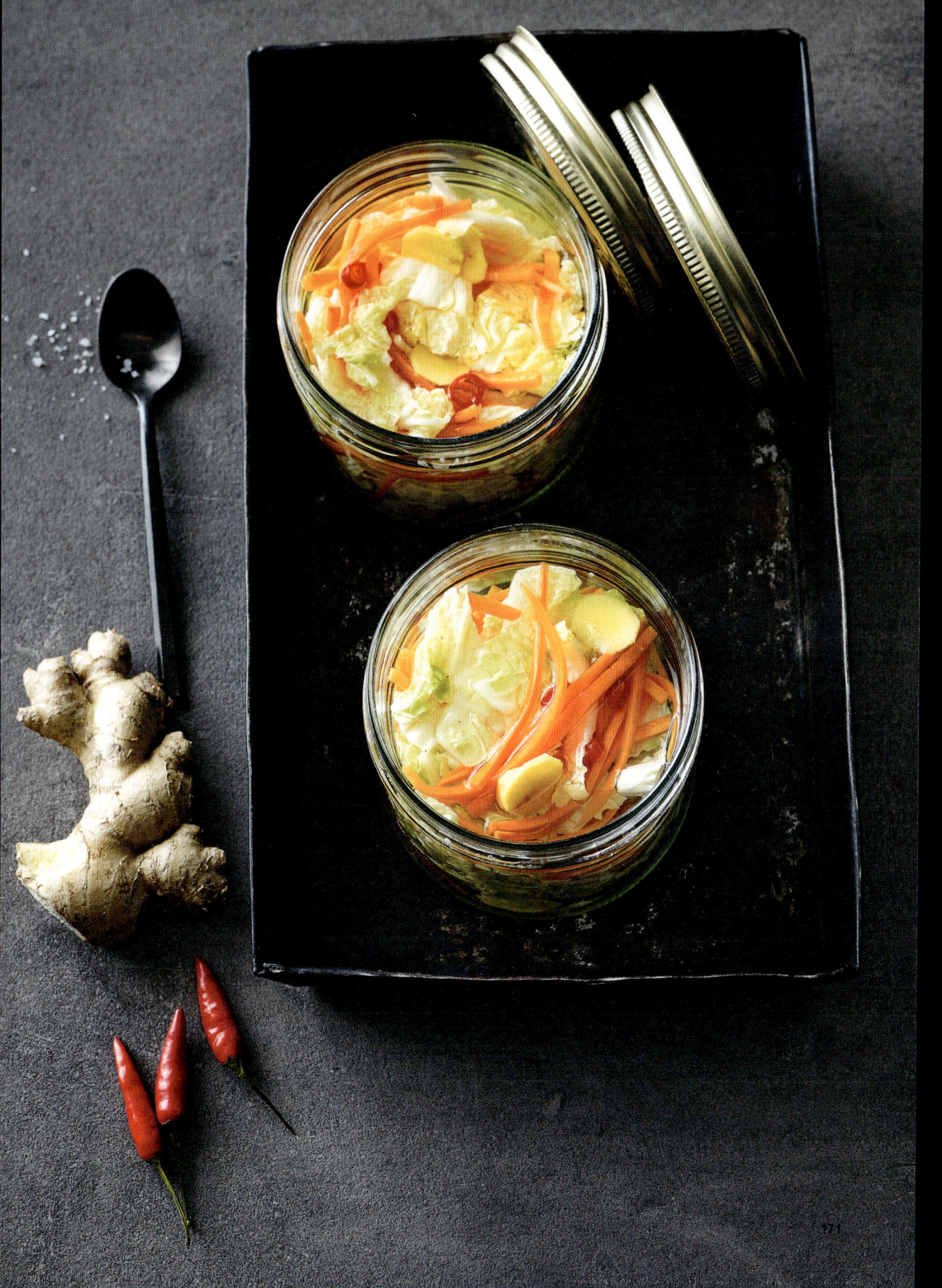

KARTOFFEL-BROKKOLI-PÜREE

MACHT AUF LEICHTE ART SEHR LANGE GLÜCKLICH

ZUTATEN:

250 g mehligkochende Kartoffeln
250 g Brokkoli
Salz
75 ml Milch
5 EL Gemüsebrühe
2 TL Crème fraîche
2 TL Zitronensaft
Pfeffer
frisch geriebene Muskatnuss

PRO PORTION

ca. 150 kcal
6 g Eiweiß
4 g Fett
20 g Kohlenhydrate
4 g Ballaststoffe

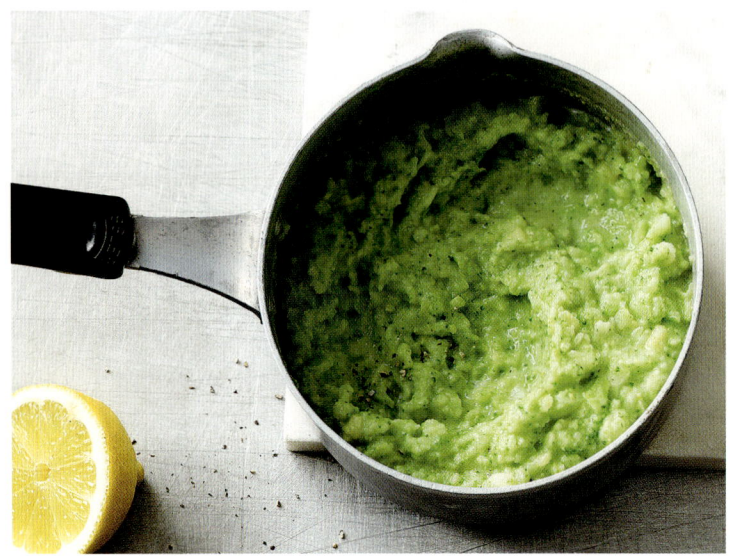

1   Die Kartoffeln schälen und würfeln. Brokkoli waschen, putzen und in kleine Röschen teilen. Den Strunk schälen und würfeln. Kartoffeln und Brokkoli in wenig Salzwasser zugedeckt bei kleiner Hitze in etwa 20 Min. weich garen. Gegen Ende der Garzeit die Milch mit der Brühe in einem kleinen Topf auf dem Herd oder in der Mikrowelle erhitzen.

2   Kartoffeln und Brokkoli abgießen und im Topf abdampfen lassen. Mit einem Kartoffelstampfer nach Belieben grob oder fein zerstampfen, dann den heißen Milch-Mix und die Crème fraîche unterrühren. Für ein cremigeres Püree eventuell noch etwas Brühe nachgeben. Das Püree mit Zitronensaft, Salz, Pfeffer und Muskatnuss abschmecken.

TAUSCH-TIPP:

Anstelle von Brokkoli kann man fast jedes Gemüse mit Kartoffeln im Verhältnis 1:1 zu Stampf oder glattem Püree verarbeiten, so z. B. Möhren, Petersilienwurzeln, Rosenkohl, Kürbis, Spitzkohl und Sellerie.

LINSEN-REIS MIT CURRY

AROMATISCH, WÜRZIG UND MIT HERZHAFTEM BISS

ZUTATEN:

½ TL Korianderkörner

½ TL Fenchelsamen

1 EL Olivenöl

1 TL Currypulver (nach Belieben
    mild / scharf)

50 g Basmati-Reis

50 g Berglinsen

1 EL Rosinen

1 EL Berberitzen (aus dem
    Reformhaus, Bio-Laden)

Salz

1 Frühlingszwiebel

PRO PORTION

ca. 225 kcal

9 g Eiweiß

3 g Fett

36 g Kohlenhydrate

7 g Ballaststoffe

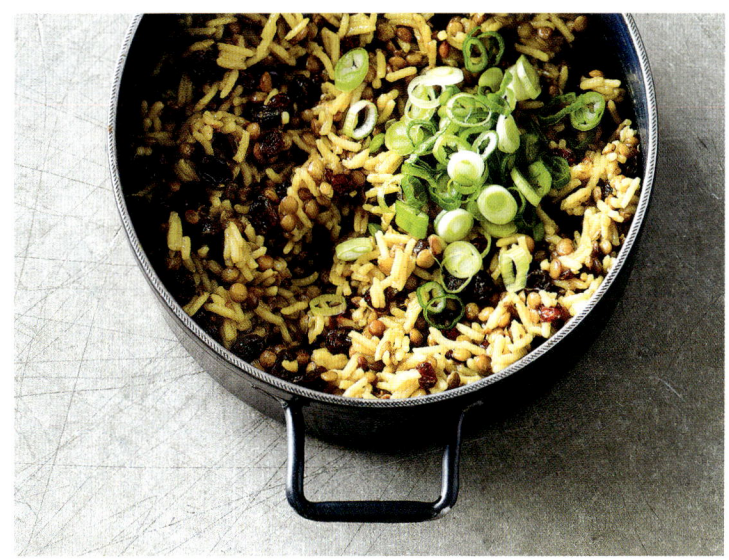

1 Korianderkörner und Fenchelsamen in einem Mörser grob zerkleinern. Das Öl in einem Topf erhitzen und die Gewürze darin kurz anschwitzen. Mit 200 ml Wasser aufgießen. Reis und Linsen zugeben und zugedeckt bei geringer Wärmezufuhr in 10 Min. garen.

2 Rosinen, Berberitzen und ¼ TL Salz hinzufügen und weitere 5 Min. zugedeckt garen. Den Topf von der Platte ziehen, ein Geschirr-tuch zwischen Topf und Deckel legen und den Reis 5 Min. ruhen lassen. Danach die restliche Flüssigkeit, so vorhanden, abgießen.

3 Inzwischen die Frühlingszwiebel putzen, waschen und in feine Ringe oder Streifen schneiden. Den Linsen-Reis abschmecken und mit den Frühlingszwiebeln bestreut servieren.

PASST ZU:

Für den großen Hunger: Den Linsen-Reis als sättigende Beilage zu Spiegelei, gebackener Rote Bete oder einem Gemüsegratin servieren.

BOHNENPÜREE MIT SPECK-ROSMARIN-TOPPING

DEFTIG, KRÄFTIG UND ALLSEITS BELIEBT

ZUTATEN:

1 Zwiebel

1 Knoblauchzehe

1 Dose weiße Bohnen
    (250 g Abtropfgewicht)

1 Lorbeerblatt

2 Zweige Rosmarin

30 g durchwachsener Speck
    (ersatzweise Bacon in
    Scheiben)

200 ml Gemüsebrühe (ersatz-
    weise Knochenbrühe)

1 TL Rapsöl (nach Belieben)

2 EL Schmand

Salz

Pfeffer

frisch geriebene Muskatnuss

PRO PORTION

ca. 270 kcal

15 g Eiweiß

11 g Fett

24 g Kohlenhydrate

5 g Ballaststoffe

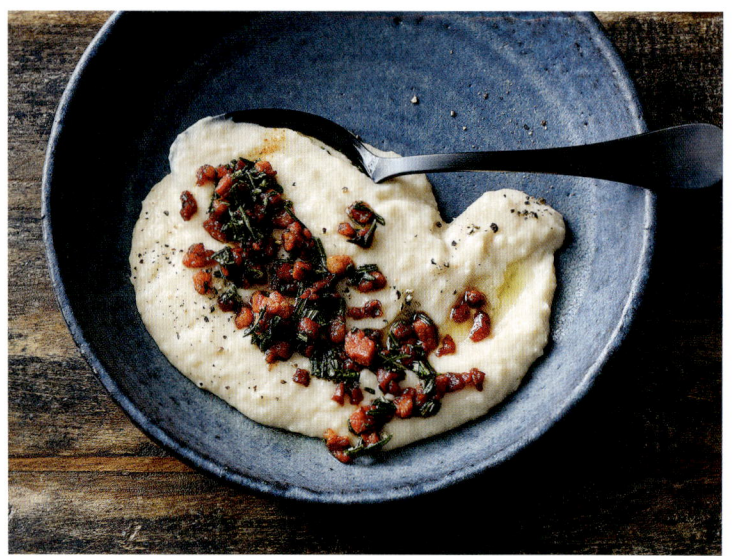

1 Zwiebel und Knoblauch schälen, hacken. Die Bohnen in einem Sieb mit Wasser abspülen und abtropfen lassen. Das Lorbeerblatt mehrmals bis zur Mittelrippe einreißen. Rosmarin abbrausen, trocken schütteln. Die Nadeln abzupfen, fein schneiden. Den Speck würfeln.

2 Zwiebeln, Knoblauch, Bohnen und Lorbeer mit der Brühe auf-kochen und bei mittlerer Hitze etwa 10 Min. garen. In eine kleine Schüssel abgießen, das Lorbeerblatt entfernen. Gleichzeitig Speck und Rosmarin in einer kleinen beschichteten Pfanne ohne Fett bei mittlerer Hitze in 5 Min. knusprig braten, bei Bedarf 1–2 TL Öl zugeben.

3 Die Bohnen mit dem Schmand in einen hohen Rührbecher geben und mit dem Pürierstab cremig-fein pürieren. Dabei esslöffelweise Brühe zufügen, bis die gewünschte Konsistenz erreicht ist. Mit Salz, Pfeffer und Muskatnuss abschmecken. Das Püree auf zwei Teller verteilen und mit dem Knusper-Topping bestreuen.

PILZ-BRATKARTOFFELN MIT SALBEI

EDEL VERFEINERTER BEILAGENKLASSIKER

ZUTATEN:

400 g Kartoffeln

1 EL Butterschmalz

*250 g Kräuterseitlinge (ersatz-
     weise andere Pilze)*

1 kleine Zwiebel

1 Zweig Salbei

Salz

Pfeffer

gemahlene Chilischoten

*1 EL Dukkah (arabische
     Nuss-Gewürz-Mischung, aus
     dem Gewürzladen)*

PRO PORTION

ca. 250 kcal

7 g Eiweiß

11 g Fett

26 g Kohlenhydrate

7 g Ballaststoffe

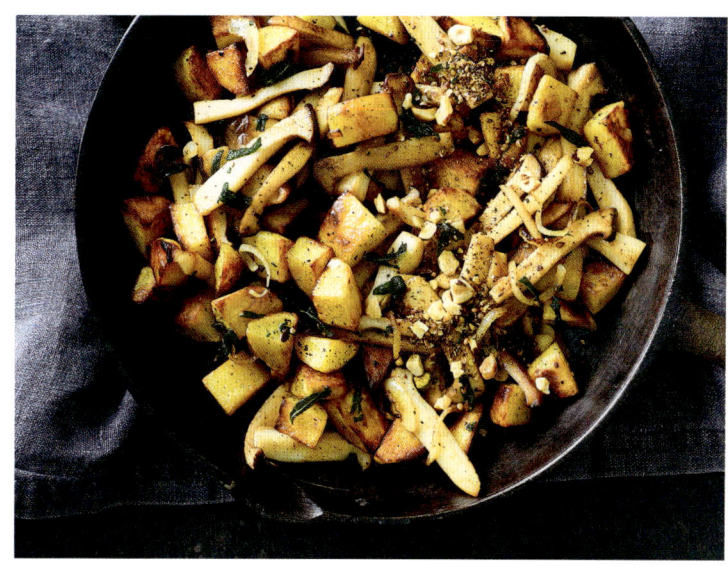

1   Kartoffeln schälen und mundgerecht würfeln. Das Butterschmalz
in einer beschichteten Pfanne erhitzen und die Kartoffelwürfel darin
bei mittlerer Hitze etwa 15 Min. braten. Dabei ab und an wenden,
jedoch nicht zu häufig, sodass die Kartoffeln gut gebräunt werden.

2   Inzwischen die Pilze putzen, bei Bedarf mit einem Tuch abreiben
und in Streifen oder Würfel schneiden. Die Zwiebel schälen, halbieren
und in Streifen schneiden. Den Salbei abbrausen, trocken schütteln.
Die Blättchen abzupfen und in Streifen schneiden.

3   Pilze, Zwiebelstreifen und Salbei zu den Kartoffeln geben und alles
weitere 5–8 Min. bei mittlerer Hitze offen braten. Mit Salz, Pfeffer und
Chili abschmecken und mit Dukkah bestreut servieren.

TIPP:

Wer kein Dukkah-Gewürz zur Hand hat, streut 1 EL gehackte Haselnüsse und etwas grob geschroteten Pfeffer über die Pilz-Bratkartoffeln.

BULGUR-GEMÜSE-TABOULEH

FIX ZUBEREITET

ZUTATEN:

150 ml Gemüsebrühe

*50 g Bulgur (vorgegarter
    Weizenschrot)*

1 EL Rosinen

1 Msp. gemahlene Chilischoten

1 Msp. Kardamompulver

1 kleiner Zucchino (ca. 200 g)

1 große Möhre (ca. 100 g)

1 Bund Petersilie

1 Bio-Zitrone

2 EL Olivenöl

Salz

Pfeffer (nach Belieben)

PRO PORTION

ca. 250 kcal

5 g Eiweiß

11 g Fett

28 g Kohlenhydrate

6 g Ballaststoffe

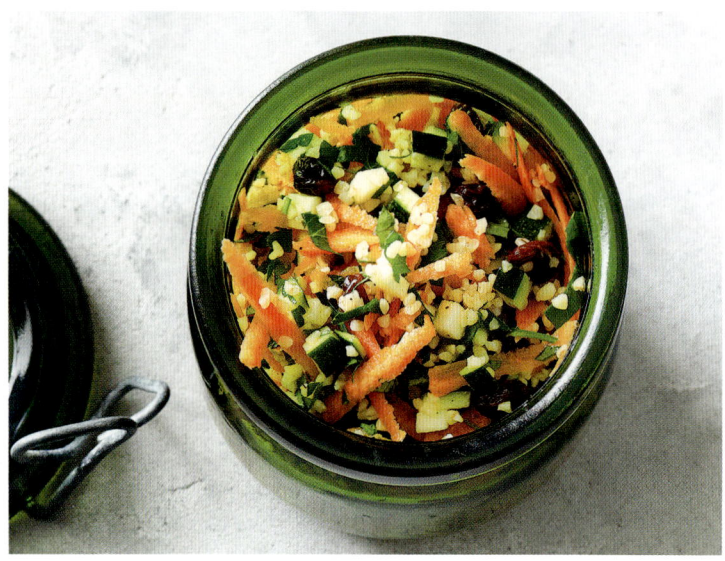

1 Die Gemüsebrühe aufkochen. Bulgur, Rosinen, Chili und Kardamom in eine Schüssel geben und mit der kochend heißen Brühe übergießen. Ungefähr 15 Min. ziehen lassen.

2 Inzwischen den Zucchino waschen, putzen und in feine Würfel schneiden, Möhre putzen, schälen und grob raspeln. Die Petersilie abbrausen, trocken schütteln. Die Blättchen abzupfen und mittelfein schneiden. Zitrone heiß waschen, abtrocknen und 1 TL Schale fein abreiben. Die Zitrone halbieren, den Saft auspressen.

3 Die vorbereiteten Zutaten und das Olivenöl zum Bulgur geben und locker unterheben. Nach Belieben mit Salz und Pfeffer abschmecken.

PASST ZU:

Der bunte Bulgur ist nicht nur eine köstliche Beilage zu gebratenem Geflügel oder gedämpftem Fisch, er hat auch das Zeug zu einem perfekten Lunch to go. Hierzu einfach in ein Schraubglas füllen und in der Mittagspause direkt aus dem Glas essen. Nach Belieben mit Feta, Räuchertofu oder Hähnchenstreifen ergänzen.

KURKUMA-QUARK-PLINSEN

PROTEINREICH UND SÄTTIGEND

ZUTATEN:

80 g Magerquark

3 EL Milch

1 Ei (M)

50 g Mehl

1 TL Weizenkleie

½ TL Backpulver

Salz

¼ TL gemahlene Kurkuma

1 Msp. gemahlene Chilischoten

2 EL Rapsöl

PRO PORTION

ca. 260 kcal

11 g Eiweiß

13 g Fett

21 g Kohlenhydrate

2 g Ballaststoffe

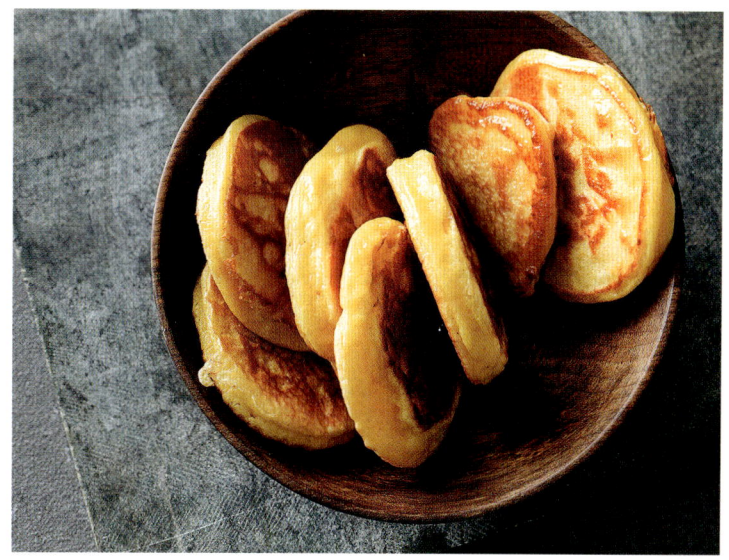

1 Den Quark mit Milch und Ei verquirlen. Das Mehl und die Weizenkleie mit Backpulver, ¼ TL Salz und den Gewürzen mischen und zügig unter die Eimasse rühren. Den Teig 15 Min. quellen lassen.

2 Das Öl in einer beschichteten Pfanne erhitzen und für 8 Plinsen jeweils etwa 1½ EL Teig in die Pfanne geben. Von beiden Seiten bei mittlerer Hitze in etwa 2 Min. goldbraun herausbacken.

PASST ZU:

Die Kurkuma-Quark-Plinsen sind eine saftige Beilage zu Gemüse-pfannen, Ofengemüse, Salaten und allerlei Rohkost. Auch zu Graved Lachs (s. S. 162) mit Senfsauce (s. S. 150) extrem lecker!

VARIANTE:

Bei Zugabe von etwas mehr Milch (6–8 EL) lassen sich dünne Crêpes aus dem Teig backen, die auch als Süßspeise geeignet sind. Dann aber nur 1 Prise Salz und zusätzlich etwas Vanillemark an den Teig geben und nach Belieben mit wenig Zucker süßen.

ERDBEEREN MIT SAFRAN-HÄUBCHEN

BESCHWIPSTES FINALE NACH EINEM LEICHTEN MENÜ

ZUTATEN:

300 g Erdbeeren
2 EL Orangenlikör (ersatzweise
*   1 EL Zitronensaft)*
2 EL Orangensaft
Salz
1 Msp. Safran
1 TL Mandelöl (ersatzweise
*   anderes Nussöl)*
125 g Magerquark
Zucker (nach Belieben)
1 TL gehackte Pistazienkerne
*   (ungesalzen)*

PRO PORTION

ca. 155 kcal
10 g Eiweiß
3 g Fett
14 g Kohlenhydrate
3 g Ballaststoffe

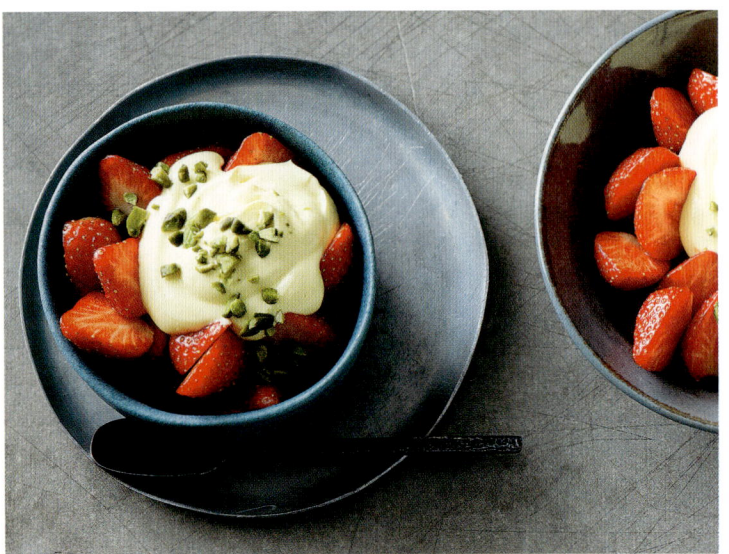

1   Die Erdbeeren kurz abbrausen, entkelchen und je nach Größe halbieren oder vierteln. Mit Orangenlikör beträufeln.

2   Den Orangensaft mit einer winzigen Prise Salz und Safran verrühren. Die Saftmischung und das Mandelöl unter den Quark rühren. Nach Belieben mit etwas Zucker abschmecken.

3   Die Erdbeeren in zwei Schälchen verteilen, den Quark obenauf geben und das Dessert mit den Pistazien bestreut servieren.

VARIANTE:

Für eine orientalische Note den Safran statt mit Orangensaft mit Rosenwasser verrühren. Das Safran-Häubchen schmeckt übrigens auch zu einem Obstsalat, zum Beispiel aus Melone, Apfel und Stachelbeeren.

BEERENGRÜTZE MIT ZABAIONE

EDEL GEWÜRZT UND BEERIG GUT!

ZUTATEN:

*100 ml Orangensaft (ersatzweise
    Traubensaft)*
2 Msp. gemahlene Vanille
½ TL Stärke
200 g TK-Beerenmischung
2 Eigelb (M)
5 EL Apfelsaft
*5 EL Wein (ersatzweise heller
    Traubensaft)*
1 Msp. Zimtpulver
1 Msp. gemahlene Nelken
*8 Blättchen Zitronenmelisse
    (ersatzweise Minze)*

PRO PORTION

ca. 170 kcal
4 g Eiweiß
6 g Fett
17 g Kohlenhydrate
4 g Ballaststoffe

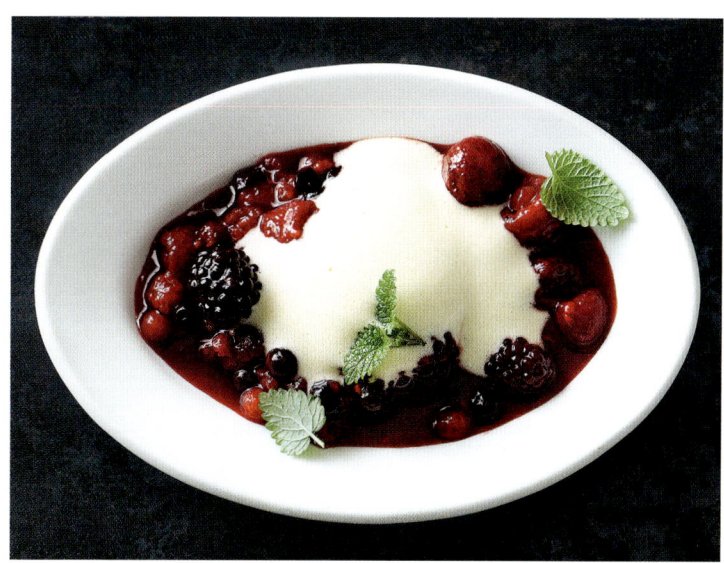

1   Den Orangensaft in einen kleinen Topf füllen und mit gemahlener Vanille und Stärke verrühren. Die Mischung unter Rühren aufkochen, die tiefgekühlten Beeren hinzufügen und unterheben. Die Grütze in zwei Schälchen verteilen und abkühlen lassen.

2   Eigelbe, Apfelsaft und Wein mit Zimtpulver und gemahlenen Nelken in eine hitzebeständige Schüssel geben und über dem heißen Wasserbad mit den Rührbesen des Handrührgerätes in etwa 2 Min. hell-cremig und schaumig aufschlagen.

3   Die Zabaione einige Minuten abkühlen lassen, dann auf die Grütze geben. Das Dessert mit Melisseblättchen garniert servieren.

TIPP:

Die übrig gebliebenen Eiweiße lassen sich am nächsten Tag prima für das Frühstück mit Feta-Rührei auf Vollkornbrot (s. S. 79) verwenden.

VANILLE-RICOTTA MIT HIMBEEREN

MIT NUR GANZ WENIG ZUCKER!

ZUTATEN:

¼ Vanilleschote
125 g Ricotta
75 g Joghurt (3,5 % Fettgehalt)
Salz
60 g frische Himbeeren
Zucker nach Belieben
1 TL Kürbiskernöl

PRO PORTION (OHNE ZUGE-SETZTEN ZUCKER)

ca. 155 kcal
7 g Eiweiß
10 g Fett
6 g Kohlenhydrate
1 g Ballaststoffe

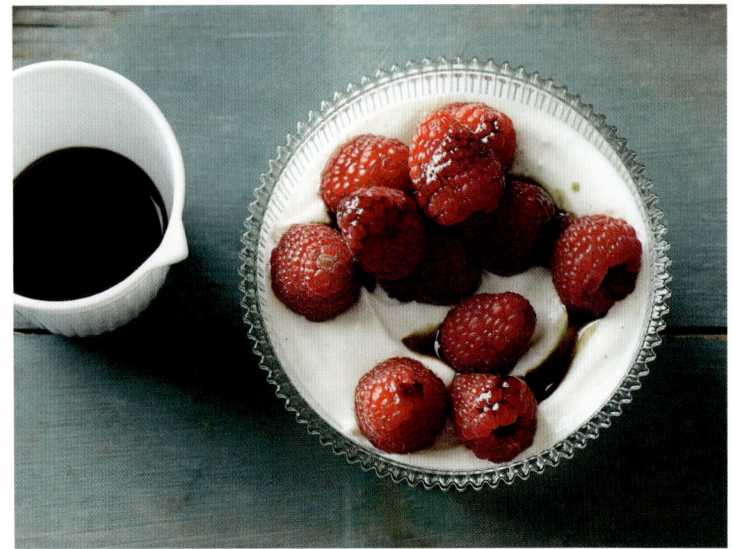

1   Die Vanilleschote der Länge nach aufschlitzen und aufklappen. Das Mark mit dem Messerrücken herausschaben. Ricotta, Joghurt, eine winzige Prise Salz und Vanillemark mit den Rührbesen des Handrührgerätes in etwa 2 Min. cremig aufschlagen.

2   Himbeeren verlesen, kurz abbrausen und abtropfen lassen. Die Creme nach Belieben mit wenig Zucker abschmecken. Dann auf zwei Gläser verteilen und die Himbeeren obenauf setzen. Das Dessert mit je ½ TL Kürbiskernöl beträufeln und sofort genießen.

TAUSCH-TIPP:

Nur Mut, Kürbiskernöl ist hoch aromatisch und sein nussiges Aroma passt auch prima zu Desserts! Zur Abwechslung können Sie jedoch ein kleines Stückchen Zartbitterschokolade mit dem Sparschäler in Späne hobeln und über Creme und Früchte streuen. Wer es lieber crunchig mag, streut ein paar Kakao-Nibs über das Dessert.

CREMIGER SCHOKO-PUDDING

IMMER AUF VORRAT – DIE EXTRAPORTION SCHOKOLADE

ZUTATEN:

500 ml Milch

¼ Tonkabohne (aus dem gut
*   sortierten Supermarkt)*

4 g lösliches Kaffeepulver

2 Msp. Zimtpulver

30 g Stärke

15 g Kakaopulver

4 Stück Zartbitterschokolade
*   (ca. 20 g)*

300 g Seidentofu

Zucker (nach Belieben)

AUSSERDEM:

8 Twist-off-Gläser à ca. 100 ml

PRO PORTION

ca. 95 kcal

5 g Eiweiß

4 g Fett

8 g Kohlenhydrate

1 g Ballaststoffe

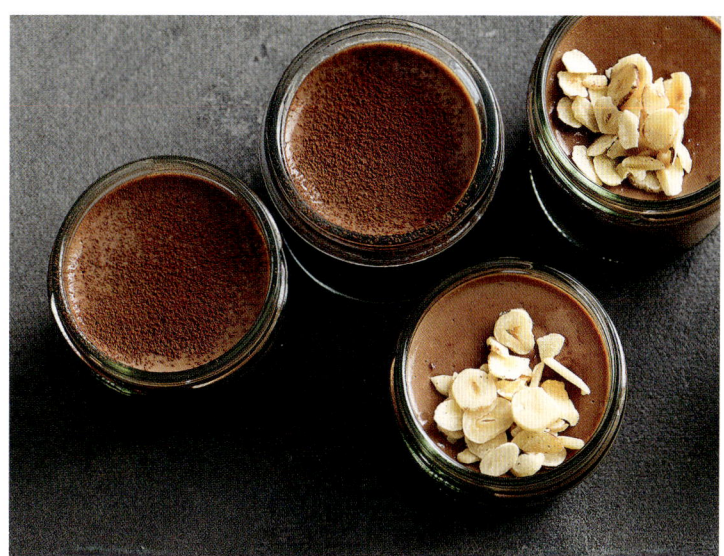

1 Die Twist-off-Gläser mit kochend heißem Wasser ausspülen und auf einem sauberen Geschirrtuch abtropfen lassen.

2 400 ml Milch in einen Topf geben. Tonkabohne fein reiben und zusammen mit dem Kaffee und dem Zimt zur Milch geben. Übrige Milch in einer kleinen Schüssel mit Stärke und Kakao glatt rühren.

3 Die Milch aufkochen. Die Stärke-Kakao-Mischung mit einem Rührbesen einrühren und den Pudding nochmals aufkochen. Die Schokolade in der heißen Masse schmelzen lassen. Danach den Seidentofu zugeben und alles mit dem Pürierstab glatt pürieren. Mit Zucker nach Geschmack süßen.

4 Den Pudding noch heiß in die vorbereiteten Schraubgläser füllen. Die Gläser gut zudrehen und 5 Min. auf den Deckel stellen. Dann wieder umdrehen, abkühlen lassen und im Kühlschrank aufbewahren.

MEHR DARAUS MACHEN:
Nach Belieben mit etwas Kakaopulver oder Nussblättchen bestreuen.

GOLDGELBES SAFRAN-APFELKOMPOTT

S I E H T   T O L L   A U S   U N D   S C H M E C K T   A U C H   S O !

ZUTATEN:

1 kg Äpfel
1 Döschen Safranfäden (0,1 g)
2 TL Zucker
1 Msp. gemahlene Chilischoten
1 Msp. Kardamompulver
Salz
100 ml Orangensaft
Zucker (nach Belieben)

AUSSERDEM:

8 Twist-off-Gläser à ca. 100 ml

PRO PORTION

ca. 85 kcal
0 g Eiweiß
0 g Fett
19 g Kohlenhydrate
2 g Ballaststoffe

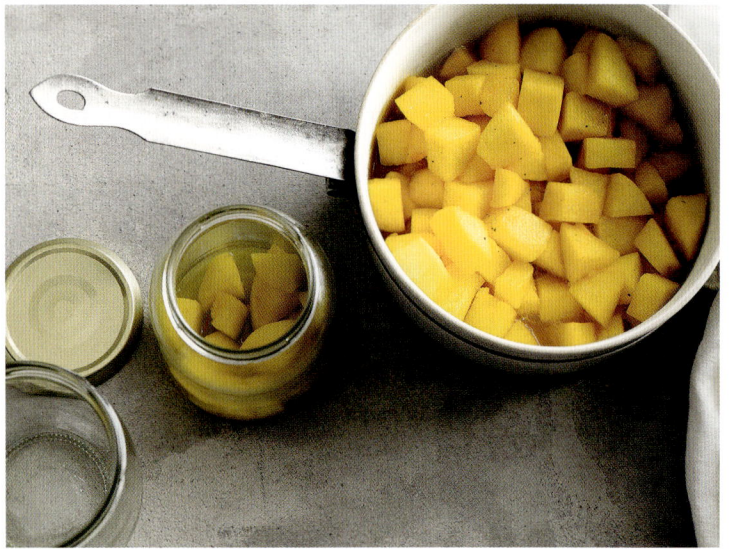

1   Die Twist-off-Gläser mit kochend heißem Wasser ausspülen und auf einem sauberen Geschirrtuch abtropfen lassen.

2   Äpfel schälen, vierteln und entkernen. Die Apfelviertel würfeln. Safranfäden mit Zucker in einem Mörser zermahlen. Der Zucker wirkt dabei wie ein Schleifmittel, sodass der Safran fein zerrieben wird.

3   Apfelstücke, Safran-Zucker, Chili, Kardamom und eine winzige Prise Salz mit dem Orangensaft in einen Topf geben und aufkochen. Bei kleiner Hitze 5–10 Min. zugedeckt garen. Nach 5 Min. haben die meisten Äpfel noch etwas Biss, nach 10 Min. ist das Kompott weich.

4   Zum Abschmecken 1 TL Kompott auf einen Teller geben und kurz abkühlen lassen. Das Kompott nach Belieben mit Zucker und Kardamom nachwürzen und noch kochend heiß in die vorbereiteten Gläser füllen. Die Gläser fest verschließen und 5 Min. auf den Deckel stellen. Dann wieder umdrehen, abkühlen lassen und im Kühlschrank aufbewahren. Gekühlt ist das Kompott ca. 4 Wochen haltbar.

NEKTARINEN MIT HASELNUSS-VINAIGRETTE

BLITZSCHNELL GEMACHT UND ETWAS ANDERS

ZUTATEN:

1 EL gehackte Haselnusskerne
1 Dattel (entsteint)
1 Zweig Zitronenmelisse
1 EL Haselnussöl
2 EL Zitronensaft
Salz
2 vollreife Nektarinen

PRO PORTION

ca. 190 kcal
2 g Eiweiß
10 g Fett
20 g Kohlenhydrate
4 g Ballaststoffe

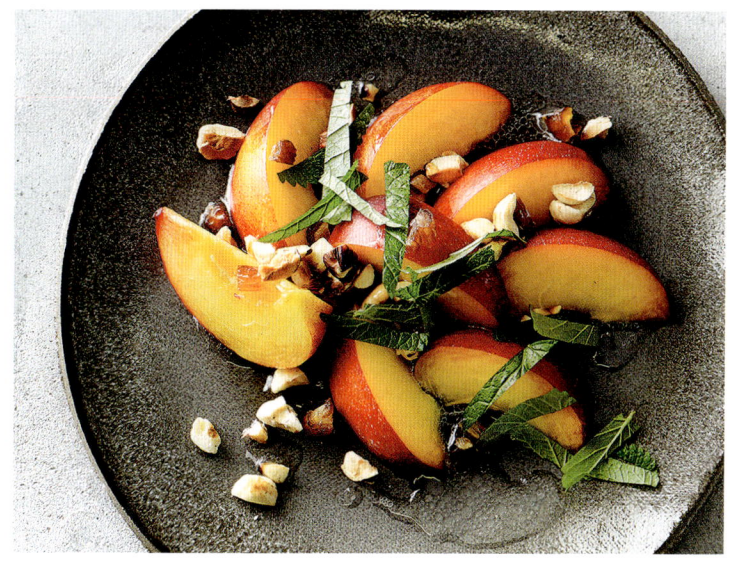

1   Die gehackten Nüsse in einer Pfanne ohne Fett offen und bei mittlerer Hitze rösten, bis sie duften. Das dauert etwa 5 Min. Dann auf einen Teller geben und bis zur weiteren Verwendung abkühlen lassen.

2   Inzwischen die Dattel fein würfeln. Melisse abbrausen, trocken schütteln. Die Blättchen abzupfen und in feine Streifen schneiden. Das Haselnussöl mit Zitronensaft und einer winzigen Prise Salz verquirlen.

3   Die Nektarinen waschen, abtrocken, vierteln und entkernen. Das Fruchtfleisch in Spalten schneiden. Die Nektarinenspalten auf zwei Tellern anrichten und mit der Vinaigrette beträufeln. Mit gerösteten Nüssen, Dattelwürfeln und Zitronenmelisse bestreuen.

TAUSCH-TIPP:

Im Winter schmeckt die Vinaigrette zu Birnen oder Feigen.

SACHREGISTER

REZEPTREGISTER

APPETIT AUF MEHR?

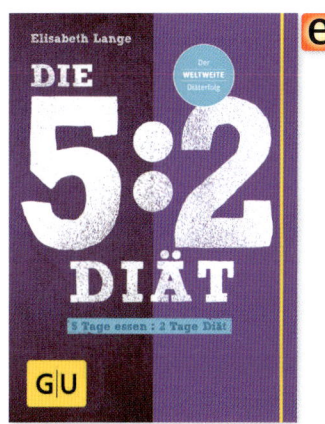
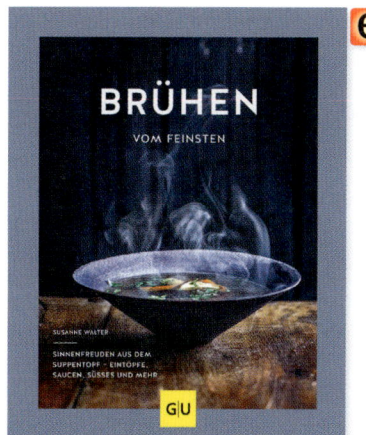
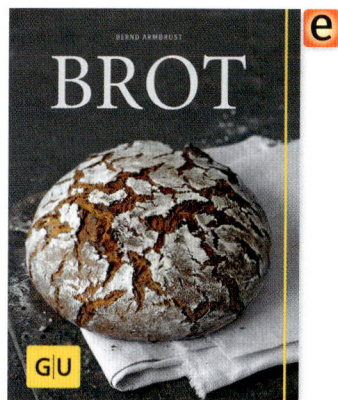
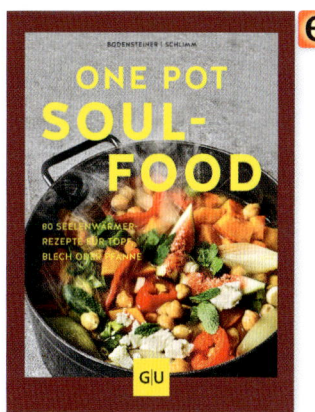
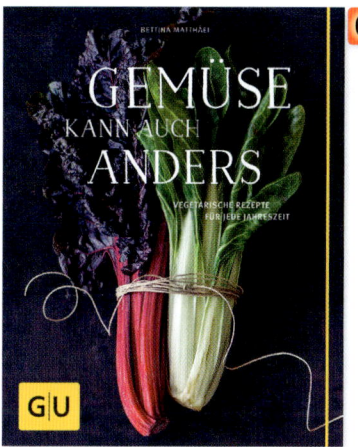
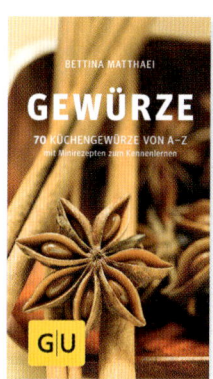
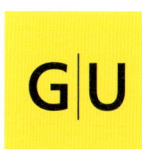

© 2019 GRÄFE UND UNZER VERLAG GmbH, München
Alle Rechte vorbehalten. Nachdruck, auch auszugsweise, sowie die Verbreitung durch Film, Funk, Fernsehen und Internet, durch fotomechanische Wiedergabe, Tonträger und Datenverarbeitungssysteme jeglicher Art nur mit schriftlicher Genehmigung des Verlages.

Projektleitung: Elke Sieferer
Lektorat: Dr. Stefanie Gronau
Korrektorat: Andrea Lazarovici
Innen- und Umschlaggestaltung: independent Medien-Design, Horst Moser, München
Herstellung: Petra Roth
Satz: Longo AG, Bozen
Reproduktion: Longo AG, Bozen
Druck und Bindung: Printer Trento, Trento
Syndication: www.seasons.agency
Printed in Germany

1. Auflage 2019
ISBN 978-3-8338-6980-8

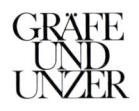
www.facebook.com/gu.verlag

Die Fotografin

Coco Lang fotografiert Food und Stills in ihrem Werkstattstudio direkt am Münchner Viktualienmarkt. Zusammen mit **Sven Dittmann** (Foodstyling) und **Felicitas von Hagmann** (Fotoassistenz) hat sie die Genussrezepte gekonnt in Szene gesetzt.

Weitere Fotos:
Silvio Knezevic: Cover (Gericht) und S. 106; Getty Images: Cover (Teller und Blättchen); Shutterstock: S. 8, 10, 13, 14, 15, 18, 22, 28, 30, 35, 38, 39, 40, 41, 44, 46, 47, 48, 50, 51, 52 und 53; Foto Elisabeth Lange: Thomas Zarges/Studio Nordblick; Foto Astrid Büscher: Annette Wiechmann, Hamburg

Die Illustratorin

und Infografikerin **Ela Strickert** aus Hamburg verwandelt komplexe Inhalte in anschauliche Grafiken. Mit Liebe zum Detail hat sie die Erklärungen und Tipps rund um das Genussfasten bildlich umgesetzt.

Titelrezept

Huftsteak-Tagliata auf Linsensalat (S. 106)

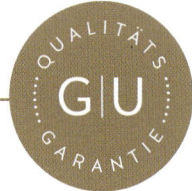

LIEBE LESERINNEN UND LESER,
wir wollen Ihnen mit diesem Buch Informationen und Anregungen geben, um Ihnen das Leben zu erleichtern oder Sie zu inspirieren, Neues auszuprobieren. Wir achten bei der Erstellung unserer Bücher auf Aktualität und stellen höchste Ansprüche an Inhalt und Gestaltung. Alle Anleitungen und Rezepte werden von unseren Autoren, jeweils Experten auf ihren Gebieten, gewissenhaft erstellt und von unseren Redakteuren/innen mit größter Sorgfalt ausgewählt und geprüft.
Haben wir Ihre Erwartungen erfüllt? Sind Sie mit diesem Buch und seinen Inhalten zufrieden? Haben Sie weitere Fragen zu diesem Thema? Wir freuen uns auf Ihre Rückmeldung, auf Lob, Kritik und Anregungen, damit wir für Sie immer besser werden können. Und wir freuen uns, wenn Sie diesen Titel weiterempfehlen, in Ihrem Freundeskreis oder bei Ihrem online-Kauf.
Sollten wir Ihre Erwartungen so gar nicht erfüllt haben, tauschen wir Ihnen Ihr Buch jederzeit gegen ein gleichwertiges zum gleichen oder ähnlichen Thema um.

KONTAKT
GRÄFE UND UNZER VERLAG
Leserservice
Postfach 86 03 13
81630 München
E-Mail: leserservice@graefe-und-unzer.de
Telefon: 00800 / 72 73 33 33*
Telefax: 00800 / 50 12 05 44*
Mo-Do: 9.00–17.00 Uhr
Fr: 9.00–16.00 Uhr (*gebührenfrei in D,A,CH)

Backofenhinweis:

Die Backzeiten können je nach Herd variieren. Die Temperaturangaben in unseren Rezepten beziehen sich auf das Backen im Elektroherd mit Ober- und Unterhitze und können bei Gasherden oder Backen mit Umluft abweichen. Details entnehmen Sie bitte Ihrer Gebrauchsanweisung.

GRÄFE UND UNZER

Ein Unternehmen der
GANSKE VERLAGSGRUPPE